临床外科诊疗与监护指南

主编　刘西禄　李芳　毕玉行　田英
　　　陈玉志　荆俊超　陶晓燕　高锡娟

U0335461

吉林科学技术出版社

图书在版编目（CIP）数据

临床外科诊疗与监护指南 / 刘西禄等主编. -- 长春：
吉林科学技术出版社，2021.6
ISBN 978-7-5578-8103-0

Ⅰ.①临… Ⅱ.①刘… Ⅲ.①外科 – 疾病 – 诊疗 – 指
南②外科 – 疾病 – 护理 – 指南 Ⅳ.①R6-62
②R473.6-62

中国版本图书馆CIP数据核字(2021)第103136号

临床外科诊疗与监护指南

主　　编	刘西禄　李芳　毕玉行　田英　陈玉志　荆俊超　陶晓燕　高锡娟
出 版 人	宛　霞
责任编辑	刘建民
封面设计	周砚喜
制　　版	山东道克图文快印有限公司
幅面尺寸	185mm × 260mm
开　　本	16
印　　张	16.125
字　　数	260 千字
页　　数	258
印　　数	1–1 500册
版　　次	2021年6月第1版
印　　次	2022年5月第2次印刷

出　　版	吉林科学技术出版社
发　　行	吉林科学技术出版社
地　　址	长春市净月区福祉大路5788号
邮　　编	130118
发行部传真 / 电话	0431-81629529　81629530　81629531
	81629532　81629533　81629534
储运部电话	0431-86059116
编辑部电话	0431-81629518
印　　刷	保定市铭泰达印刷有限公司
书　　号	ISBN 978-7-5578-8103-0
定　　价	68.00元

编 委 会

主 编　刘西禄（阳光融和医院）

　　　　　李　芳（潍坊市中医院）

　　　　　毕玉行（潍坊市中医院）

　　　　　田　英（潍坊市中医院）

　　　　　陈玉志（潍坊市人民医院）

　　　　　荆俊超（潍坊市人民医院）

　　　　　陶晓燕（潍坊市人民医院）

　　　　　高锡娟（潍坊市人民医院）

副主编　（按姓氏笔画排序）

　　　　　冯善刚（潍坊市人民医院）

　　　　　刘　瑜（潍坊市人民医院）

　　　　　孙荣芳（潍坊市人民医院）

　　　　　刘媛媛（潍坊市人民医院）

　　　　　李明洋（潍坊市人民医院）

　　　　　李翠翠（潍坊市人民医院）

　　　　　杨艳丽（潍坊市人民医院）

　　　　　杨　馨（潍坊市人民医院）

　　　　　杜锋锋（潍坊市人民医院）

　　　　　张　东（潍坊市人民医院）

　　　　　张广英（潍坊市人民医院）

　　　　　张文明（潍坊市人民医院）

　　　　　郑翠玲（青岛市中心医院）

　　　　　赵春凤（潍坊市人民医院）

　　　　　赵春武（潍坊市人民医院）

　　　　　赵再华（空军军医大学军事预防医学系军队劳动与环境卫生学教研室）

　　　　　段海洋（潍坊市人民医院）

　　　　　姜晨晨（潍坊市人民医院）

　　　　　董巧娜（潍坊市人民医院）

　　　　　雷明慧（潍坊市人民医院）

　　　　　窦晓庆（潍坊市人民医院）

目　录

第一章　心胸外科疾病

第一节　心脏疾病

一、先天性心脏疾病患者的临床表现

人胚胎发育时期，由于心脏及大血管的形成障碍而引起的局部解剖结构异常，或出生后应自动关闭的通道未能闭合（在胎儿属正常），称为先天性心脏疾病。先天性心脏疾病的临床表现如下。

1. 心力衰竭　由于肺循环、体循环充血，心排血量减少所致。患者面色苍白、憋气、呼吸困难和心动过速，心率每分钟可达160~190次，血压常偏低，可听到奔马律。肝大，但外周水肿较少见。

2. 发绀　其发生是由于右向左分流而使动、静脉血混合，在鼻尖、口唇、指（趾）甲床最明显。

3. 蹲踞　患有发绀型先天性心脏病的患者，特别是法洛四联症的患者，常在活动后出现蹲踞体征，这样可增加体循环血管阻力从而减少心隔缺损产生的右向左分流，同时也增加静脉血回流到右心，从而改善肺血流。

4. 杵状指（趾）和红细胞增多症　发绀型先天性心脏病几乎都伴杵状指（趾）和红细胞增多症。

5. 肺动脉高压　表现为发绀、红细胞增多症、杵状指（趾）、右心衰竭征象，如颈静脉怒张、肝大、周围组织水肿。

6. 发育障碍　先天性心脏病患者往往发育不正常，表现为瘦弱、营养不良、发育迟缓等。

7. 辅助检查　心电图、胸部X射线和超声心动图检查可以明确多数简单先天性心脏畸形的诊断。但复杂的先天性畸形，为了明确病理解剖和血流动力学改变，还需进行心导管、心血管造影、CT、磁共振成像，才能明确诊断。

二、先天性心脏病患者的术后护理

1. 做好患者病情交接　患者返回重症加强监护病房（intensive care unit，ICU）后尽快连接好呼吸机、心电监护仪、微量泵等监护仪器，查看各种管道的固定情况。同时

和手术医生、麻醉师、手术室护士做好病情交接，了解手术方式、体外循环转机时间和阻断时间、术中情况及用药。

2. 呼吸系统监护　术后应用呼吸机辅助通气，要确保患者充分镇静，防止气管插管脱出，防止因剧烈活动而致的耗氧量增加。经常听诊两肺呼吸音，观察双侧胸部呼吸动度是否一致，根据肺部听诊掌握吸痰时机。患者神志清醒，自主呼吸有力，咳嗽反射好，血流动力学稳定，血气分析正常，引流液不多，胸片正常，可逐步减少辅助呼吸次数，直至脱机，改为面罩吸氧或双鼻吸氧管吸氧。在病情允许的情况下，除了定时翻身拍背之外，还应鼓励患者早期下床活动，以增加肺活量，减少肺部并发症的发生。

3. 循环系统监护　术后常规给予心电监护及有创或无创血压监测，静脉应用强心利尿药物。遵医嘱通过补液及应用血管活性药物使术后早期血压维持在收缩压80～100mmHg（10.64～13.30千帕），舒张压50～60mmHg（6.65～7.98千帕），根据血压变化随时调整药物剂量及输液速度，保持血管功能稳定，维持良好的血压和末梢灌注是患者术后恢复的重要条件。

4. 体温检测　术后常规采用肛温作为体温检测的指标。低温的新生儿、低体重的小婴儿可以使用暖箱或辐射台。反应性高热的小婴儿以物理降温为主，可用冷水袋、温水擦浴等。术后低温会使患者出现微循环灌注不良，增加左右心后负荷，对心功能恢复不利；高温则增加心脏负担和全身耗氧量。

5. 肾功能检测　尿量能直接反映术后肾脏灌注及肾功能状况，也是反映心功能和组织灌注是否良好的重要指标之一。应每小时记录一次尿量，并密切观察尿色、量及性质，一旦出现血红蛋白尿，立即利尿、碱化尿液等处理。

6. 出凝血时间检测　体外循环术中要肝素化，转机时凝血因子被破坏，术后要检测激活全血凝血时间，观察心包纵隔引流管引流量及切口有无渗血。

7. 营养支持　术后可留置胃管进行胃肠减压引流，注意其色、质、量。气管插管拔除后6小时后可进食水，确保患者无呕吐、呛咳及胃内潴留后可循序渐进地恢复正常饮食。对于术后禁食超过2～3天者，需肠外营养或静脉营养以保证热量。

8. 维持水电解质和酸碱平衡　术后早期，严格控制静脉补液量和钠盐的摄入，改善心肺功能。定时监测动脉血气分析，维持钾、钠、钙等电解质在正常水平，避免酸中毒和碱中毒。

9. 心理护理　先天性心脏病患者术后住在监护室，由于陌生的环境和手术的创伤，对患者心理影响较大，故做好患者的心理护理，增加患者安全感，对于术后恢复具有重要意义。

三、先天性心脏病患者术后常用的监护技术

1. 呼吸系统护理。
2. 循环系统护理。

3. 婴幼儿保暖与降温。

4. 婴幼儿喂养。

5. 口腔、鼻咽及眼睛的护理。

6. 气管出血。

四、肺动脉高压的临床分型

肺动脉高压是左向右分流先天性心脏病患者常见的一种严重并发症，通常的诊断标准是肺动脉收缩压>30mmHg（3.99千帕）和／或肺动脉平均压>20mmHg（2.66千帕）。临床分型分为动力型、阻力型、动力及阻力混合型三种类型。

五、肺动脉高压患者的护理要点

1. 术前保持安静的休息环境，遵医嘱给予强心利尿药物，积极控制呼吸道感染，密切观察病情变化。

2. 术后早期呼吸机辅助期间，给予充分镇静，保证充分氧供。保持呼吸道通畅，必要时吸痰，时间不能过长，防止因缺氧导致肺动脉痉挛，甚至出现心搏骤停，吸痰后要给予吸氧，增加通气量。可用漂浮导管监测肺动脉压力的变化，来指导术后治疗工作。必要时可给予钙拮抗药、前列环素和一氧化氮气体吸入。

六、房间隔缺损患者手术并发症及其术后护理要点

房间隔缺损因左、右心房之间的间隔先天性发育不全，遗留缺损而导致的存在于两心房之间的异常通路，房间隔缺损患者的术后并发症包括急性左心衰，低心排血量综合征，心律失常和残余分流，术后护理包括以下几点：

1. 按全麻、低温体外循环术后常规护理。

2. 维护左心功能限制输液速度和量，检测中心静脉压，预防急性肺水肿。

3. 应用血管扩张药物降低心脏后负荷改善心功能。

4. 动态心电监护，维持电解质和酸碱平衡，防止心律失常发生。

七、房间隔缺损患者的临床表现

1. 症状 继发孔缺损多至青年期才开始出现症状，主要为劳累后气促、心悸、心房颤动；右心衰竭或呼吸道感染。原发孔早期为明显的肺动脉高压和右心衰竭。右向左分流者，发绀或杵状指（趾）。

2. 体征 右心室明显肥大，病人左侧前胸略隆起，心搏动增强；肺动脉瓣区可听到2～3级吹风样收缩期杂音，伴第2音亢进、分裂。

八、室间隔缺损患者的临床表现

室间隔缺损是胎儿期室间隔发育不全所致的心室之间形成的异常交通。临床表现包括：

1. 室间隔缺损小、分流量小者，一般无明显症状。

2. 缺损大者在出生后即出现症状，表现为反复发生呼吸道感染、充血性心力衰竭、喂养困难和发育迟缓。能度过婴幼儿期的较大室间隔缺损则表现为活动耐力较同龄人差、劳累后气促、心悸，甚至出现发绀和右心衰竭。

3. 胸骨左缘第2～4肋间能扪及收缩期震颤，并闻及Ⅲ级以上粗糙响亮的全收缩期杂音。

九、动脉导管未闭

动脉导管未闭是主动脉和肺动脉之间的先天性异常通道，位于降主动脉峡部与肺动脉根部之间。粗细长短不等，大多外径10毫米左右，长约6～10毫米。

十、动脉导管未闭临床表现

1. 症状　导管细、分流量小者，可无自觉症状。导管粗、分流量大、肺充血、感冒、呼吸道感染、发育不良。

2. 体征　胸骨左缘第二肋间听到响亮粗糙连续性机器样杂音，向左锁骨下窝或颈部传导，局部触及震颤。

3. 周围血管体征　脉压增宽，颈部血管搏动增强，四肢动脉可触到水冲脉，听到枪击音。

十一、三种畸形的鉴别

	房缺	室缺	动脉导管未闭
发病率	25%～30%	20%～30%	15%
性别	女＞男	男＞女	女＞男
血压	正常	正常	胸骨左缘第2肋间响亮连
心脏杂音	胸骨左缘第2～3肋间，2～3级收缩期杂音性，较少震颤	胸骨左缘第3～4肋间，喷射3～4级收缩期杂音有震颤，传导广泛	续粗糙的杂音，常有震颤，放射性传导，可有水冲脉及毛细血管搏动阳性，枪击音
X线检查	心脏扩大，右房右室为主，肺野充血，肺门舞蹈	心影正常或轻度扩大，可有左右室均扩大，肺野充血，肺门舞蹈较少见	心脏中等至重度扩大，以左室为主，肺动脉段凸出，肺门舞蹈

十二、法洛四联症的组成及严重程度

法洛四联症是包括肺动脉狭窄、室间隔缺损、主动脉骑跨和右心室肥厚在内的联合心脏畸形，是常见的复杂的发绀型先天性心脏病。法洛四联症的病情严重程度主要取决于肺动脉狭窄的程度。

十三、法洛四联症患者的临床症状和体征

（一）临床症状

1. 发绀　由于动脉血氧饱和度降低，新生儿即可发绀，哭闹时更为显著，且随年龄增大而逐年加重。

2. 气促和呼吸困难　严重者常在活动后突然呼吸困难，发绀加重，出现缺氧性昏厥和抽搐，甚至死亡。

3. 蹲踞　蹲踞是本病特征性姿势，蹲踞时发绀和呼吸困难有所减轻。

（二）临床体征

1. 多伴发育障碍，口唇、指（趾）甲床发绀、杵状指（趾）。

2. 胸骨左缘第2～4肋间能扪及震颤，并闻及Ⅱ～Ⅲ级喷射性收缩期杂音。

3. 肺动脉瓣区第二心音减弱或消失，严重肺动脉狭窄者，杂音很轻或无杂音。

（三）最突出特征

发绀是法洛四联症最突出特征，多发生在婴幼儿时期，口唇及甲床明显。

十四、法洛四联症患者的术后护理

1. 加强呼吸系统监护，防止灌注肺发生。灌注肺是法洛四联症根治术后的严重并发症，表现为进行性呼吸困难、发绀、血痰和难以纠正的低氧血症。患者使用呼吸机辅助呼吸，密切监测呼吸机各项参数，尤其是气管压力的变化。保持呼吸道通畅，及时吸出呼吸道分泌物，吸痰过程中充分镇静。严格限制入量，根据血浆胶体渗透压的变化，按医嘱补充血浆及白蛋白。

2. 加强循环系统监护，防止低心排血量综合征。低心排血量综合征是法洛四联症根治术后的常见并发症。

3. 防止出血及心脏压塞征，监测患者术后激活全血凝固时间，观察心包纵隔引流管引流量及切口有无渗血。术后经常挤压引流管，特别是术后12小时内，每15～30分钟挤压1次，应用止血药物后需特别注意挤压引流管，以免管口被血凝块堵塞造成心包压塞。怀疑心包压塞时，应马上做好二次开胸准备。

十五、冠状动脉心脏病

冠状动脉性心脏病简称冠心病，是一种常见的心脏病，指各种原因造成冠状动脉管腔狭窄，甚至完全闭塞，使冠状动脉不同程度的血流减少，心肌血氧供应与需求失去平衡而导致的心脏病，又称缺血性心脏病。

十六、心绞痛分类

1. 劳力性心绞痛　①初发劳力性心绞痛；②稳定型心绞痛；③不稳定性心绞痛。

2. 自发性心绞痛。

3. 心肌梗死。

十七、心绞痛临床分级

Ⅰ级：一般体力活动，如步行或上楼梯等，不引发心绞痛，但重度或快速运动或长时间劳累，即发生心绞痛。

Ⅱ级：一般活动受限制，例如快步行走或上楼梯、上坡、逆风遇冷或情绪严重激动，可引发心绞痛。

Ⅲ级：一般体力活动严重受限，例如一般速度上一层楼，或平地步行300～500米等。

Ⅳ级：不能从事任何体力活动，甚至安静状态下也有心绞痛发作。

十八、冠心病术前护理

1. 详细了解病人病情，明确身体状况，判断手术耐受力。
2. 提供良好环境。
3. 高血压、糖尿病患者，术前应控制。
4. 服用洋地黄及钙离子通道阻滞剂者，术前36小时停药。
5. 长期服用华法林者，术前48～72小时停药。
6. 术前应用对心肌无抑制作用的镇静剂，术前一天用抗生素。
7. 术前两周，教会病人深呼吸，有效咳嗽，说明术后翻身的重要性。
8. 稳定情绪。

十九、冠心病术后护理

1. 保持合适的体位。
2. 呼吸机辅助呼吸4～6小时，根据动脉血气分析及心功能情况逐渐脱离呼吸机并拔除气管插管。
3. 监测。
4. 术后立即摄胸片，了解心及肺部情况，同时也可了解中心静脉压（central venous pressure，CVP）与气管插管、引流情况。
5. 维持水、电平衡。
6. 术后保持适当尿量。
7. 术后次日口服阿司匹林。
8. 术前给予钙离子阻滞剂或β-受体阻滞剂者，术后继续服用。
9. 术后去大隐静脉处用弹力绷带包扎，次日活动。
10. 采取低盐低脂饮食。
11. 早日活动。

二十、冠状动脉旁路移植患者的术后护理

1. 持续心电监护　每天做全导心电图，观察T波及ST-T改变，观察各种原因引起的心肌缺血，防止围手术期心肌梗死。

2. 持续有创血压监测　术后维持适合患者自身的血压，参考患者术前血压，术前合并高血压的患者术后血压控制在不低于术前血压的20～30mmHg（2.66～3.99千帕）。使用血管活性药物时注意从中心静脉独立通道泵入，速度均匀恒定，避免意外中断或加快。因为老年患者周围血管弹性差，外周血管收缩能力差，应密切观察血压、脉搏、心率变化，防止血压骤降骤升。血压过低影响脑、肾血流量和冠状动脉的血流通畅，血压过高可引起冠脉吻合口破裂出血、脑血管意外等。

3. 监测体温　末梢循环术后早期积极复温，注意保暖。发热时及时采取降温措施。

4. 注意呼吸道管理　术后应用呼吸机辅助呼吸，视患者血气分析值、肺功能等选择潮气量、呼吸比、吸入氧浓度及呼吸频率。呼吸机使用期间，遵医嘱给予镇静剂，以减轻心脏的负荷。拔除气管插管后给予面罩给氧，及时帮助患者拍背，咳痰及雾化吸入，防止肺不张和肺水肿。

5. 肾功能维护　通过尿量、生化检测判断肾功能，有肾功能损害者，注意血钾监测。

6. 监测血糖　术后应每2～4小时监测血糖一次，对于糖尿病患者，遵医嘱做好餐前、餐后血糖的监测，及时将血糖控制在正常的范围内。

7. 患肢护理　术后早期应抬高患肢，用弹力绷带扎紧术侧肢体，减少肢体水肿。并注意观察取血管处有无渗血、出血、肿胀，观察足背动脉血运是否良好，注意观察血管处皮肤的颜色、湿度、温度，以了解足背及血管供血情况，防止发生动脉栓塞。

8. 鼓励患者早期活动　冠心病患者的血液黏滞度高，易发生深静脉栓塞。可轮流抬高下肢，有利于静脉回流。

9. 注意患者心理护理。

二十一、瓣膜性心脏病的致病因素

瓣膜性心脏病是指在心脏瓣膜存在结构上或功能上的异常，常见的致病因素有先天性发育不全，三尖瓣闭锁，先天性二尖瓣狭窄，二尖瓣关闭不全，后天因素有风湿热，感染性心内膜炎，二尖瓣脱垂等。

二十二、二尖瓣狭窄的临床表现

1. 症状　取决于狭窄程度。轻者静息时无症状、重者可出现气促、咳嗽、咯血、发绀等症状。

2. 体征　二尖瓣面容，脉律不齐（心房颤动），心尖区扪到舒张期震颤，闻及舒

张期隆隆样杂音。可有左心衰，肺水肿、右心衰。

二十三、二尖瓣关闭不全的临床表现

1. 症状　病变轻无明显症状。病变重或病程长可出现乏力、心悸、劳累后气促。
2. 体征　心尖区可听到全收缩期杂音，向左侧腋中线传导。肺动脉瓣区第二音亢进，第一音减弱或消失。晚期病人可出现心衰等体征。

二十四、主动脉瓣狭窄（aortic stenosis，AS）病理生理及典型症状

主动脉瓣狭窄病理生理：AS→左室排血受阻→后负荷↑→心肌细胞肥大→心脏增大、收缩力↓→左心衰→肺V压↑→肺水肿→右心衰；AS→体循环、冠脉供血不足→心肌纤维化。

主动脉瓣狭窄典型症状：晕厥、心绞痛、左心衰、传导阻滞、右心衰。

二十五、主动脉瓣关闭不全（aortic incompetence，AI）的病理生理

主动脉瓣关闭不全的病理生理：AI↑→血液返流→容量负荷↑→心脏扩大→心肌肥厚→耗氧量↑、顺应性↓→左心衰→肺V压↑→右心衰。

二十六、心腔内黏液瘤患者的临床表现

心腔内黏液瘤是最常见的心脏原发性肿瘤，占所有心脏肿瘤的50%以上，多数有瘤蒂且多与房间隔左房面相连，黏液瘤也可发生在其他心腔，成人多见。心腔内黏液瘤患者的临床表现包括以下几点。

1. 血流动力学紊乱　心腔内黏液瘤体积增大引起血流障碍，患者出现心悸、气短、端坐呼吸、晕厥和咯血等症状。
2. 动脉栓塞　肿瘤碎屑随血流漂动引起栓塞，体循环栓塞常发生在脑血管，引起昏迷、偏瘫、失语等症状。
3. 全身症状　患者出现发热、消瘦、贫血、食欲不振、乏力、血沉增快等全身表现，一般手术摘除肿瘤后，症状可缓解或消失。

二十七、主动脉瘤疾病分类及常见病因

主动脉瘤是指主动脉壁变形破坏后，形成的异常扩张和膨大部分。根据病因和病变的不同，分为真性动脉瘤（即动脉瘤）、假性动脉瘤和主动脉夹层动脉瘤三类。

常见的病因包括：
（1）动脉粥样硬化。
（2）主动脉囊性中层坏死，可能为先天性病变。
（3）胸部创伤形成创伤性动脉瘤。
（4）细菌性感染，常继发在感染性心内膜炎的基础上。
（5）梅毒患者的主动脉壁弹性纤维被梅毒螺旋体逐渐破坏，形成动脉瘤。

二十八、体外循环

将回心的静脉血从上、下腔静脉或右心房引出体外，在人工心肺机内进行氧合和排出二氧化碳，气体交换后，再由血泵输回体内动脉继续血循环。

二十九、体外循环后的病理生理变化

代谢变化，代谢性酸中毒、呼吸性碱中毒；电解质失衡，低钾；血液改变，红细胞、血小板破坏；肾功能减退；肺功能减退；脑功能障碍。

三十、低温麻醉的分类

低温麻醉通过降低体温来降低全身各脏器组织的代谢活动、减少耗氧量和增强一些重要脏器的组织细胞对缺氧的耐受性，从而满足在心脏大血管手术时需暂时性阻断血液循环的需要。分类如下：

（1）浅低温：30～35℃。

（2）中低温：25～30℃。

（3）深低温：<25℃。

第二节　脓胸疾病

一、脓胸

胸膜腔内的化脓性感染。

二、脓胸的分类

1. 按病理发展过程分类　急性和慢性脓胸。

2. 按致病菌分类　化脓性、结核性和特异病原性脓胸。

3. 按感染波及的范围分类　局限性脓胸和全脓胸。

三、急性脓胸的病因

1. 多为继发感染，最主要的原发病灶是肺部。

2. 致病菌侵入胸膜腔并引起感染的途径直接由化脓病灶侵入胸膜腔；外伤、异物、手术污染等；淋巴途径；血源性播散。

四、慢性脓胸的病因

急性脓胸未及时治疗或处理不当；脓腔内有异物存留；合并支气管或食管瘘而未及时处理；与胸膜腔毗邻的慢性病灶感染的反复传入；有特殊病原菌存在。

五、急性脓胸患者的临床表现及处理方法

（一）临床表现

继发于肺部感染的急性脓胸往往是在肺部感染症状好转以后，又再次出现高热、胸痛、呼吸困难、咳嗽、全身乏力、食欲不振等症状，患者常呈急性病容，不能平卧或改变体位时咳嗽，严重时可出现发绀。患侧呼吸运动减弱，肋间隙饱满、增宽，叩患侧呈实音并有叩击痛，如为左侧积液心浊音界不清，如为右侧积液则肺肝界不清；纵隔向健侧移位，气管偏向健侧，听诊患侧呼吸音减弱或消失或呈管性呼吸音，语颤减弱。局限性包裹性脓胸的阳性体征多不典型，仅在病变局部有某些阳性体征，不易发现。

（二）治疗原则

对于早期包裹性脓胸可行胸腔镜检查，打开分隔，清除肺表面纤维膜，准确放置引流管。营养支持疗法可改善机体营养状况，提高机体抵抗力。急性脓胸患者的治疗原则包括控制感染、排除脓液、全身支持治疗三个方面。

1. 控制感染　根据胸腔穿刺抽取液所做的病原菌及药敏实验结果，选用有效的、足量的抗生素，以静脉给药为好，观察疗效并及时调整药物和剂量，以便尽快控制病情。

2. 排除脓液　排除脓液是脓胸治疗的关键。一岁以下的婴幼儿可用穿刺及胸腔内注入抗生素治疗，多可获得满意效果。年龄大于一岁的患者，应尽早施行胸腔闭式引流，胸腔穿刺或介入性治疗等方法排尽脓液，促使肺早日膨胀。

（1）胸腔闭式引流：急性脓胸发病快，积液多且黏稠，病情危重，有中毒症状者，胸腔穿刺后积液又迅速生成时需行胸腔闭式引流；合并有支气管胸膜瘘或食管胸膜瘘的脓气胸，也需行胸腔闭式引流。胸腔闭式引流可用套管穿刺置管法在局麻下切开皮肤约0.5厘米，将套管经肋间刺入胸腔，退出金属芯，经外套管送入引流管，再退出外套管，皮肤固定并连接引流瓶。此法操作简便，但放入的引流管受外套管的限制，一般都比较细，引流不通畅，不能满足治疗脓胸的需要，另外在退出外套管的时候，会造成引流管周围污染而引起感染，使引流管周围的密封性减退甚至消失，因而使肺的复张受到一定影响。肋间切开插管引流法局麻后切开皮肤约2厘米，用止血钳钝性分离各层肌肉，直达胸腔，再用弯止血钳夹住引流管前端，直接插入胸腔。此法可以插入较粗的引流管，但是操作较复杂，需有一定的解剖知识和经验。近年来，各种型号的胸腔闭式引流专用引流管得到广泛应用，此法是在局麻下切开皮肤1厘米，然后用专用引流管直接插入胸腔，达到一定深度后退出针芯，固定并连接引流瓶即完成胸腔闭式引流操作。此法方便快捷，引流管周围无污染，引流管的粗细可以根据需要随意选择，如脓液稠厚，可放置粗大的引流管。术后定期行X射线检查，随时调整引流管；保证引流通畅，鼓励患者多下地活动。每天记录引流量用以比较。如脓液黏稠，可经引流管壁打洞向管腔内另置入一口径2~4毫米的细塑料管达脓腔内，每天经此管滴入2%甲硝唑液或无菌生理

盐水500毫升进行冲洗，既可使脓液稀释便于引流又可保持引流管通畅。引流两周后可用无菌生理盐水测量脓腔，以后每周一次，待脓腔缩小至50毫升以下时即可剪断引流管改为开放引流，至脓腔缩到10毫升左右即可更换细管，逐步剪短直至完全愈合。

（2）胸腔穿刺术：部分急性脓胸的早期，脓液稀薄，经胸腔穿刺很容易抽出脓液。只要选好穿刺部位，均能穿刺成功。穿刺医生需了解脓胸的范围并在透视下确定胸穿部位，如果是局限性脓胸，应先取脓腔直径最大的部位进行穿刺。如果是全脓胸多选在腋后线第7肋间。穿刺时应让患者采取舒适体位，一般采取半坐位或坐在小桌前，双臂趴在桌上，以避免患者过于疲劳，并利于穿刺操作。采用2%普鲁卡因或利多卡因局部麻醉。穿刺针要选择18～22号的粗大针头，长度要5厘米以上，否则难于刺穿胸壁。穿刺要沿肋骨上缘进针，以避免损伤肋间神经血管，针尖一般指向患者的后上方，使针尖进入胸腔后贴近于胸壁，这样不易损伤肺组织。在针尖进入胸腔大量抽液之前，可将针再推入0.5～1厘米，并使针尖的斜面朝向胸壁，这样可以避免穿刺过程中针尖脱出胸腔，也可避免肺组织膨胀后阻塞针尖，便于将液体抽净。每次胸腔穿刺时均应尽可能将脓液抽净，并在抽净脓液之后，经穿刺针向胸腔内注入适量敏感抗生素。部分脓胸经反复胸腔穿刺及全身治疗可以治愈。由于致病菌不同，脓液黏稠，不易经穿刺针抽出时，可以在穿刺时经穿刺针进胸腔冲洗，在抽出部分脓液后，注入等量的生理盐水或2%碳酸氢钠溶液及溶纤维素药物，如胰蛋白酶等，反复冲洗，直到抽出液变清亮为止。注意每次注入的冲洗液量，不要超过抽出的液体的总量，以免造成胸腔内压力增高，使脓液扩散到其他部位，引起感染播散。胸腔穿刺法不易彻底治愈脓胸的原因是随着病情的逐渐好转，脓腔越来越小，穿刺定位越来越困难，有时会残留部分脓腔不能彻底消除。

（3）介入性治疗：有一些患者脓胸发生的部位不便放置胸腔闭式引流管道，可借用血管穿刺置管方法，行脓腔置管引流冲洗，获得满意疗效。用2%普鲁卡因或利多卡因局部麻醉后，用静脉穿刺针刺入脓腔，抽出脓液，证实针尖确在脓腔内后，放入金属导丝退出静脉穿刺针，沿金属导丝放入心血管造影用的猪尾形导管，经导管抽脓并反复冲洗，还可以注入抗生素及溶纤维素药物。此方法的优点是导管细且柔软，患者痛苦小，不影响平卧；导管前端为猪尾状，不会损伤组织，因此可以放心大胆地推进，而将脓腔内的纤维素分隔打开，使其成为一个脓腔便于引流；导管不透X射线，便于在透视下观察脓腔的大小；脓腔在治愈过程中逐渐缩小，导管可逐渐退出，但只要仍能抽出脓液就证实导管仍在脓腔之中，克服了反复胸腔穿刺到最后不易找到脓腔的困难；导管细，脓胸治愈后拔管时无须换药。

3. 全身支持治疗　鼓励患者进食饮水，注意补充电解质，多进高热量、高维生素、高蛋白饮食，病情危重体质虚弱的患者应给予静脉补液，必要时输入静脉营养、血浆、白蛋白或少量多次输入新鲜血液，以纠正贫血并增强抵抗力，促进早日恢复。

六、慢性脓胸患者有哪些临床表现及处理方法

（一）临床表现

急性脓胸治疗不彻底，病程超过6周，脓液黏稠并有大量纤维素，这些纤维素沉积在脏壁两层胸膜上，形成很厚的胸膜纤维板，限制肺组织的膨胀，脓腔不能进一步缩小，即形成慢性脓胸。慢性脓胸所形成高度增厚的胸膜纤维板、机化固定、胸廓塌陷、肋间隙变窄、肺活动受限、严重影响肺功能。大量脓液形成及持续发热的消耗，使患者呈现慢性消耗性的全身中毒症状，如低热、乏力、食欲不振、消瘦、营养不良、贫血、低蛋白血症等。重者表现为恶病质；有支气管胸膜瘘者，咳大量脓痰，且与体位有关；合并皮肤瘘时，有脓液自瘘口外溢。查体可见患侧胸廓下陷、肋间隙窄、呼吸运动减弱或消失，叩诊呈实音，纵隔向患侧移位，呼吸音减弱或消失，脊柱侧弯，杵状指（趾）。

（二）治疗原则

慢性脓胸患者多需要手术治疗，清除异物，消灭脓腔，尽可能多的保存和恢复肺功能。术前应适当补充营养，纠正低蛋白和贫血，少量多次输血，增强患者抵抗力，选用有效抗生素，控制感染。

1. 胸膜纤维板剥脱术　胸膜纤维板剥脱术是剥脱壁层及脏层胸膜增厚的纤维板使肺组织从纤维板的束缚下游离出来，重新复张，胸壁恢复呼吸运动，消灭脓腔，保持胸廓的正常形态的手术。

（1）手术适应证：血气胸治疗不当或延误治疗，胸部积血或血肿机化，纤维素膜形成或纤维板形成，或形成包裹性积液；脓胸经治疗后，脓腔仍存有高度纤维化；病程>3个月，肺压缩面积>50%者；肺内无空洞、活动性病灶、广泛纤维性病变，肺组织能够扩张者。

（2）手术方法：手术在全麻下行气管内插管，取后外侧切口，切开皮肤、皮下组织、肌肉后，切开骨膜，去除第5或第6肋，切开肋骨床，沿胸膜外间隙钝性剥离胸膜纤维板，剥开一定范围以后，用胸廓牵开器撑开切口及肋间隙，剥离胸膜纤维板，直到将全部胸膜纤维板剥除，脏壁两层胸膜纤维板反折部位有时不易辨认，可以把脓腔切开，将脓液及纤维素等清除，再仔细将脏层纤维板剥除，脏层纤维板的剥除往往比较困难，原发病灶部位剥离最为困难，为避免损伤肺组织可将部分纤维板剩下后，仅用刀刃将其余部分纵横划开呈网格状，减少对肺组织的束缚，以利肺的复张。手术中应仔细止血并缝合较大的肺漏气部位。手术失败的主要原因往往是血胸和肺漏气严重。术后放置两根粗大的引流管，一上一下，保持引流通畅，必要时术后引流管加负压吸引，可有效地预防或减少并发症的发生。

2. 胸廓成形术　胸廓成形术是将部分肋骨切除，使胸廓塌陷，压缩消灭脓腔的手

术。治疗脓胸用的是胸膜内胸廓成形术，切除数段肋骨，切开胸腔。

（1）手术适应证：胸廓成形术适用于肺内有病变，如严重的肺纤维化改变、结核病变、支气管扩张，以及有支气管胸膜瘘的患者。

（2）手术方法：手术在全麻下行气管内插管，如果有支气管胸膜瘘，应该双腔插管，避免术中血液经瘘口进入支气管引起病变播散。手术切口根据脓胸范围和部位来确定，全脓胸时一般先切除第5或第6肋，经肋骨床切开增厚的胸膜纤维板进入脓腔，吸除脓液及坏死组织，根据脓腔的大小再去除相应的肋骨及壁层胸膜纤维板，刮掉脏层胸膜纤维板上的肉芽组织，仔细止血并冲洗干净，根据脓腔大小安放1～2根甚至多根引流管，以利充分引流。松松地间断缝合切口肌肉和皮肤，然后用棉垫和多头胸带加压包扎，使胸壁的肌肉及肋间肌（包括肋骨骨膜及肋间神经血管）一起与脏层胸膜纤维板紧密贴合不留任何残腔。术后加强抗生素治疗，引流管要多放几天，至完全没有渗液外溢时再拔除，一般在术后两周左右。加压包扎一般要求5周左右。过早解除包扎会使胸壁软组织浮起而出现残腔，导致手术失败。这种改良的手术方法较原来的胸膜外胸廓成形术将胸壁肌肉、肋间肌及肋间神经血管一并切除的方法创伤小，术后仍有神经支配和血液供应，避免了术后胸壁麻木及畸形过于严重的缺点。由于胸膜外胸廓成形术不去除壁层胸膜纤维板，常不能彻底消灭脓腔而使手术失败，已很少采用。

胸廓成形术一般要求切除脓腔范围以外上下各一根肋骨，长度要求超过脓腔范围2～3厘米，如果脓腔大，手术可分期进行，第一次手术只去除第2至第6肋，二期手术时再去除第7至第10肋，以免一次手术创伤过大，患者术后恢复困难。

3. 胸膜全肺切除术　慢性脓胸合并广泛肺内疾病，如结核空洞、支气管扩张或支气管狭窄等时，胸膜剥脱术、胸廓成形术均不适用，反而会使肺内疾病恶化，此时如果健侧肺组织没有病变，则可施行胸膜全肺切除术。即把全肺及脓胸整块切除，一般不必先行胸膜剥脱，为了手术操作方便，也可先切除部分纤维板，仔细解剖游离肺门结构，注意勿损伤食管、上腔静脉等重要脏器，必要时可以打开心包，在心包内处理大血管。胸膜全肺切除手术技术复杂，出血较多，手术危险性大，需要较丰富的经验，因此，手术适应证应该严格掌握，并做好充分的术前准备，手术当中也需非常仔细，严密止血，充分估计各个脏器受牵拉移位的可能性，避免手术意外。肺及胸膜纤维板切除后，要充分彻底地冲洗胸腔，术后还要加强抗生素治疗，术后胸腔感染是手术失败的主要原因，很难控制，常需追加胸廓成形术，甚至开放换药，病期持久，患者极为痛苦。

4. 带蒂大网膜填充术　近年来一些胸科医生用带血管蒂的大网膜填充到胸腔，治疗慢性脓胸和支气管胸膜瘘，效果很好。大网膜血液循环丰富，再生能力强，又具有吸收功能，极易与周围组织粘连并形成广泛侧支循环，因而能使手术获得成功。胸部变形较小，损伤小，有利于恢复，是其最大的优点。

带蒂大网膜填充胸腔适用于治疗各种慢性脓胸，甚至是体质很差不适宜行胸廓成形术的患者，以及难以用其他方法治愈的脓胸，如两侧均有肺内病变的慢性脓胸患者。

但曾经做过腹部手术或患过腹膜炎的患者，由于大网膜粘连较重不能游离，不适宜做此手术。大网膜薄的患者，手术较困难。

手术方法是切除壁层胸膜纤维板后，刮除脓腔内的肉芽组织及坏死组织，反复冲洗脓腔，骨膜下切除前中段变形肋骨2~3根，经左侧肋膈角或者右侧皮下，将带血管蒂的大网膜上提至脓腔，有支气管胸膜瘘者，将瘘口周围清除干净后用大网膜将瘘口堵塞并缝合固定，剩余空腔用肋间肌及胸壁肌肉组织填塞，一般不放引流管，只在伤口内放两条橡皮引流条，缝合胸壁加压包扎。

5. 脓腔引流　待全身中毒症状减轻，肺恢复膨胀，脓腔缩小或闭合，脓胸可痊愈。如脓腔不能闭合消失，充分引流也是手术根治的必要准备。慢性脓胸脓液极少时，可将闭式引流管剪短，改为开放引流。开放引流后，引流管要用安全别针固定，以免落入脓腔，在逐渐将引流管退出的同时更换较细的引流管，以利于脓腔闭合。

（1）位置要合适：要选在脓腔的位置，但又不能过低，以免脓腔稍缩小就将引流管口堵塞，影响进一步引流。

（2）引流管的口径要足够大：内径要达到1~1.5厘米，深入脓腔2~3厘米，引流管需有侧孔，以利引流。慢性脓胸时肋间隙已缩窄，因此，用前述方法置入引流管有一定困难。需采用肋床切开法行胸腔闭式引流，即安放引流管时切开约5厘米，切开筋膜及各层肌肉，并切除一段肋骨，再切开肋床，切下一小块胸壁组织，做病理检查，然后穿过胸膜纤维板将引流管插入脓腔，调整合适位置后，逐层缝合胸壁切口。这样才能保证引流管不被肋骨压瘪，保持引流通畅，也不致因引流管刺激，而引起过重的疼痛。

七、脓胸患者的护理措施

1. 鼓励患者咳嗽、深呼吸、增加胸廓运动等促进肺复张，可以尽快缩小脓腔范围。通过肺的运动，一方面不断挤出胸腔中的脓液，另一方面可以使脏层胸膜上的脓痂脱落，减轻脏层胸膜纤维化的概率，有利于肺的复张及脓腔的消失。

2. 加强营养及饮食指导，慢性脓胸患者会存在不同程度的中毒症状，整体营养情况欠佳，体质较弱，需提供高热量、高蛋白质、富含维生素的饮食，可少量多餐，避免引起患者虚脱。

3. 遵医嘱给予抗生素、祛痰药、支气管舒张药，或给予雾化吸入，以利于痰液的稀释与排出。

4. 脓胸患者由于发热，唾液分泌减少，口腔黏膜干燥；大量抗生素的应用，也会导致菌群失调诱发真菌感染，因此需要在晨起、饭后、临睡前协助患者漱口，做好口腔护理。

5. 大量脓液聚集在胸膜腔会影响患者呼吸，此时可根据患者的缺氧状况给予低、中流量的持续吸氧，增加氧气吸入以弥补气体交换面积的不足，改善患者缺氧状态。

6. 脓胸患者存在呼吸困难或发热时，应卧床休息，减少氧耗，以减轻呼吸困难症状，避免疲劳。

7. 若患者进行胸腔闭式引流，需注意妥善固定引流管，定时捏挤引流管，保持引流管的通畅，密切观察引流口是否有渗出、污染，引流液的颜色、性状及引流量等。

八、脓胸术后康复训练

1. 胸廓成形术后病人需采取正直姿势。
2. 坚持练习头部前后左右回转运动。
3. 练习上半身的前屈运动及左右弯曲运动。
4. 自术后第一日起即开始上肢运动：上肢屈伸；抬高上举；旋转。

第三节　肺部疾病

一、肺的生理功能

（一）呼吸功能

通气功能：气体流动进出肺的过程，通过肺泡与外界气体间的压力差完成。

换气功能：在肺泡和毛细血管间进行气体交换，O_2由肺弥散入血，CO_2由血弥散至肺。

（二）非呼吸功能

维持酸碱平衡：呼吸调节血浆中的碳酸含量，使血液$NaHCO_3／H_2CO_3$维持在$20：1$。

二、肺结核

肺结核是结核分枝杆菌引起的、有较强传染性的慢性肺部疾病。

三、肺结核基本病理改变

渗出性改变、增生性病变、干酪样坏死。

四、肺结核的临床表现

1. 症状

全身：午后或傍晚低热、盗汗、乏力、体重下降。

呼吸系统：咳嗽、咯血、胸痛、呼吸困难。

2. 体征　仅在锁骨上下、肩胛区闻及湿啰音。

五、肺结核的处理原则

1. 支持治疗　加强营养，改善全身情况。

2. 抗结核治疗　术前给予6~8个月的抗结核治疗；术后继续抗结核治疗12~18个月。

3. 手术治疗　肺叶切除术、胸廓成形术。

六、支气管扩张症

支气管扩张症是指直径大于2毫米的支气管由于血管壁的肌肉和弹性组织纤维化引起的慢性异常扩张。临床特点为慢性咳嗽，咳大量脓性痰和反复咯血。患者多有童年麻疹，百日咳或支气管肺炎等病史，由于生活条件改善，麻疹和百日咳疫苗的预防接种及抗生素的应用等使本病的发病率已明显降低。

七、支气管扩张的病因

支气管及其远端阻塞并发感染所致。

八、支气管扩张的病理生理改变

1. 支气管壁的纤毛、黏膜、弹力纤维等组织被破坏，后代之以纤维组织。
2. 支气管壁失去弹性，周围组织的炎症、皱缩和牵拉导致支气管扩张。

九、支气管扩张的临床表现

1. 症状　咳痰、咯血，反复呼吸道和肺部感染。
2. 体征　闻及局限的湿啰音和呼气性啰音。

十、支气管扩张的处理原则

手术是治疗的主要手段。目的是切除病变组织、保存正常肺组织、避免感染和其他并发症。一般做肺叶或肺段切除，少数需做全肺切除。

十一、支气管扩张症患者的术前护理评估

1. 心理状况的评估　支气管扩张患者因反复咯血、感染、发热，长期经内科治疗效果不佳，患者对手术治疗效果心存疑虑，心理压力较大，需对患者进行心理状况的评估，运用心理学知识，结合患者病情，讲解手术治疗的必要性和重要性。

2. 营养状况的评估　患者由于慢性感染导致机体消耗，以及咯血，会使患者存有营养问题。根据患者自身的营养状况，制定合适的营养套餐，加强体质，调整好身体素质后及时进行手术治疗，以减轻术后并发症的发生。

3. 加强患者术后咳嗽的锻炼　患者术后会因为怕痛而不敢咳嗽，影响肺泡的复张，难以及时排除肺部分泌物，影响手术治疗效果，因此在术前应告知患者术后咳嗽的重要性以及意义，教会患者无刺激性咳嗽的方法。

4. 压疮的评估　可采用Braden量表或Norton量表对患者的一般情况、活动能力、运动能力、是否大小便等内容进行评估，必要时应联合营养评估表对压疮发生的危险指数进行评估。

5. 静脉输液的评估　手术中静脉通道的建立是手术安全的保障。术前应评估患者的皮肤状况，包括穿刺部位的皮肤弹性、厚度、清洁度、温度、潮湿度和有无感染病灶；患者的静脉情况，包括静脉的弹性、走行、有无静脉瓣、是否在关节部位、是否经常接受静脉输液治疗等。根据评估的结果，结合手术的要求，手术部位、手术体位的要求，来选定合适的输液部位及准备输液器具。

6. 手术体位摆放的评估　评估患者的皮肤情况，如营养状况、皮肤的弹性、完整性、有无压伤、皮肤的感知觉情况，再根据患者的体型估计手术时间的长短，选择合适的体位。必要时术前进行体位的训练，防止体位并发症的发生。

十二、支气管扩张手术治疗的手术方式

一般行肺叶切除术即可，如病变累及两个肺叶可加做相应的肺叶或肺段切除术，双侧病变可行分期分侧肺叶切除。全肺切除对肺良性病变应当慎重，具有长期支气管扩张病史，多部肺叶病变，突发大咯血，药物治疗仍咯血不止，为抢救生命可行全肺切除术。术中应针对患者的实际情况，保证患者肺功能和生活质量的前提下，尽可能完全切除病灶从而获得最佳治疗效果，绝不能因过于强调保留肺组织而残留病变组织。择期肺叶切除术对于病变局限者能够获得理想的治疗效果。对于症状明显的双侧肺部病变，可以先切除较重一侧病变肺组织，多数患者可以通过切除严重病变的姑息性手术使症状得到改善，6个月后根据患者肺功能改善情况，再次行对侧病变肺组织切除。反复咯血且诊断明确者，应争取在咯血停止或病情稳定时手术，但对危及生命的大咯血应急诊行手术切除病变肺组织。

十三、支气管扩张的术后护理要点

1. 一般护理　严密观察生命体征，术毕回病房后多功能心电监护，对体温、脉搏、血压、心率、呼吸、心电图进行连续监测48～72小时。去枕平卧6小时、头偏向一侧，防止误吸。

2. 保持呼吸道通畅　因为开胸手术创面大，气管的刺激疼痛剧烈，患者惧怕深呼吸，限制了通气量。为了避免疼痛采取的低效性呼吸形态，预防全身麻醉后喉头水肿、呼吸感染。鼓励患者深呼吸、咳嗽、咳痰，定时翻身拍背，必要时协助拍背，每2～4小时拍背一次。并遵医嘱给予雾化吸入每天3次，稀释痰液。并鼓励患者早期下床活动，必要时给予镇痛药物。

3. 保持引流管通畅　术后引流管立即接负压瓶，引流瓶放置低于创面60厘米，妥善固定管道，防止折叠、扭曲、受压；定时观察引流畅通情况，有无上下波动，记录引流液的颜色、性质和量。特别注意胸膜腔引流通畅情况、肺复张后呼吸音和是否缺氧现象。常规给予吸氧。前24小时胸膜腔引流量一般为500毫升，如见大量血性液体流出，每小时超过100毫升，应警惕胸膜腔内出血。应严密监护，观察单位时间引流液量、颜色，性质的动态变化，对确定有无胸膜腔内活动性出血，具有重要临床意义。

4. 营养支持　由于患者耗损很大加上开胸手术及负压引流，每天吸出的渗出物中含有大量蛋白质，患者极易造成负氮平衡。鼓励患者进高热量、高蛋白、高维生素的食物，纠正贫血。静脉补充营养物质，如血浆、蛋白质、氨基酸等，对增强免疫力、促进伤口愈合、身体早日康复有重要作用。

十四、肺癌

肺癌多数起源于支气管黏膜上皮，因此也称支气管肺癌。

十五、肺癌的病因

1. 吸烟。
2. 化学物质。
3. 空气污染。
4. 人体内在因素。
5. 其他，如基因。

十六、肺癌的病理分类

（一）按生长部位

1. 中心型肺癌　起源于主支气管、肺叶支气管，位置靠近肺门。
2. 周围型肺癌　起源于肺段支气管以下，在肺周围部分。

（二）按细胞形态及分化程度

1. 非小细胞肺癌。
2. 鳞状细胞癌　约占50%，多见于老年男性，与吸烟关系密切，中心型多见。
3. 腺癌　占25%，女性多见，多为周围型。
4. 大细胞癌　约占1%，多为中心型肺癌。
5. 小细胞肺癌　又称燕麦细胞癌。约占20%，多见于40岁左右有吸烟史的男性，中心型多见。

十七、肺癌的转移途径

1. 直接扩散　癌肿沿支气管壁向支气管管腔生长或直接扩散侵入邻近组织。
2. 淋巴转移　小细胞肺癌经淋巴转移扩散较早，鳞癌和腺癌也常经淋巴转移。
3. 血行转移　多发生于肺癌晚期，小细胞肺癌和腺癌的血行转移较鳞癌常见。

十八、肺癌的临床表现

1. 原发肿瘤引起的早期症状　咳嗽最常见，刺激性干咳、血痰、胸痛、胸闷、发热。
2. 原发肿瘤引起的晚期症状　发热、体重减轻、食欲减退、乏力。
3. 肿瘤局部扩展引起的症状　膈肌麻痹—压迫或侵犯膈神经；声嘶—压迫或侵犯

喉返神经；上腔静脉压迫综合征—压迫上腔静脉；持续胸痛、胸膜腔积液—侵犯胸膜及胸壁；吞咽困难、支气管胸膜瘘—侵入纵隔、压迫食管；颈交感神经综合征—压迫颈交感神经。

4. 肿瘤远处转移症状

脑：颅内压增高、脑疝；

骨：局部疼痛及压痛；

肝：肝区疼痛、黄疸、腹腔积液、食欲不振；

淋巴结：淋巴结肿大。

5. 非转移性全身症状　副癌综合征，如骨关节病综合征、库欣综合征、重症肌无力、男性乳房发育等。

十九、肺癌的处理原则

1. 手术治疗　基本手术方式为肺切除术+淋巴结清扫术。
2. 放射治疗　小细胞肺癌敏感性较高，鳞癌次之，腺癌较差。
3. 化学治疗　小细胞肺癌敏感性较高，鳞癌次之，腺癌较差。
4. 中医中药治疗。
5. 免疫治疗。

二十、肺癌的术后护理措施

1. 观察生命体征　术后2~3小时，每15分钟测量1次；稳定后改为30分钟~1小时测量一次，术后24~36小时，血压有波动，需严密观察；注意有无呼吸窘迫的现象；若血压持续下降，应考虑是否为心脏疾病、出血、疼痛、组织缺氧或循环血量不足所致。

2. 合适体位　麻醉未醒者，取平卧位，头偏向一侧；清醒且血压稳定者，取半坐卧位；肺段或楔形切除者，取健侧卧位；一侧肺叶切除，呼吸功能尚可者，取健侧卧位，呼吸功能较差者，取平卧位；全肺切除术者，取1/4侧卧位；血痰或支气管瘘管者，取患侧卧位。

3. 维持呼吸道通畅　给氧；观察呼吸情况，判断有无缺氧；鼓励深呼吸及咳嗽；稀释痰液；必要时吸痰。

4. 维持胸腔引流通畅　密切观察引流液的量、色及性状；全肺切除术后的胸腔引流管呈钳闭状态，酌情放出适量的气体或引流液，每次放液量不宜超过100毫升，速度宜慢；拔管，术后24~72小时病情平衡，无气体及液体引流，可拔除。

5. 伤口护理　敷料是否干燥，有无渗血；观察伤口愈合情况。

6. 维持液体的平衡　严格控制输液速度、量，全肺切除病人应控制钠盐摄入，24小时补液量控制在2000毫升内，速度20~30滴/分。

7. 健康教育　早期诊断，40岁以上者应定期进行胸部X射线普查；戒烟，了解吸烟的危害，鼓励戒烟。

疾病康复：出院后数周，坚持腹式深呼吸和有效咳嗽；注意口腔卫生，避免居住区或工作区布满灰尘、烟雾及化学刺激物品的环境；指导病人坚持完成放射治疗和化学治疗；补充营养，休息与活动均衡；指导返院复诊。

8. 并发症的护理

支气管胸膜瘘：置病人于患侧卧位，用抗生素预防感染，继续胸腔闭式引流。

肺水肿：立即减慢输液速度、给氧，氧气以50％酒精湿化，注意保持呼吸道通畅。

第四节　胸部疾病

一、胸部损伤分类

1. 钝性伤、穿通伤　根据创伤性质不同，胸部创伤可分为钝性伤和穿透伤。

2. 闭合性损伤、开放性损伤　根据创伤是否造成胸膜腔与外界沟通，可分为开放性损伤和闭合性损伤。

3. 胸腹联合伤。

二、胸部损伤临床表现

1. 症状　胸痛、呼吸困难、咯血、休克、心包填塞。

2. 体征　压痛、反常呼吸、皮下气肿、叩诊鼓音或浊音、呼吸音减弱或消失、气管位置偏移。

三、胸部损伤治疗

（一）非手术治疗

1. 保持呼吸道通畅，遵循ABC原则。呼吸困难者，经鼻孔或面罩供氧，必要时，可行气管内插管术或气管切开术。

2. 镇痛，抗感染。

3. 抗休克等治疗，如补液，输血等。

（二）手术治疗（剖胸探查的指征）

进行性出血、严重气管支气管损伤或肺裂伤、心脏压塞、胸腹联合伤、存有异物。

四、肋骨骨折病因

1. 外来暴力　直接暴力、间接暴力（钝器撞击、跌倒、胸部前后挤压）。

2. 病理性骨折　恶性肿瘤、营养不良、长期激素治疗。

3. 老年人骨质疏松　咳嗽、打喷嚏。

五、肋骨骨折病理生理

1. 骨折断端刺破壁胸膜和肺组织，如气胸、血胸、皮下气肿或引起咳血痰、咯血。
2. 骨折断端刺破肋间血管出血。
3. 撕破动脉引起喷射性出血。
4. 多根、多处肋骨骨折，如连枷胸（反常呼吸运动）。

六、连枷胸

多根、多处肋骨骨折，特别是前侧局部胸壁，可因失去完整肋骨的支撑而软化，吸气时，软化区的胸壁内陷；呼气时，该区胸壁向外鼓出；此类胸廓称为连枷胸。

七、肋骨骨折临床表现

1. 症状　局部疼痛；咯血；呼吸困难等。
2. 体征　局部有压痛、肿胀，有时可触及骨折断端及骨摩擦感，反常呼吸运动，皮下气肿；胸廓挤压征阳性。

八、肋骨骨折治疗

1. 闭合性单处肋骨骨折　重点是镇痛、固定、防治并发症。
2. 闭合性多处肋骨骨折　包扎固定法；牵引固定法；内固定法；呼吸内固定法。
3. 开放性肋骨骨折　胸壁伤口须彻底清创，修齐骨折端予以固定。胸膜刺破者须作胸腔引流。

九、气胸及损伤性气胸

胸膜腔内积气称为气胸。损伤性气胸是指外伤导致胸膜腔内积气。

十、闭合性气胸

空气经肺或胸壁的伤道进入胸膜腔，伤道迅速闭合，不再有气体进入胸膜腔，胸膜腔与大气不相通。

十一、开放性气胸

胸壁有开放性伤口，胸膜腔与外界大气相通，呼吸时空气可经伤口自由出入胸膜腔，引起纵隔摆动，甚至出现呼吸、循环功能严重障碍。

十二、开放性气胸处理原则

（一）急救处理

紧急封闭伤口，抽气减压。

（二）专科处理

1. 清创缝合。
2. 胸膜腔闭式引流。

3. 剖胸探查。

4. 预防及处理并发症。

十三、张力性气胸

张力性气胸又称高压性气胸，伤后伤口与胸膜腔相通，且形成活瓣，致吸气时空气从裂口进入胸膜腔内，呼气时活瓣关闭，空气只能进入而不能排出，腔内随着空气的不断增多，压力越来越大，病人出现进行性呼吸困难，大汗淋漓，休克等。

十四、张力性气胸临床表现

1. 症状　极度呼吸困难、大汗淋漓、发绀明显、烦躁不安、昏迷、休克、窒息。

2. 体征　气管和心影向健侧偏移，伤侧胸部饱满，呼吸幅度减小，皮下气肿，叩诊呈鼓音，听诊呼吸音消失。

十五、张力性气胸处理原则

（一）急救处理

迅速减压排气，危急者可在患侧锁骨中线与第二肋间连线处，

（二）专科处理

1. 胸膜腔闭式引流术3~7天。

2. 剖胸探查。

3. 应用抗生素。

十六、三种气胸的区别

	闭合性气胸	开放性气胸	张力性气胸
病因	肋骨骨折	锐器、火器、弹片	肺大疱、肺裂伤、支气管破裂
胸膜腔压力	<大气压	=大气压	>大气压
特点	不再继续发展	继续漏气	进行性呼吸困难
伤口	闭合性伤口	开发性伤口	伤口形成活瓣
临床表现	中度以上不同程度呼吸困难	伤侧肺完全萎陷、呼吸困难、发绀休克	极度呼吸困难、发绀休克，胸穿有高压气体向外冲

十七、胸腔闭式引流指征

1. 气胸、血胸、脓胸持续引流，排气、排血、排脓。

2. 切开胸膜腔者，如食管癌、肺癌，术中、术后都需要。

十八、胸腔闭式引流目的

引流胸腔积气积液和积血；重建负压，保持纵隔正常位置；促进肺复张。

十九、胸腔闭式引流原理

胸腔闭式引流是依靠水封瓶中的液体使胸膜腔与外界隔离，当胸膜腔因积气或积液形成高压时，胸膜腔内的气体或液体可排至引流瓶内；当胸膜腔内负压恢复时，水封瓶内的液体被吸至引流管下端形成负压水柱，阻止空气进入胸膜腔。

二十、胸腔闭式引流置管位置

胸腔闭式引流置管位置：积气（患侧锁骨中线第2肋间）；积液（血胸、手术等，腋中线、腋后线第6～8肋间）；脓胸（包裹性，脓液积聚最低位）。

二十一、胸腔闭式引流护理措施

（一）保持管道的密闭

1. 使用前、使用过程中检查整个引流装置是否密闭，保持管道连接处衔接牢固。
2. 保持引流瓶直立，长管没入水中3～4厘米。
3. 胸壁伤口引流管周围用油纱布包盖严密。
4. 更换引流瓶或搬动病人送检时，需双钳夹闭引流管。
5. 妥善固定引流管，防止滑脱。
6. 引流管连接处滑脱或引流瓶损坏，应立即双钳夹闭胸壁引流管，更换整个装置。
7. 若引流管从胸腔滑脱，立即用手捏闭伤口处皮肤，配合医生进一步处理。

（二）严格无菌操作，防止逆行感染

1. 引流装置应保持无菌。
2. 保持胸壁引流口处敷料清洁干燥。
3. 引流瓶低于胸壁引流伤口60～100厘米。
4. 每周更换引流瓶一次，每日更换引流液，更换时严格遵守无菌原则。
5. 胸腔闭式引流的护理由护士完成。

（三）保持引流管通畅

1. 半卧位。
2. 定时挤压引流管，防止引流管阻塞、扭曲、受压。
3. 鼓励病人咳嗽、深呼吸及变换体位。

（四）观察和记录

1. 注意观察长玻璃管中的水柱波动。
2. 观察引流液的量、性质、颜色，并准确记录。

（五）拔管指征、方法

1. 指征　无气体；液体<50mL／24h，脓液<10mL／24h；X射线膨胀好，无漏气；无呼吸困难。

2. 方法　吸气末、伤口封闭、加压包扎。

二十二、血胸的定义及病因

胸部损伤引起胸膜腔积血称为血胸。病因：肺裂伤最常见，可自行停止；胸壁血管破裂，多需手术探查；心脏和胸腔内大血管破裂，危急，短期内失血性休克死亡。

二十三、血胸的病理生理

有效循环血量减少；伤侧肺萎陷，纵隔健侧移位，严重影响腔静脉回流；少量血胸，心包、肺、膈肌运动的去纤维蛋白作用，形成不凝血；大量血胸、凝固性血胸机化影响呼吸运动。

二十四、进行性血胸的临床判断

1. 输血补液的同时，脉搏逐渐增快，血压持续↓（输血，血压↑或↑后又↓）。

2. 化验复查血红蛋白（hemoglobin，Hb）、红细胞（red blood cell，RBC）、血细胞比容，呈进行性↓。

3. 胸穿可抽不出血，胸X射线阴影逐渐增大。

4. 闭式胸腔引流的血量持续3小时观察，每小时＞200毫升或24小时＞1000毫升。

二十五、心脏挫伤

由于胸部受到撞击、减速、挤压、冲击等暴力后所致的钝性心脏损伤。多发生于右心室。

二十六、心脏挫伤的临床表现

心前区疼痛，伴心悸，呼吸困难。

二十七、心脏破裂的临床表现

开放性损伤：出血—休克—死亡；闭合性损伤：低血容量—休克、颈静脉怒张、BECK三联症（静脉压升高；心博微弱、心音遥远；动脉压降低，脉压小）。

二十八、胸腺切除的术前准备

1. Ⅰ型　患者因其主要受累肌肉为眼部，术后出现肌无力危象的可能性甚小，因此术前只需按常规手术准备即可，但术后仍应严密观察，以免转为全身症状发生危象而危及生命。

2. Ⅱb型以上　全身肌肉受累的患者，术前应掌握用抗胆碱酯酶药物规律，了解发挥最大效应的药物浓度、作用时间，通过从小剂量开始调整用药剂量，逐渐增加至患者能维持日常活动为度。

3. 对药物治疗反应差，症状严重者，可采取血浆交换，使血中抗乙酰胆碱抗体迅速降低，减少对突触后膜的抑制作用，改善临床症状后手术。

4. 若术前患者发生危象行气管切开及呼吸机支持治疗者，可在危象期手术，术后继续使用呼吸机控制呼吸，逐渐调整药量，待肌力恢复后脱离呼吸机。但危象期手术仍有一定危险性，只适用于那些对药物治疗效果不佳的患者。

二十九、重症肌无力患者的禁用药物

1. 抗生素类药物　包括氨基糖苷类抗生素，如庆大霉素、链霉素等；四环素类抗生素，如四环素，土霉素等；喹诺酮类抗生素，如环丙沙星、诺氟沙星等。

2. 抗精神病药物　如氯氮平、氯丙嗪、苯环丙胺等。

3. 麻醉剂包括肌松剂　如毒箭、D-箭毒碱能导致呼吸肌无力引起窒息死亡，是重症肌无力禁用的药品；膜稳定剂，如奎宁、奎尼丁、普鲁卡因等；去极化类药物，如十甲季胺等；神经肌肉接头处传导阻滞剂需小心应用；安定、吗啡、镇静剂等呼吸抑制剂也应慎用。

4. 心血管用药　包括抗心律失常药物，如普鲁卡因、奎尼丁、利多卡因等；β-肾上腺受体阻滞剂，如普萘洛尔、阿替洛尔、吲哚洛尔等。

5. 激素类药物　如泼尼松、甲强龙、地塞米松等药物是治疗重症肌无力的最常用药物，但在应用激素的早期应观察病情变化。

6. 解痉药物　如黄酮哌酯、溴丙胺太林等解痉药物。

三十、胸腺切除术后护理观察要点

胸腺切除术后合理使用机械通气及药物是预防肌无力危象的关键。胆碱酯酶抑制剂及激素一般按术前剂量使用；对部分重症病例可适当延长气管插管时间，更甚者行气管切开术。慎用喹诺酮类、氨基糖苷类及解热镇痛药，以防诱发危象。及时行痰培养和药敏试验，针对性选用抗生素，防止肺部并发症，以免加重肌无力症状；加强术后48~72小时监测，包括肌无力症状、肠鸣音、心率、出汗情况、瞳孔大小、唾液及呼吸道分泌物。注意重症肌无力危象发生，凡术后突然发生呼吸肌严重无力，以致不能维持正常换气，经皮动脉血氧饱和度（percutaneous arterial oxygen saturation，SpO_2）<90%，动脉血氧分压（partial pressure of oxygen in arterial blood，PaO_2）< 60mmHg（7.98千帕），动脉血二氧化碳分压（partial pressure of carbon dioxide in arterial blood，$PaCO_2$）>50mmHg（6.65千帕）则诊断为危象。危象发作时立即予经鼻/口气管插管，或气管切开，呼吸机辅助呼吸，重新调整胆碱酯酶抑制剂及激素剂量。同时排除诱因，如肺不张、肺部感染、胸腔积液、电解质（特别是钾离子）紊乱、用药不当等。

三十一、漏斗胸

漏斗胸是儿童时期最为常见的胸壁畸形之一，男孩是女孩的5倍，表现为部分胸骨、肋软骨及肋骨向脊柱呈漏斗状凹陷的一种畸形，多自第3肋软骨到第7肋软骨，向内凹陷变形，一般在剑突的上方凹陷最深，有时胸骨偏向一侧。

三十二、漏斗胸的临床表现

绝大多数漏斗胸患者出生时或生后不久胸部便出现浅的凹陷，且多以剑突处明显。随年龄增长，一般在婴幼儿期及学龄前期凹陷进行性加深。学龄期时基本趋于稳定。但也有少数儿童胸廓凹陷出现较晚，学龄期甚至青春期随身体的快速发育而进行性加重。由于凹陷的胸壁对心肺造成挤压，气体交换受损，肺内容易发生分泌物滞留，故常发生上呼吸道感染，活动后出现心慌气短。患者食量较少，人消瘦。

多数儿童漏斗胸患者，因为年龄小，不能表达自觉症状，而且小年龄患者因为胸壁弹性以及有限的体力，经常也不能表现出运动后呼吸短促、运动量与同龄人相比明显降低等症状，以至成年后也未行胸壁畸形的矫正，直至出现了自觉症状、心肺功能的改变和心理问题，才意识到需要进行治疗。部分患者会出现轻微活动后感疲惫、呼吸急促、心悸或心动过速、前胸锐痛、压迫性的不适等。

大多数的漏斗胸患者体型瘦长，最为常见的是胸骨下3／4出现对称性或非对称性的凹陷，绝大多数伴有前胸凹、后背弓、双肩收、腹膨隆的表现。部分患者还合并有胸肌发育不良，扁平胸和叉状肋等。

三十三、Nuss手术的手术适应证

1. 手术年龄>2岁为宜，最佳年龄为6～12岁。

2. 肺功能提示限制性或阻塞性气道病变，易患上呼吸道感染，剧烈活动耐受量降低，跑步或爬楼时气喘。

3. 心脏受压移位，心电图，超声心电图检查发现不完全右束传导阻滞，二尖瓣脱垂等异常。

4. 中重度漏斗胸畸形，凹陷深度>2厘米或置水容量>20毫升或漏斗指数>0.12；CT检查Haller指数＞3.25。

5. 外观畸形影响患者生活及并发自卑等心理问题。

三十四、Nuss手术植入物的取出时间

时间一般在2年以上，因为2年以后胸廓才有足够的力量可以支撑起胸骨，如果2年以内取出，很容易引起复发，对于大龄儿童及成人漏斗胸Nusss手术后的患者，钢板的放置时间还要更长一些，治疗的效果更为可靠。

三十五、Nuss手术后的护理要点

1. 患者进入术后监护室，听取麻醉师介绍手术情况及注意点，行心电、血氧监

测，妥善固定留置导尿管，听双肺呼吸音，观察血压、脉搏、呼吸，保持输液通畅。手术当天禁食，镇静，平卧，雾化吸痰。

2. 正确的体位护理对预防矫形支架的移位和倒塌，保证手术效果有着非常重要的临床意义。患者全麻术后平卧24小时取斜坡卧位，病情稳定后可下地活动，活动时需保持上身平直。

3. 加强呼吸道理疗，防止呼吸道感染。静脉应用抗生素抗感染，可配合祛痰药物。

4. 术后患者保持背部伸直避免弯腰、扭髋。

5. 术后一周内不屈曲，不转动胸腰，不滚翻，保持平卧。起床时最好有人协助。

6. 如体温正常，伤口愈合好，一般5～7天患者不需帮助就能行走时即可出院，出院前拍胸片复查。

7. 术后使用硬膜外阻滞或静脉镇痛泵止痛，减少不必要的活动，以减轻患者疼痛。

8. 如有呕吐，可禁食减压，静脉输液支持；如便秘可使用缓泻剂，以上症状可能与使用麻醉剂止痛有关。

第二章 胸膜疾病

第一节 胸腔积液

胸腔积液是指各种原因使胸腔内液体产生增多或吸收减少，超出正常范围而形成的一种病理状态。它并不是一种疾病，而是体内一种或多种疾病伴发的胸膜反应。胸膜腔是位于肺和胸壁之间的一个潜在的腔隙。正常情况下，胸膜腔内有3～15ml的微量液体，在呼吸运动时起润滑作用，其产生和吸收处于动态平衡状态。病理情况下，加速胸腔内液体产生或吸收减少时，均可出现胸腔积液（pleural effusion）。一般分炎症性渗出液和非炎症性漏出液两大类。

一、诊断

（一）症状与体征

1. 症状 呼吸困难是最常见的症状，可伴有胸痛和咳嗽。呼吸困难与胸廓顺应性下降、患侧膈肌受压、纵隔移位、肺容量下降刺激神经反射有关。病因不同，其症状有所差别。结核性胸膜炎多见于青年人，常有发热、干咳、胸痛，随着胸腔积液量的增加胸痛可缓解，但可出现胸闷、气促。恶性胸腔积液多见于中年以上患者，一般无发热，胸部隐痛，伴有消瘦和呼吸道或原发部位肿瘤的症状。炎性积液多为渗出性，常伴有咳嗽、咳痰、胸痛及发热。心力衰竭所致胸腔积液多为漏出液，有心功能不全的其他表现。肝脓肿所伴右侧胸腔积液可为反应性胸膜炎，亦可为脓胸，多有发热和肝区疼痛。症状也和积液量有关，积液量少于300～500ml时症状多不明显，大量积液时心悸及呼吸困难更加明显。

2. 体征
（1）患侧胸廓饱满，呼吸运动减弱。
（2）纵隔、气管向健侧移位，癌性胸腔积液时气管向患侧移位。
（3）患侧语颤减弱、叩诊呈实音、呼吸音减弱或消失。
（4）积液量多时，患者呼吸加快。
（5）部分患者有消瘦、杵状指（趾）、锁骨上淋巴结肿大和腋下淋巴结肿大等恶性胸腔积液的表现。

（二）辅助检查

1. 胸部X线检查

（1）少量积液（<300ml）仅见肋膈角变钝，应借助透视和侧位斜胸片确定。

（2）中等量积液表现为中下肺野大片状均匀密度增高阴影，阴影上缘外高内低，凹面向上，基底部与纵隔相连，两侧与纵隔和胸膜相连。

（3）大量积液表现为患侧肺野为致密均匀阴影，纵隔移向健侧。

（4）叶间包裹积液表现为叶间边缘光滑梭形阴影。

（5）肺底积液表现类似横膈抬高，可借助侧卧位胸片鉴别，侧卧位见积液散开而膈肌显示。

2. 超声波检查　有助于胸液的诊断和定位。

3. 胸液检查

（1）常规检查：常规检查主要包括胸腔积液的外观、比重、Rivalta试验、细胞计数与分类等。

（2）生化检查：主要包括蛋白质定量，葡萄糖定量，pH测定，酶学测定，癌胚抗原（carcinoembryonic antigen，CEA）、胆固醇、血清糖链抗原（CA50、CA125、CA19-9）、透明质酸（hyaluronic acid，HA）测定等。

除根据胸液常规和生化检查将胸液分为漏出液和渗出液两大类（表2-1），符合下列3项中任何一项可称为渗出液：

（1）胸液蛋白含量与血清蛋白含量比值>0.5。

（2）胸液乳酸脱氢酶（lactate dehydrogenase，LDH）／血清LDH比值>0.6。

（3）胸液LDH>200U／L或>正常血清LDH最高限的2／3。

表2-1　漏出液和渗出液鉴别

项目	漏出液	渗出液
常见病因	充血性心力衰竭，缩窄性心包炎，上腔静脉综合征，黏液性水肿，肝硬化，肾炎，肾病综合征，腹腔透析，低蛋白血症，Meig综合征	感染性疾病，肿瘤，结缔组织病，心肌梗死后综合征，肺梗死（部分），胰腺炎，胰腺囊肿，食管穿孔，尿毒症，变态反应性疾病
外观	清，常呈淡黄色	微浊或浑浊，可为草黄色、脓性、血性、乳糜性
比重	<1.108	>1.108
Rivalta试验	阴性	阳性
蛋白定量	<30g/L	>30g/L

项目	漏出液	渗出液
细胞数	$< 10 \times 10^7/L$，主要为内皮细胞	常 $> 50 \times 10^7/L$，急性炎症以中性粒细胞为主，慢性炎症、肿瘤以淋巴细胞为主
LDH	$< 200U/L$	$> 200U/L$
病原体	无致病菌	可找到病原菌

（3）免疫学检查：

1）T淋巴细胞及其亚群测定，结核性胸腔积液CD_4^+/CD_8^+比值增高，恶性胸腔积液CD_4^+/CD_8^+的比值明显降低。

2）体液免疫，抗PPD抗体、抗分枝杆菌A60抗体、抗分枝杆菌P32抗体，结核性胸腔积液均显著高于非结核性胸腔积液。

（4）细胞学检查：

1）脱落细胞检查：50%以上的恶性胸腔积液可经细胞学检查而确诊。

2）染色体检查：恶性胸腔积液多数为非整倍体，并可出现染色体结构异常。

（5）病原体检查：渗出液离心沉淀可找到病原菌。进一步作需氧和厌氧菌培养。

4. 胸部CT检查　能显示极少量或局限性胸腔积液，亦能显示肺部和纵隔病变与胸膜和积液的关系。

5. 胸膜活检　经皮针刺胸膜活检或胸腔镜胸膜活检，对原因不明的胸腔积液病因诊断很有帮助。胸腔积液的性质与有关病因，见表2-2。

表2-2　胸腔积液性质与有关病因

胸液性质	病因
中性粒细胞增多	化脓性感染、膈下脓肿、早期结核、肺梗死、胰腺炎
嗜酸粒细胞增多	反应性胸膜炎、气胸、胸部创伤、肺梗死、寄生虫感染、真菌感染（组织胞浆菌、放线菌、球孢子菌）、病毒感染恶性病变、结核、真菌、黏液性水肿、消散期肺炎
淋巴细胞增多	恶性胸膜间皮瘤
间皮细胞增多	损伤、肿瘤、肺梗死、结核、病毒、出血性疾病
血性	胸导管损伤、肿瘤、结核
乳糜样	化脓性、结核性胸膜炎，类风湿关节炎
葡萄糖减少	急性胰腺炎、恶性肿瘤、食管破裂
淀粉酶增高	

胸液性质	病因
淀粉酶增高	急性胰腺炎、恶性肿瘤、食管破裂
腺苷脱氨酶增高	结核性、化脓性、肺吸虫病
癌胚抗原增高	恶性病变
胆固醇增多>226mmol／L	慢性感染、长期积液、胸膜增厚

（三）诊断要点

1. 确诊存在胸腔积液

（1）少量胸腔积液时常无明显症状，大量胸腔积液时患者可有气促、胸闷、心悸。

（2）随着积液量的增加，体检可见患侧胸廓饱满，呼吸动度减弱，气管向健侧移位，叩诊胸部呈浊音或实音，听诊呼吸音减弱或消失。

（3）X线检查积液量<300ml时可见肋膈角变钝，包裹性积液可呈圆形或梭形密度增高影。

（4）CT检查可见积液或积液所掩盖的病变。

（5）超声波检查可见肺部积液征。

（6）诊断性胸腔穿刺抽出液体。

2. 胸腔积液性质判定　　根据外观和实验室检查区分胸腔积液为渗出液或漏出液。通常用于区别漏出液和渗出液的指标为测定胸腔积液中的蛋白含量和LDH含量，即Light标准。根据该标准，符合以下一个或一个以上标准的为渗出液：

（1）胸腔积液中的蛋白定量与血浆中蛋白的比值>0.5。

（2）胸腔积液中的LDH与血清中的LDH的比值>0.6。

（3）胸腔积液中的LDH>2000U／L。

漏出液常见于充血性心力衰竭、肾病综合征、肝硬化、低蛋白血症、甲状腺功能减退症、腹膜透析、上腔静脉阻塞、缩窄性心包炎、肺不张等。渗出液常见于结核性胸膜炎、肺炎、恶性肿瘤和结缔组织病等。

（四）鉴别诊断

1. 结核性胸膜炎　　是最常见的病因，多有发热、盗汗等结核中毒症状，以年轻患者为多，结核菌素试验阳性，体检见胸腔积液体征，胸液呈草黄色，淋巴细胞为主，腺苷脱氨酶（adenosine deaminase，ADA）活性明显高于其他原因所致的胸腔积液。

2. 恶性肿瘤侵犯胸膜引起的胸腔积液　　多呈血性、大量、增长迅速，乳酸脱氢酶>500U／L，常由肺癌、乳腺癌转移至胸膜所致，结合胸液脱落细胞学检查、胸膜活检、胸部影像学检查、纤维支气管镜等，有助于证实诊断。

3. 化脓性胸膜炎　常表现为高热、消耗状态、胸胀痛，胸液中白细胞高达10×10^9/L，LDH >500U/L和葡萄糖含量降低 <1.11mmol/L。

4. 心、肝、肾或营养不良性疾病引起胸腔积液　液体检查为漏出液，一般可有相关疾病的征象，诊断不难。

二、治疗

（一）一般治疗

排出胸膜腔积液以减轻呼吸困难。慢性脓胸（病程3～6个月）应加强全身支持疗法；有血胸者，可输新鲜全血，以纠正失血性休克，并有协助止血的功能。乳糜胸乳糜液丢失率低于每小时0.25ml/kg者，可给予非手术治疗。

（二）药物治疗

1. 抗结核治疗　给予正规的抗结核药物治疗。

2. 糖皮质激素　一般不常规应用，适应证为结核中毒症状明显、胸膜腔积液量较多或有积液分隔、包裹趋向时，应在抗结核药物治疗有效的基础上加用小剂量糖皮质激素，如泼尼松（强的松）每日15～30mg，分次口服，疗程不超过4～6周，症状得到控制后尽早减量、停药。

3. 化疗　小细胞肺癌（small cell lung carcinoma，SCLC）、恶性淋巴瘤、睾丸癌、乳腺癌等对化疗较敏感，由此引起的胸膜腔积液可采用全身化疗。

4. 抗生素　如为急性脓胸，应选用敏感抗菌药物控制感染。

（三）胸腔局部治疗

1. 胸膜腔穿刺抽液　一般每周抽取胸膜腔积液1～2次，尤其是中等量以上胸膜腔积液患者，每次不宜超过800～1000ml，抽液速度不宜过快，否则发生肺水肿。

2. 局部化疗　适用于所有恶性胸膜腔积液患者，可采用肋间切开引流尽可能地将胸腔积液排空，经引流管注入抗癌药物，如顺铂40～80mg，或多柔比星30mg，或氟尿嘧啶750～1000mg等，既有杀灭癌细胞作用，又可以引起胸膜粘连。

3. 胸膜粘连术　向胸膜腔内注射高糖、四环素（每次<2g）或滑石粉（每次<5g）等，使胸膜形成无菌性炎症导致粘连，胸膜腔闭锁。在胸膜粘连术之前，必须尽可能减少胸膜腔积液量，以使脏层与壁层胸膜得以粘连。

4. 胸膜腔插管引流　对血胸患者给予胸膜腔插管引流，可动态观察有无活动性出血及其出血速度，并彻底排除积血。

（四）手术治疗

慢性脓胸患者经药物治疗不能闭合脓腔者，可给予胸膜剥脱术和胸廓改形术以闭塞胸膜无效腔；有支气管胸膜瘘或一侧肺毁损者宜行手术切除。血胸外科手术治疗的适应证：

1. 病情凶险，24小时内胸腔引流量>1000ml者或每小时持续引流量>150ml者，血色鲜红，抽出静置后迅速凝固者。

2. 补充血容量后休克仍难以纠正者。

3. 持续胸膜腔引流，仍有活动性出血者。

4. 疑有凝固性血胸或胸膜腔积血难以引流者。乳糜胸经非手术治疗无效的，可行胸导管结扎术。

（五）放射治疗

恶性肿瘤引起的乳糜胸患者可给予纵隔照射疗法，可使1／3～1／2的乳糜胸患者获症状缓解。由淋巴瘤及其他放疗敏感的肿瘤阻塞纵隔淋巴结或淋巴管而形成的胸膜腔积液，可用放疗。

（六）常见病因引发的胸腔积液及治疗

1. 恶性胸腔积液的病因及治疗

（1）病因：恶性肿瘤常伴发胸腔积液，有尸检显示15%死于恶性肿瘤者存在胸腔积液。约50%因胸腔积液就诊的患者最终被证实为恶性胸腔液体。肺癌和乳腺癌是胸膜转移最常见的恶性肿瘤，占恶性胸腔积液原发病的50%～65%。恶性胸腔积液常表现为渗出液，有调查显示42%～72%的渗出性胸腔积液为恶性肿瘤所致。

（2）治疗：

1）一般原则：对恶性胸腔积液的治疗首先应积极治疗原发病，如小细胞肺癌对化疗敏感、乳腺癌激素治疗有效等。对胸腔积液的局部处理目的多在于缓解症状。具体措施常根据积液量、症状严重程度、患者的预期寿命和体力状况决定。美国和英国胸科联合会关于治疗恶性胸腔积液的指南推荐：如患者无症状，则以观察为主。对呼吸困难明显，一般首先进行治疗性胸腔穿刺抽液，观察抽液后呼吸困难的缓解情况及积液的消长。对抽液后呼吸困难缓解、积液复长较慢的，可继续密切观察；对抽液后呼吸困难不缓解的，应考虑其他原因引发的呼吸困难，如癌性淋巴管炎、肺陷闭（trapped lung）、肺血栓形成或肿瘤性肺栓塞。对积液复长较快的可选择进一步的治疗措施。对大量胸腔积液伴纵隔移位者，也可直接选择胸廓造口插管引流或胸膜粘连术治疗。对预期寿命较短，体力状态差的患者推荐只进行反复胸腔穿刺抽液缓解呼吸困难。

2）胸膜粘连术治疗：进行胸膜粘连术前应对肺的膨胀状态进行评估。有些患者因肿瘤阻塞主支气管导致肺不张或广泛的胸膜浸润导致肺陷闭，不易行胸膜粘连术。凡大量胸腔积液，却不出现纵隔向健侧移位，或抽净胸腔积液后肺不复张的，均提示肺膨胀状态差，可进一步行纤维支气管镜或胸腔镜检查了解支气管阻塞及胸膜浸润情况。

许多药物可用于对恶性胸腔积液进行胸膜粘连治疗，但无菌滑石粉（2.5～10g）最为有效，有效率可达93%，高于四环素及抗肿瘤药物博莱霉素等。首选的方法是经内科胸腔镜术或电视胸腔镜术（video-assisted thoracoscopic surgery，VATS）以粉末的形式向胸腔内吹入滑石粉。具体方法是全面清除胸腔积液，并将粘连溶解后，通过胸腔镜的工作孔向胸腔内吹入不含石棉的无菌滑石粉。直视下确保滑石粉均匀地分布在所有的胸膜表面。也可经胸腔导管以混悬液的形式给药。局部麻醉下，插入胸腔引流管，经水封瓶闭式引流或负压吸引，24小时内使胸腔积液减少至50ml以下。之后经胸腔引流管胸腔内注入滑石粉混悬液（无菌滑石粉4～5g+2%利多卡因10ml+生理盐水40～90ml），随后夹管。嘱患者1小时内每10分钟变动体位1次，使药物均匀分布在胸膜表面。12小时后开夹管并负压吸引，直至24小时引流积液量在100～150ml。如48～72小时后每24小时积液引流量仍大于250ml，可以等剂量滑石粉再灌注一次。滑石粉治疗的不良反应有胸痛、发热、低血压、心动快速、低氧血症、急性呼吸窘迫综合征（acute respiratory distress syndrome，ARDS）等。术后应进行心电、呼吸、血压、血气监护。剧烈胸痛者可给予镇痛治疗。发热体温多不超过38℃，且多在2日内消失。滑石粉导致胸膜粘连的机制在于通过对胸膜的物理性刺激，引起强烈的胸膜炎症反应，促进胸膜纤维化和肉芽肿形成，最终导致胸膜腔闭锁。因此，有学者主张在滑石粉胸膜粘连术后应尽量避免应用激素等抗炎药物，以免降低疗效。

胸膜粘连术可能因操作者技术原因或患者原因（存在潜在肺膨胀不全）而失败。失败的病例多在行粘连术后短期内胸腔积液复发。对此类患者，根据不同情况，可选择再次胸膜粘连、反复胸腔穿刺引流、置管引流或胸腹腔分流术治疗。

3）肺癌引起胸腔积液的化疗：胸腔内局部注射化疗药物，以期控制胸腔积液生长是近十年来肿瘤治疗领域的一个热点。应选择在胸腔内浓度较高，而全身性毒性反应低的药物。比较常用的药物如下。

博来霉素：博来霉素是从链霉菌轮枝孢菌属中分离出的抗肿瘤抗生素，本身能抑制DNA合成，是一种杀瘤和抑瘤的细胞毒药物，同时它有轻度的胸膜腔硬化作用，形成壁层胸膜与脏层胸膜的粘连，所以胸腔内注射后疗效可能要高于其他药物。应用方法：胸腔穿刺或导管引流后，经B超检查证实胸腔积液量估计小于100ml时，胸腔内注射博来霉素60mg+生理盐水50ml+2%利多卡因5ml+地塞米松5mg。嘱患者分别取患侧卧位-健侧卧位-仰卧位-俯卧位-直立位，在胸腔内注射药物后的2小时内每15分钟变换1次体位，重复2次，以便药物在胸腔内与胸膜广泛充分接触。一次注射有效率可达85.7%。

顺铂：顺铂注入胸腔后，药峰浓度为血浆中药峰浓度44倍，是治疗恶性胸腔积液有效率高的原因之一。据报道，其有效率达40%～100%。应用方法：胸腔穿刺或导管引流后胸腔内注射顺铂60mg+生理盐水50ml+2%利多卡因5ml+地塞米松5mg。

化疗后1个月胸部X线片检查、胸腔积液B超，注射药物前及注射药物后1周、2周及3周检查血常规。观察患者有无发热、胸痛、恶心呕吐等不良反应。

疗效评价标准通常按WHO标准：完全缓解（complete response，CR）为胸腔积液消失持续4周以上；部分缓解（partial response，PR）为胸腔积液显著减少（大于1／2）持续4周以上；无效为未达到上述指标或有增加者，以CR+PR计算有效率。

此外，可选择的胸腔内注射化疗药物有丝裂霉素、氟尿嘧啶、多柔比星、氮芥等，或生物反应调节剂（如白介素-2、短小棒状杆菌），或中药制剂（如榄香烯、康莱特等）均有报道，但是疗效报道不一。近年来有学者提出转化生长因子、血管内皮生长因子、高聚金葡素有望取得良好疗效而毒性反应轻微，但目前尚缺乏充分的临床应用来验证。

2. 非肿瘤性胸腔积液的常见病因及治疗

（1）细菌性胸腔积液：累及胸膜的败血症和肺炎旁胸腔积液（parapneumonic pleural effusion，PPE）较为常见，可发生于半数以上的社区获得性肺炎患者。有些患者使用恰当的抗生素后，胸腔积液得到控制，预后较好。有些患者对抗生素治疗反应差，或合并全身性脓毒血症，病程长，预后差。对严重的PPE患者，仅给予抗生素治疗是不够的。尤其是合并脓胸，应及时进行胸腔积液引流。具体的方法可选择胸腔穿刺抽液术、胸廓造口插管引流、胸腔镜引流、VATS引流。对晚期脓胸合并胸膜肥厚者，应选择胸膜剥脱术治疗。

1）肺炎链球菌性肺炎伴胸腔积液：肺炎链球菌肺炎患者中29%～57%发生胸腔积液，多数表现为小量至中等量，发生于肺炎同侧，胸腔积液细菌培养阳性率<6%。治疗推荐使用β内酰胺类或大环内酯类抗生素，疗程多为4～8周。

2）肺炎支原体肺炎伴胸腔积液：肺炎支原体肺炎多发生于5～25岁人群，但亦可发生于各个年龄段的成人。肺炎支原体感染者中4%～20%发生PPE，通常为小量并发生于肺炎同侧，但少数患者亦可发生大量双侧胸腔积液。尤其是镰状红细胞贫血伴发肺炎支原体感染者胸腔积液发生率高且病情较严重。治疗可采用大环内酯类抗生素和四环素，疗程5～8周。

3）嗜肺军团杆菌伴胸腔积液：由嗜肺军团杆菌感染所致的社区获得性肺炎，严重程度不同。其中12%～35%患者合并PPE，亦有发生肺炎前即出现胸腔积液者。积液多为少量单侧，但也可表现为大量双侧。治疗推荐使用大环内酯类抗生素，治疗后胸腔积液介于5日至4个月之间吸收，多数需4周。

4）肺炎衣原体伴胸腔积液：在社区获得性肺炎中肺炎衣原体性肺炎发生率为3%～22%，但季节性流行时可高达43%。鹦鹉热衣原体肺炎患者中20%～55%可伴发胸腔积液，沙眼衣原体肺炎患者伴发胸腔积液甚为少见，肺炎衣原体肺炎患者中伴发胸腔积液的发生率为8%～53%。所有衣原体肺炎所致胸腔积液多表现为小量至中等量，大量积液非常少见。推荐使用大环内酯类抗生素治疗，疗程为4周。4%～20%病程大于12周者可伴发胸膜肥厚或粘连。

（2）真菌性胸腔积液

1）粗球孢子菌感染所致胸腔积液：胸腔积液发生于7%～19%粗球孢子菌感染者，多在出现症状后1周内发生。积液通常为小量，偶尔可出现大量。急性粗球孢子菌所致胸腔积液多为自限性，病程多为1～8周，无须特殊治疗。胸腔穿刺抽液可缓解因大量胸腔积液所致呼吸困难。粗球孢子菌慢性感染多伴发胸膜支气管瘘和脓胸。此类患者需持续引流和系统性抗真菌治疗。

2）荚膜组织胞浆菌所致胸腔积液：荚膜组织胞浆菌在世界范围内流行。HIV阴性患者组织胞浆菌所致胸腔积液甚为少见，发生率为1%～5%。伴发胸腔积液多不影响预后。治疗取决于宿主的基本状态。对免疫力正常的宿主，多在2～4周自愈，如宿主处于免疫抑制状态或慢性感染胸腔积液持续存在4周以上，应开始使用两性霉素B，残留胸膜肥厚和广泛的胸膜纤维化需行胸膜切除术治疗。

（3）病毒性胸腔积液：病毒引起的下呼吸道感染可伴发胸腔积液。发生率为2%～9%。多种病毒感染包括流感病毒、副流感病毒、呼吸道合胞病毒、单纯疱疹病毒、巨细胞病毒、腺病毒均可引起胸腔积液，此类患者多存在免疫力低下。通常这种胸腔积液为小量，无症状，多在2周内自愈，无须胸液引流。

（4）艾滋病（acquired immunodeficiency syndrome，AIDS）伴胸腔积液：AIDS患者合并胸腔积液发生率具有人群和地域差异。AIDS患者伴发胸腔积液的三大常见原因为继发于肺炎或脓胸、结核、Kaposi's肉瘤。

细菌性肺炎在HIV阳性者高于阴性者。AIDS社区获得性肺炎常较为复杂，表现为较高的细菌感染率，较高的肺炎旁胸腔积液发生率，较高的需导管引流的脓胸发生率。HIV阳性合并肺炎旁胸腔积液的治疗与其他免疫力正常的患者相似。然而，由于HIV阳性者金黄色葡萄球菌感染较为多见，应选用针对此种细菌的敏感抗生素。根据不同的文献报道，HIV阳性合并结核性胸膜炎发生率可高于、等于或低于HIV阴性者，但在AIDS患者中CD_4^+细胞计数>200者结核性胸腔积液发生率高于CD_4^+细胞计数<200者。HIV阳性合并结核性胸腔积液的治疗与HIV阴性者无明显差异。

（5）充血性心力衰竭伴胸腔积液：充血性心力衰竭是产生漏出性胸腔积液最常见的原因。根据临床表现心力衰竭合并胸腔积液的发生率为38%～46%，而尸检所见可达72%。此种胸腔积液多发生于双侧，但通常右侧积液量大于左侧，并伴有心脏扩大。如发生于单侧，以右侧最为多见。

通常认为，胸腔积液多见于左心衰竭而不是右心衰竭。因此，治疗应包括降低肺静脉压力，增加心排血量。如心力衰竭得到有效控制，胸腔积液多在1个月内消失。少数难以控制的胸腔积液需反复胸腔穿刺抽液或胸膜粘连术治疗以解除症状，亦可选用胸腹腔分流术治疗。

（6）心脏创伤后综合征（postcardiac injury syndrome，PCIS）：PCIS发生于各种心肌或心包创伤后数日、数周或数月。该综合征发生于心脏手术（心包切开后综合征）、心肌梗死（心梗后综合征或Dressler's综合征）、胸腔钝性创伤、心脏起搏器植入术后或血管成形术后。它是一种自身免疫性综合征，可表现为心包炎、发热、白细胞增多症、血沉增高、肺浸润和（或）胸腔积液。PCIS的发生率因损伤的持续状态不同。心肌梗死后PCIS发生率为1%~7%，其中胸腔积液的发生率为40%~68%。心脏手术后PCIS发生率为17%~31%，其中胸腔积液的发生率为47%~68%。

治疗可采用激素或非甾体抗炎药。疗程根据对抗炎药物的反应不同而不同。对多数心肌梗死后综合征患者在使用非甾体抗炎药或激素治疗1~5周后胸腔积液消失。心脏手术后，胸腔积液可在2个月后自愈，使用非甾体抗炎药后多数病例在数日至3周消失。

（7）冠状动脉旁路移植术后胸腔积液：冠状动脉旁路移植术后发生胸腔积液较为多见，发生率为40%~90%。通常胸腔积液为小量，常见于左侧，亦有发生于双侧大量的报道。

导致胸腔积液的原因多种多样。可为充血性心力衰竭、PCIS、肺膨胀不全，胸膜切开损伤淋巴组织、损伤内部乳腺动脉床、心包炎等。对冠状动脉旁路移植术并发胸腔积液的治疗应相对保守。仅对发热、大量胸腔积液或在一定时间内未吸收的胸腔积液采用较为积极的措施。通常此类胸腔积液多在8周内吸收，亦有持续存在3~20个月的报道。

（8）类风湿性关节炎（rheumatoid arthritis，RA）合并胸腔积液：胸膜受累是RA最为常见的胸腔内表现。约发生于5%的RA患者。然而，尸检结果表明RA合并胸膜炎、胸腔积液发生率为40%~70%。这种临床与尸检的差异提示多数患者无症状或使用抗炎药物掩盖了症状。RA合并胸膜炎、胸腔积液多见于男性，年龄>45岁及皮下结节患者。胸腔积液可发生于疾病的各个阶段，约20%发生于关节症状同时或之前，50%发生于关节症状出现后5年之内。其临床表现类似于细菌性胸膜炎。影像学通常表现为小量至中等量单侧积液，亦有大量积液的报道。类风湿性胸腔积液可以是短暂的，长期的或反复发作性。很少在4周内消失。通常在治疗后3~4个月内消失。50%患者迁延不愈，病程从7个月至5年不等，但很少出现胸膜肥厚粘连。

激素或非甾体抗炎药治疗类风湿性胸腔积液的疗效尚缺乏大规模临床实验证实。有人尝试系统性和胸膜腔局部应用激素治疗，治疗效果各有不同。如果其治疗的主要目的在于防止进行性胸膜纤维化，可考虑应用非甾体抗炎药物。合理的策略是在疾病早期考虑应用阿司匹林等非甾体抗炎药或泼尼松龙，如果8~12周积液消失，可停药。如积液不消失，可采用治疗性胸腔穿刺术和胸腔内给予激素治疗。

（9）系统性红斑狼疮（systemic lupus erythematosus，SLE）合并胸腔积液：SLE合并胸膜炎较为常见，通常表现为伴或不伴胸腔积液的胸痛，可发生于45%~56%的患者，多见于女性，是疾病晚期的表现。影像学通常表现为小量至中等量双侧性胸腔积液，亦有大量单侧的报道。

SLE患者伴发胸腔积液应除外其他原因，如肾病综合征、充血性心力衰竭、肺栓塞、PPE、尿毒症、药物相关性胸腔积液等。一旦除外这些原因，可考虑应用泼尼松龙每日60~80mg始，显效后逐渐减量。与RA不同，SLE合并胸腔积液对激素治疗反应好，一旦应用激素治疗胸腔积液多很快消失。疗程通常为4~6周。极少数SLE伴胸腔积液病情重，胸腔积液量多，对激素治疗反应差，这时可加用一种免疫抑制药，如环磷酰胺或硫唑嘌呤。对免疫抑制剂疗效差者，可采用胸膜粘连术治疗。

（10）结节病合并胸腔积液：虽然90%结节病患者累及肺组织，但很少累及胸膜。结节病合并胸腔积液的发生率为0%~5%。合并胸腔积液的结节病患者通常伴有肺实质病变（2期或3期）或胸外表现。胸腔积液通常表现为单侧，小量至中等量积液，但亦有大量和双侧的报道。诊断胸膜结节病需除外结核和真菌感染所致。

结节病性胸腔积液通常在1~3个月自愈，有时需激素治疗。曾有报道称应用激素治疗后2周内胸腔积液消失者，亦有应用激素后6个月消失的报道。因此，对无症状型结节病性胸腔积液无须激素治疗，对症状明显，胸腔积液反复发作者应应用激素治疗。治疗不完全可发展为胸膜肥厚，有时需手术治疗。

（11）肺栓塞合并胸腔积液：急性单侧胸腔积液应考虑肺栓塞可能。肺栓塞患者中胸腔积液的发生率为10%~50%，常表现为病变同侧的小量积液，在栓塞3日后，胸腔积液不再增长，如发病3日后胸腔积液继续增长，应考虑是否存在再栓塞、使用抗凝剂过量所致血胸、继发感染等。

有研究表明，未发生肺梗死的胸腔积液72%在发病7日内消失，而发生肺梗死者胸腔积液常持续存在。

（12）石棉肺所致胸腔积液：石棉所致胸腔积液是暴露于石棉的最初20年内发生率最高的石棉相关性胸膜肺损伤。可发生于最初接触石棉后的1~60年间。良性石棉性胸腔积液（benign asbestos pleural effusion，BAPE）的诊断依赖于石棉接触史，除外其他原因所致胸腔积液，并除外3年内发生恶性肿瘤者。46%~66%的患者为无症状性胸腔积液，通常在健康查体时发现。表现为小量至中等量，单侧，10%患者表现为双侧大量积液。BAPE通常慢性反复发作。多数积液在3~4个月消失，80%~90%患者遗留肋膈角变钝，50%患者遗留弥漫性胸膜肥厚，30%~40%通常在3年内复发。许多患者在发生BAPE后演变为胸膜间皮瘤，但二者之间的关系尚需大规模临床实验证实。

（13）肺和心肺联合移植并胸腔积液：有报道心肺联合移植术后100%发生胸腔积液。双侧肺移植发生率高于单侧肺移植。多发生于手术后早期，表现为小量至中等量，少数可发生大量积液。绝大多数病例，积液在移植后9~14日自愈，仅少数病例在移植后3周内发生积液量增多，可能与移植后2~4周发生的移植物淋巴组织的重建有关。3周后如积液仍吸收不良提示为病理现象，如合并肺移植反应、感染或急性肺损伤。在针对病因治疗的同时应尽可能引流清除积液。

（14）肝移植并胸腔积液：与心肺疾病无关的胸腔积液通常发生于肝移植后。其发生率为48%~100%。手术中损伤右侧隔膜，围术期输入血液制品，低蛋白血症、肺膨胀不全均可能与胸腔积液有关。最重要的原因可能是手术横断肝脏淋巴组织，特别是与胸膜相连的肺系带。接近1/3的患者表现为双侧胸腔积液，但以右侧胸腔积液量较多，此类胸腔积液在手术后3~7日达到高峰，2~3周消失，少数可持续数月。胸腔穿刺术或胸廓造口插管术对缓解症状非常有效，胸腔积液的性质多表现为漏出性，如术后7

日胸腔积液仍不断增长，应考虑合并横膈下感染可能。

（15）尿毒症合并胸腔积液：1836年，Bright等报道尸检发现仅29%蛋白尿患者胸膜正常。尸检发现20%～58%尿毒症患者合并纤维素性胸膜炎。肾衰竭患者发生胸膜损伤的原因可能有以下几种：①继发于心力衰竭；②继发于感染；③继发于同时伴有肾脏与胸膜损伤的疾病如SLE；④继发于尿毒症性心包炎；⑤继发于肺栓塞；⑥尿毒症性胸膜炎。

长期透析的尿毒症患者发生胸膜炎的概率为4%～16%。胸片多表现为单侧，中等量胸腔积液，少数发生双侧大量。此类积液在持续透析4～6周后多可消失，但很快复发。有些胸腔积液尽管进行了血液透析仍持续存在，并逐渐发展为纤维胸，这时需胸膜剥脱术治疗。毒素或免疫复合物不能经由血液透析去除可能是胸腔积液不易消失的机制，因此，可尝试血浆析出术治疗。

（16）胰腺炎所致胸腔积液：胰腺炎所致胸膜肺综合征非常常见。但急性胰腺炎和慢性胰腺炎合并胸腔积液的临床表现、治疗和预后各不相同。

慢性胰腺炎较急性胰腺炎而言合并胸腔积液的发生率较低。慢性胰源性胸腔积液与胰胸膜瘘形成有关。患者多为男性，＞90%患有酒精性胰腺疾病。虽然胰源性胸腔积液由胰腺炎所致，这些患者可无腹部症状。常见的主诉为呼吸困难或胸痛。首先可选用非手术治疗，包括降低胰液分泌、胃肠减压、全胃肠外营养、胸腔穿刺放液治疗。约50%患者经非手术治疗后9日至2个月内积液消失。有报道称奥曲肽治疗重症胰源性胸腔积液有效。内镜下胰导管支架植入术亦是有希望的选择之一。因胰源性胸腔积液并发症多，死亡率高，因此常选择手术治疗，手术前，应行内镜下逆行性胰造影和腹部CT检查清楚判断胰腺破裂和瘘管形成情况。

三、病情观察

造成胸腔积液的原因很多，根据患者的症状、体征确认为胸腔积液者，应尽可能地明确积液的原因，采用相应的治疗。治疗过程中，主要应仔细观察患者治疗胸闷、气急的改善程度，伴随症状或原发疾病的缓解与否，有无治疗药物本身的副作用，以便及时调整治疗用药。

四、病历记录

1. 门急诊病历　记录患者胸闷、胸痛的持续时间和主要伴随症状。记录有无原发病（如结核、肿瘤）的临床特征、诊断及治疗状况。体检记录原发疾病和胸腔积液的体征。实验室检查记录X线表现、胸腔积液常规、生化及病理学检查结果。

2. 住院病历　记录患者门急诊的诊疗经过、治疗效果，重点记录本次入院后的诊治经过，反映治疗后的胸腔积液等症状的改善程度，记录胸腔积液的实验室检查结果。如需特殊检查或治疗，须有患者或亲属签署的知情同意书。

五、注意事项

（一）医患沟通

胸腔积液是由许多疾病引起的临床征象，如明确为胸腔积液，则应告诉患者及家属可能的病因，并向其说明需要胸腔抽液行相关的生化、找脱落细胞等检查，以明确胸腔积液原因；如为恶性胸腔积液，则应进一步行B超、CT等影像学检查，寻找原发病灶。应告知患者及家属，明确胸腔积液原因比治疗更为重要，以便患者及家属能理解、配合。如为结核性，应讲明抗结核治疗的药物、疗程，使患者能增加对治疗的依从性；如为恶性胸腔积液，则应讲明治疗的难度、预后等，以便家属能理解。如需行胸腔注射药物或行其他特殊治疗，均应由患者或亲属签署知情同意书。

（二）经验指导

1. 胸腔积液本身容易诊断，关键是要明显病因。目前，最常见的原因有结核、肿瘤、感染、外伤、结缔组织疾病等。

2. 下列的体检发现有助于病因诊断，如患者胸部淋巴结肿大，胸壁呈非凹陷性水肿，胸膜增厚明显，胸痛剧烈，应考虑恶性胸腔积液可能性大；若短期内患者发热，毒性症状重，局部胸壁水肿，则以脓胸可能性大；若患者为青年女性，有发热、胸腔积液、免疫异常则要考虑系统性红斑狼疮等可能。结核性胸膜炎大多数发生于青壮年，多有结核的毒血症状，临床上如与癌性胸腔积液难以鉴别，可给予试验性抗结核治疗，抗结核治疗有效则支持结核性胸腔积液的诊断。

3. 约有15%的患者经详细检查后仍可能为病因不明，这一点，临床实际工作中常碰到，需强调的是对所有临床、实验室资料要做综合分析，另外，如症状允许，可安排患者密切随访观察。

4. 临床上发现有胸腔积液的要尽量抽积液，行相关检查，以明确胸腔积液性质。原发疾病的诊断是本病治疗有效的前提，治疗前明确胸腔积液的病因显得十分重要。

5. 临床上，胸腔积液的治疗是综合性的治疗，胸腔积液症状明显或大量胸腔积液引起生命体征不稳定时，要及时抽取积液。脓胸患者中毒性症状重，应积极引流，可注射尿激酶至胸腔以减少脓液稠度、利于引流，其次，脓胸患者的支持治疗也很重要。有手术指征时要及时外科治疗。

第二节　结核性胸膜炎

结核性胸膜炎（tuberculous pleurisy）是由结核杆菌感染引起的胸膜炎症，属于肺结核的一种类型，目前列为第Ⅳ型肺结核。可发生于任何年龄，是儿童和青年最常见的胸膜炎，近年来国内报道的100例以上胸腔积液的原因分析中，结核性胸膜炎所占比例都在45%以上。结核性胸膜炎分为干性胸膜炎和渗出性胸膜炎，干性胸膜炎多发生在肺尖后部胸膜，其次为胸下部的胸膜，症状很少或没有症状，常产生局限性胸膜粘连而自愈，其诊断通常是回顾性的。当机体处于高度变态反应状态时，结核分枝杆菌及其代谢产物侵入胸膜，产生胸腔积液，称为渗出性胸膜炎。

一、诊断

（一）症状与体征

1. 症状

（1）全身症状：包括发热、盗汗、乏力、食欲缺乏、腹泻、体重减轻等。其中发热的特点为午后低热为主，也可表现为中、重度发热。

（2）呼吸系统症状：干性胸膜炎主要症状为尖锐的针刺样胸痛，疼痛很剧烈。深呼吸及咳嗽时疼痛明显，浅呼吸、平卧或者患侧卧位，胸痛可以减轻，所以患者呼吸常急促表浅。渗出性胸膜炎在积液比较少时也出现胸痛，待积液增多时，胸痛反而减轻或消失。形成大量积液时可引起憋气、胸闷，积液越多，憋气、胸闷症状也越明显。如果短时间出现大量积水，可出现呼吸困难、发绀、反射性干咳。

2. 体征　干性胸膜炎患病的一侧呼吸运动受限，局部有压痛。触诊有胸膜摩擦感，听诊有胸膜摩擦音。渗出性胸膜炎积液量较少时无明显体征，中或大量积液时，胸膜炎一侧的胸廓饱满，肋间隙增宽，呼吸动度变小，语颤消失，叩诊呈浊音或实音，呼吸音减弱或消失，气管、纵隔均可移向健侧。如果出现胸膜粘连，可导致胸廓局部凹陷，呼吸音减弱。

结核性胸膜炎可分为纤维素性胸膜炎（干性胸膜炎）及渗出性胸膜炎。前者胸膜表面有少量纤维蛋白渗出，表面粗糙而渗液较少或迅速吸收，仅遗留轻度胸膜增厚粘连，患者可感胸痛不适或症状轻微而被忽视。后者多发生于变态反应增强的患者，常有少量、中等量乃至大量积液，也可逐渐局限为包裹性积液，可根据积液的局限部位不同而命名为肺下积液、叶间积液或纵隔胸膜炎等。

（二）辅助检查

1. 实验室检查

（1）血液检查：白细胞计数正常或在早期略升高，以中性粒细胞为主，红细胞沉降率增快。

（2）胸液检查：胸液为渗出液，多为草黄色或初期微带血性，白细胞总数10×10^8／L，以淋巴细胞为主，或初期为中性粒细胞，以后淋巴细胞逐渐增多。间皮细胞<5%，腺苷脱氨酶（adenosine deaminase，ADA）增高常>45U／L，胸液LDH_4、LDH_5增高，结核菌培养可阳性（8%～25%）。

2. X线检查　干性胸膜炎常无异常X线征，若有广泛纤维蛋白渗出时，则可见肺野透光度普遍降低。病变位于胸下部者，膈肌运动受限制。

浆液渗出性胸膜炎的X线征随积液量多少而不同。少量积液时，仅见肋膈角模糊、变钝。仰卧透视观察，液体散开，肋膈角恢复锐利。中等量积液时肺野下部密度均匀阴影，其上缘外高内低、凸面向肺内，与肺野有明显的分界。叶间积液在后前位胸片上有时误诊为肺炎，侧位胸片显示边缘锐利的梭形阴影，位置与叶间裂有关。肺底积液，在肺底和膈之间，有时误为膈肌升高，当患者卧位时，积液散开，则看到膈影有助于区别。

3. 超声波检查　可以准确地判断有无胸腔积液的存在，并能引导胸腔穿刺定位，尤其是少量或包裹性积液时。此外，对有无胸膜增厚也有一定提示作用。

4. 胸膜活检　有1／2病例可见干酪或非干酪肉芽组织。

5. 结核菌素试验　多为阳性或强阳性，因机体变态反应较高所致。

（1）旧结素（old tuberculin，OT）试验：OT试验多用于人群中普查时。具体方法：以1：2000的OT稀释液0.1ml（5U），在前臂屈侧做皮内注射，经48～72小时测量皮肤硬结直径，如<5mm为阴性（－），5～9mm为弱阳性（＋），10～19mm为阳性反应（＋＋），≥20mm或局部出现水疱与坏死者为强阳性反应（＋＋＋）。常作为卡介苗接种与筛选对象、质量监测及临床辅助的诊断。由于OT抗原不纯，可能引起非特异性反应，故现已少用。

（2）结核菌素纯蛋白衍生物（tuberculin purified protein derivative，PPD）试验：PPD试验是目前广泛应用的结核菌素试验。其制剂有50U／ml和20U／ml两种制剂，每1U效价是一致的。我国推广国际通用的皮内注射法（Mantoux法），是将PPD注射剂5U注入前臂内侧上中1／3交界处皮内，使局部形成皮丘。经48～96小时（一般为72小时）观察反应，结果判断以局部硬结直径为依据：无硬结或硬结平均直径<5mm为阴性（－），5～9mm为一般阳性（＋），10～19mm为中度阳性（＋＋），≥20mm为强阳性反应（＋＋＋），局部除硬结外还有水疱、破溃淋巴管炎及双圈反应为极强阳性反应（＋＋＋＋）。

（三）诊断要点

1. 起病较急，常有发热、胸痛、干咳、呼吸困难等症状，胸部常有胸腔积液的体征，早期或吸收期可闻及胸膜摩擦音。并发肺结核或多发性浆膜炎或其他部位结核病时可有相应的临床症状及体征。

2. 胸部X线片示肋胸膜腔积液或包裹性积液、叶间积液、肺下积液的相应表现。

3. 胸腔B超有液性暗区及胸膜增厚表现。

4. 胸腔穿刺可抽出黄色积液，偶可为血性胸腔渗液，常以淋巴细胞占优势。

5. 胸腔积液抗酸杆菌涂片染色（＋）或培养（＋），或PCR（＋）而肿瘤细胞（－），各项肿瘤标记物（－）。

6. 胸膜活检（针吸或开胸）、组织结核菌培养（＋）或组织病理检查有干酪坏死性肉芽肿改变。

7. 胸腔积液中腺苷脱氨酶ADA＞45U／L或胸腔积液 ADA／血ADA＞1.0，胸液中ADA-2增多，或胸腔积液中IFN-γ、TNF-α增高。

8. 经抗结核治疗，体温迅速下降，胸液吸收乃至消失。

凡具有第1～4项，合并第5、6项中任何1项者可确诊。第7、8项有重要临床参考意义。

（四）鉴别诊断

1. 干性胸膜炎　以胸痛为主，要与肋间神经痛、心绞痛、大叶性肺炎及带状疱疹早期的胸痛及支气管肺癌胸膜转移等相鉴别。胸痛可放射到腹部，要与急腹症区别。

2. 渗出性胸膜炎　要与以下疾病鉴别：

（1）感染性疾病所致胸腔积液，包括细菌、病毒、支原体真菌、寄生虫等引起的胸腔积液。

（2）肿瘤性，如支气管肺癌、恶性肿瘤胸膜转移及胸膜间皮瘤等。

（3）结缔组织性疾病，如系统性红斑狼疮、类风湿性胸膜炎等。

（4）其他原因致胸腔积液。

二、治疗

治疗目的是消灭结核感染，并防止复发；缓解症状，减轻患者痛苦；防治胸膜肥厚粘连。

（一）治疗原则

对大多数免疫力正常的患者，结核性胸腔积液可在2～4个月自愈。然而，如不经治疗约65%患者可在5年内发生肺结核或肺外结核。因此对结核性胸腔积液患者正规的抗结核治疗是非常重要的。同样应遵循早期、规律、全程、适量、联合的原则。

（二）药物治疗

抗结核药物治疗其疗程一般为12个月，轻症患者可适当缩短疗程，但不短于9个月。另有一些学者则认为异烟肼联合利福平治疗6个月非常有效，有研究表明治疗后6个月胸部X线片观察胸腔积液吸收好，连续观察3年复发率为0，但胸膜肥厚可持续数年。目前国内外普遍采用的标准抗结核方案为异烟肼+利福平+吡嗪酰胺联合治疗2个月，继之异烟肼+利福平联合治疗4个月（2HRZ／4HR）。在最初治疗的数周内，少数患者可发生胸液增多的现象，但这并不代表治疗失败。

1. 常用抗结核药物

（1）异烟肼（isoniazid，INH）

1）用药方法：口服，成人剂量每日300mg，顿服；或按每周2次，每次600～800mg，儿童为每日5～10mg／kg，最大剂量每日不超过300mg。静脉注射或静脉滴注，300～600mg，加5%葡萄糖注射液或生理盐水20～40ml，缓慢静脉注射，或加入输液250～500ml静脉滴注。

2）不良反应：胃肠道症状，如食欲缺乏、恶心、呕吐、腹痛、便秘等；血液系统症状，如贫血、白细胞减少、嗜酸粒细胞增多、引起血痰、咳血、鼻出血、眼底出血；肝损害，偶可发生药物性肝炎；变态反应，皮疹或其他；内分泌失调，如男子女性化乳房、泌乳、月经不调、阳痿等；中枢症状，如头痛、失眠、疲倦、记忆力减退、精神兴奋、易怒、欣快感、反射亢进、幻觉、抽搐、排尿困难、昏迷等；周围神经炎，如表现为肌肉痉挛、四肢感觉异常、视神经炎、视神经萎缩等，如发生周围神经炎可加服维生素B_6，每日10～20mg，分1～2次服。

3）注意事项：INH可加强香豆素类抗凝药、某些抗癫痫药、降压药、抗胆碱药、三环抗抑郁药等的作用，合用时须注意。用药期间注意查肝功能，肝功能异常者、有精神病和癫痫病史者慎用，孕妇慎用，抗酸药尤其是氢氧化铝可抑制本品的吸收，不宜同服。异烟肼对氨基水杨酸盐，耐INH菌株中，部分对它敏感，国内常用于治疗耐多药结核病（multidrug resistant tuberculosis，MDR-TB）。

（2）利福平（rifampin，RFP）

1）用药方法：成人剂量为每日8～10mg／kg，体重在50kg以下者为450mg，50kg以上者为600mg，顿服。儿童每日10～20mg／kg。

2）不良反应及预防措施：胃肠道症状，如食欲缺乏、恶心、呕吐、腹泻、腹胀、腹痛等；血液系统症状，如白细胞减少、血小板减少、嗜酸粒细胞增多；其他，如脱发、头痛、疲倦、蛋白尿、血尿、肌病、心律失常、低血钙反应；还可引起多种变态反应，如药物热、皮疹、剥脱性皮炎、肾衰竭、胰腺炎、休克等。某些情况下尚可发生溶血性贫血。肝损害，用药后如出现一过性转氨酶增高可继续用药，同时加用保肝治疗，并密切观察，出现黄疸应立即停药。间歇用药时可出现流感样症状、皮肤综合征等。

3）注意事项：有酶促作用，可使双香豆素类抗凝药、口服降糖药、洋地黄类、皮质激素、氨苯砜等药物加速代谢而降低疗效。长期服用本品，可降低口服避孕药的作用而导致避孕失败。用药期间注意检查肝功能，肝功能严重不全、胆管阻塞，3个月以内孕妇禁用，小婴儿、一般肝病患者，3个月以上孕妇慎用。利福平及其代谢物为橘红色，服用后大小便、眼泪等可出现橘红色样变，应对患者解释清楚。食物可阻碍本品吸收，宜空腹服用。

4）利福平衍生物如利福喷汀、利福布汀（rifabutin，RFB）：耐RFP菌株中部分对它仍敏感。

5）利福喷汀（环戊哌利福霉素、Rifapentine、DL-473、RPE）：是我国首先用于临床的利福霉素类药物。其特点是药代动力学是血浆蛋白结合率高和生物半衰期较长，其生物半衰期是利福平的5倍。全国利福喷汀临床协作组将利福喷汀与利福平做临床疗效对照，其结果说明，利福喷汀的近期和远期疗效均较好。

6）利福布汀（Rifabutin、Ansamycin、LM427、RBU、RBT）、利福布汀对耐利福平菌仍有抗菌活性。利福布汀对各型分枝杆菌的作用均强于利福平，尤其对鸟型复合分枝杆菌（mycobacterium avium complex，MAC）有较强的抗菌活性。由于艾滋病的流行，鸟型分枝杆菌已成为第2位多发的分枝杆菌病，在美国利福布汀被广泛用于艾滋病合并分枝杆菌病的治疗。利福布汀亲脂性强，在胃肠道吸收很快。利福霉素长效衍生物还有CGP29861、CGP7040、CGP27557、FCE22250以上4个药物的半衰期分别为40小时、30小时、8小时、20小时。

（3）吡嗪酰胺（pyrazinamide，PZA）：

1）成人用量每日1.5g，儿童用量为每日30～40mg／kg。

2）常见不良反应为高尿酸血症、肝功毒性反应（ALT升高和黄疸）、胃肠道症状（食欲不振等）、关节痛等。

3）用药期间注意检查肝功能，孕妇禁用。

（4）乙胺丁醇（ethambutol，EMB）：

1）成人用量为每日0.75～1.0g，口服。

2）最常见不良反应为视神经炎（表现为视敏感度降低、变色力受损、视野缩窄、出现暗点），应在治疗前测量视力和视野，治疗中密切观察，并对患者告知警示；胃肠道症状，如恶心、呕吐、腹泻等；偶见变态反应、肝损害、粒细胞减少、高尿酸血症、关节炎、下肢麻木、精神症状（幻觉、不安、失眠）。

3）注意事项：乙醇中毒者婴幼儿禁用。13岁以下儿童尚缺乏应用经验需慎用。糖尿病患者必须在控制糖尿病的基础上方可使用本品。已发生糖尿病眼底病变者慎用本品，以防眼底病变加重。老年人及肾功能不良者减量慎用。

（5）链霉素：口服不吸收，只对肠道感染有效，现已少用。用于结核病时每次0.75～1g，每日1次，肌内注射。儿童剂量20mg／kg，隔日用药，分2次给予。新生儿每日10～20mg／kg。

不良反应及注意事项：①本品可引起口麻、四肢麻感等一过性症状，此种症状往往与药品的质量有关。②对第八对脑神经有损害作用，可引起前庭功能障碍和听觉丧失。若发现耳有堵塞感或耳鸣，应立即停药。③对肾脏有轻度损害作用，可引起蛋白尿、管型尿，一般停药后可恢复，肾功能不全者应慎用。④若引起荨麻疹、药物热、关节痛、肌肉痛、黏膜水肿、嗜酸粒细胞增多、药物性肺炎、急性喉头水肿、血管神经性水肿、接触性皮炎等过敏症状，应及时停药，并对症处理。⑤可引起过敏性出血性紫癜，应立即停药，并给予大量维生素C治疗。⑥偶可引起过敏性休克。本品皮试的阳性率低，与临床上发生变态反应的符合率也不高，不应过于信赖。

（6）PAS对氨基水杨酸钠：

1）口服每次2～3g，每日8～12g，饭后服；小儿每日200～300mg／kg，分4次服。静脉滴注4～12g（先从小剂量开始），以生理盐水或5%葡萄糖注射液溶解后配成3%～4%浓度滴入；小儿每日200～300mg／kg。胸腔内注射10%～20%溶液10～20ml／次注入（用生理盐水溶解）。

2）不良反应及注意事项：最常见的不良反应是胃肠道刺激症状。本品能干扰利福平的吸收，故不宜同服。如同时应用，二者应该间隔6～8小时。

（7）氨硫脲（thiosemicarbazone，T）：

1）口服易被胃肠吸收，服用后4～6小时血浆浓度达高峰。

2）不良反应及注意事项：最常见的为胃肠系统反应，且不良反应与剂量有关。对已确定的耐多药结核患者来说，在WHO标准方案中继续期使用乙胺丁醇和氨硫脲，很可能是无效的。在HIV阳性的患者，由于有发生严重不良反应的危险，禁止使用该药。

（8）氨基糖苷类：卡那霉素（kanamycin，KM）价廉，阿米卡星（amikacin，A）与卡那霉素一样有效，且耐受性较好，但价格昂贵得多。目前出现了脂性质体包裹的阿米卡星，以及日本的气雾剂阿米卡星。

阿米卡星为半合成氨基糖苷类抗生素，对一些耐卡那霉素菌株仍有效。阿米卡星对大多数结核分枝杆菌的最低抑菌浓度（minimum inhibitory concentration，MIC）为4～8mg／L。对吞噬细胞内细胞作用很弱，若采用脂质体包裹的制剂则可提高细胞内药物浓度，因而其抗菌作用随之增加，可提高对鸟型复合分枝杆菌感染小鼠的疗效。阿米卡星优于KM之外，在于它的耳毒性小，且肌注给药的疼痛比KM轻。

卷曲霉素（Capreomycin CPM）：对耐链霉素、卡那霉素和阿米卡星的患者非常有效，但价格非常贵。

（9）硫胺类：乙硫异烟胺（1314THO）、乙硫异烟胺（ethionamide-1314TH）或丙硫异烟胺（Ptothionamide-1321TH）是同一活性物质的两种不同形式，有杀菌活性。

（10）氟喹诺酮类：环丙沙星（ciprofloxacin，CIP）、左旋氧氟沙星、氧氟沙星（ofloxacin，OFLO）司帕沙星。对杀灭巨噬细胞内结核菌有协同作用，长期应用安全性和肝耐受性也较好。氧氟沙星（Ofloxacin）和环丙沙星（Ciprofloxacin）是两种不同的药，不过在该类药中完全交叉耐药。这些药有低的杀菌活性，与其他药联用有效。氧氟沙星的药动学优于环丙沙星。司帕沙星由于严重的皮肤不良反应应避免使用（光敏反应）。

（11）环丝氨酸／特立齐酮（Terizidone）：这是相同的抑菌剂，具有两种不同的组方配方。与其他抗结核药无交叉耐药。对神经系统毒性大，应用范围受到限制。

2. 特殊情况下抗结核药物

（1）妊娠：妊娠期间使用链霉素可导致胎儿永久性耳聋。妊娠期间禁用链霉素，以乙胺丁醇代替之。链霉素经肾排泄，乙胺丁醇和氨硫脲则部分经肾排泄。如有替代药物则避免使用链霉素与乙胺丁醇，否则应延长间歇时间并酌情减量。

（2）肾功能衰退：肾功能衰退时利福平、异烟肼及吡嗪酰胺是安全的。肾功能衰退时禁用氨硫脲，因为其治疗量接近中毒量。

（3）肝脏疾病：大多数抗结核药物可引起肝损害，出现黄疸的结核患者应接受下列治疗方案：25HE／10HE。有肝病者禁用吡嗪酰胺。

3. 激素的应用　约50%结核性胸膜炎患者在开始正规抗结核治疗后6～12个月发生胸膜肥厚，其机制不明。有研究证实，激素治疗可缓解发热、胸痛、呼吸困难等症状，降低血沉、促进胸腔积液吸收，但不能防治胸膜肥厚粘连，亦不能减低胸腔积液复发率，因此不推荐常规应用激素。仅推荐在有效抗结核药物应用的基础上，存在严重的发热、胸痛或呼吸困难患者不能耐受时短期应用激素。一般为泼尼松每日15～30mg，分3次口服，疗程4～6周，待症状消失，胸液减少，可逐渐减量至停药。

4. 胸膜肥厚的治疗　传统的经验认为反复胸腔穿刺抽液可去除胸腔积液内的有毒有害物质，可能防治结核性胸膜炎治愈后所遗留的胸膜肥厚粘连。但最近的研究证实，反复胸腔穿刺抽液并不能降低胸膜肥厚的发生率。

胸液中TNF-α、溶菌酶增高、葡萄糖水平减低和低pH是胸膜肥厚纤维化的预测因子。对胸膜肥厚粘连影响呼吸功能的患者，必要时可行胸膜剥脱术治疗。

5. 对症处理　对呼吸困难、胸痛等症状明显的应及时对症处理，尽最大可能缓解患者的不适感。

6. 支持疗法　结核性胸膜炎是一种慢性消耗性疾病，因机体长期消耗，蛋白质分解代谢显著增强，结核病活动期因全身毒血症状而使患者食欲减退，多种营养摄取不足，胸腔积液时，可有大量蛋白质丢失。以上综合因素导致患者易出现蛋白质-热能营养不良。据文献报道，高浓度的氨基酸本身即可成为刺激组织细胞物质转运的重要因素，从而达到蛋白质合成的目的。在结核性胸膜炎治疗和修复期更需要蛋白质，因此恰当的营养支持能增加蛋白质合成，对结核性胸膜炎患者，给予积极的、合理的营养支持十分重要。

（三）胸腔穿刺抽液

胸腔穿刺抽液可迅速缓解症状，减少胸膜粘连。每周抽液2~3次，直至胸液基本消失。每次抽液不宜超过1000ml。

三、病情观察

1. 诊断明确者　　主要观察抗结核治疗后患者的症状是否改善，发热、盗汗、乏力、纳差、腹泻、体重减轻、针刺样胸痛、憋气、胸闷等有无缓解，胸腔积液有无逐渐减少直至消失，有发热者是否降至正常。同时，应观察有无药物治疗的不良反应，对症治疗的效果如何。

2. 诊断不明确者　　不论门诊、急诊或入院治疗，不论患者是否以发热或胸腔积液、胸闷、胸痛就诊，均应仔细询问病史，结合体检及上述辅助检查明确诊断。并应告知患者及家属本病的诊断、治疗方案等，以使患者理解、配合，如需试验性抗结核治疗，应告知患者及家属，征得同意后进行。同时应注意对患者治疗后的定期随访，以评估治疗效果、诊断是否正确。

四、病历记录

1. 门急诊病历　　记录患者主诉的特点，如胸痛、胸闷、憋气等。有无乏力、食欲缺乏、消瘦等表现。详细询问有无结核毒血症症状。注意记录有无肺等其他部位的结核病史。有无肝炎、血吸虫病史。如为女性，应记录有无月经紊乱史。以往是否就诊过，如有，应记录以往的诊断方法、治疗用药及效果如何。体检记录有无浅表淋巴结肿大，腹痛的部位，有无压痛、反跳痛，有无腹腔积液，是否有腹壁柔韧感及腹部包块，有无肝脾肿大等。辅助检查记录血、粪常规，血沉、B超、X线等检查的结果。

2. 住院病历　　详尽记录患者主诉、主要临床症状的特点，如实记录以往诊疗经过。首次病程记录提出本病诊断依据、治疗计划。重点记录上级医师查房的意见、治疗过程中临床表现变化、有关辅助检查的结果。如需试验性抗结核治疗，应请患者或其亲属签字同意为据。

五、注意事项

（一）医患沟通

1. 本病一种慢性疾病，治疗时间较长，患者往往不能坚持，导致病情的反复或治疗效果不佳，从而增加患者痛苦，也增加治疗难度，因此，需要医师耐心向患者解释病情，取得患者的信任，使其主动参与治疗过程。如高度疑诊，予以试验性抗结核治疗，应向患者及家属谈明，同意并签名后进行。

2. 住院或门诊治疗时，应向患者及家属交代本病的发生、发展过程，可能发生的并发症，应向患者及家属强调抗结核治疗的疗程必须规范，否则可能治疗不彻底，易产生各种并发症，治疗过程中如有不良反应，应及时与经治医师联系，调整治疗药物和方案。

（二）经验指导

1. 结核性胸膜炎的典型病例诊断并不困难，但因其起病较隐匿，表现复杂多样，及早正确诊断此病并不轻而易举。仔细地询问病史和全面认真地查体很重要。应注意询问工作、饮食习惯、既往史及结核接触史。查体时应注意不放过任何可疑的体征，并进一步通过相应辅助检查进行判断。

2. 本病的治疗主要依靠抗结核治疗，保证全程、早期、联合、规范的治疗原则至关重要，治疗时应选择一线抗结核药物联合应用，如有肝功能损害，则应选用对肝功能影响小的药物使用，并密切观察治疗。对有大量胸腔积液者，可在足量抗结核前提下，进行胸腔穿刺抽液。

3. 鉴于本病是一消耗性疾病，在抗结核治疗的同时，要加强对症、支持治疗，如有低蛋白血症，可输注入白蛋白、血浆等，并嘱患者加强营养，以增强抵抗力。

4. 试验性抗结核治疗是目前诊断及治疗本病的重要方法，如综合患者临床表现、体征、辅助检查确诊本病，应请示上级医师予以试验性抗结核治疗。治疗时应注意患者治疗的依从性如何，这对治疗亦很重要。

第三节　胸膜间皮瘤

胸膜间皮瘤是一种源于胸膜间皮组织的肿瘤，约占胸膜肿瘤的5%，却是胸膜最常见的原发肿瘤。间皮瘤除了发生在胸膜外，还可发生在腹膜、心包膜和睾丸鞘膜等部位。胸膜间皮瘤占了整个间皮瘤的50%。临床上常见弥漫性恶性胸膜间皮瘤，胸膜间皮瘤起病隐匿，因早期症状没有特异性常被忽视，有的在常规查体时被发现。有石棉接触史者，平均潜伏期长达35年，最短潜伏期10年。恶性胸膜间皮瘤年龄多发于50～70岁（平均诊断年龄约60岁），男性多于女性。临床症状主要为持续性胸痛和呼吸困难。

一、诊断

（一）症状与体征

1. 症状

（1）胸痛：胸膜间皮瘤的胸痛症状通常为非胸膜炎样疼痛，但有时也可为胸膜炎样疼痛。与结核性胸膜炎不同，随着胸液量的增加胸痛不缓解，而是逐渐加重。胸痛多为单侧，常放射到上腹部、肩部和双上肢。胸痛表现为钝性和弥漫性，有时也呈神经性。有的间皮瘤患者以胸痛为首发症状，胸部X线片正常，但在以后几个月的随访中出现胸腔积液。也有少数患者最初出现急性胸膜炎样疼痛和少量胸腔积液，在胸腔抽液后很长时间没有积液出现而被认为是良性胸膜炎，直到再次出现积液而被确诊。

（2）呼吸困难：呼吸困难也是间皮瘤的一个常见症状，在早期与胸腔积液有关，在后期主要与胸壁活动受到限制有关。

（3）其他常见症状：如发热、盗汗、咳嗽、乏力和消瘦等。有的患者出汗量相当多，咳血则很少见。有的患者可发现胸壁肿块。与其他石棉相关性胸膜疾病相比，间皮瘤的杵状指发生率高。偶有副癌综合征出现，如间断性低血糖和肥大性骨关节病等。此外，可发生第二肿瘤。

2. 体征　肺部体征主要与胸膜增厚和胸腔积液有关。胸部扩张受到限制。患者可表现为呼吸困难，疾病进展时消瘦。有的患者可出现胸壁包块，可以发现杵状指（趾）。与肺癌不同，间皮瘤很少在就诊时出现颈部淋巴结肿大或与远处转移相关的临床表现。在有心包积液时可出现心脏压塞表现。

（二）辅助检查

1. 实验室检查　有不少患者表现为血小板增多。有些出现血糖减低，甚至出现低血糖昏迷。高钙血症、抗利尿激素分泌异常综合征也有报道，但少见。

2. 胸腔积液检查　胸膜间皮瘤常出现的胸腔积液多为血性，也可为黄色渗出液，相对密度较高（1.020～1.028），非常黏稠，容易堵塞穿刺针头。胸腔积液蛋白质含量高，葡萄糖和pH降低。胸腔积液透明质酸和乳酸脱氢酶浓度较高。细胞计数间皮细胞增多，中性和淋巴细胞无明显增高。细胞学检查对间皮瘤的诊断率为21.0%～36.7%。对胸腔积液中癌标记物检查发现CYFRA21-1增高而癌胚抗原（carcinoembryonic antigen，CEA）不高对间皮瘤的诊断很有提示意义；而CYFRA21-1和CEA均增高或CEA单独增高提示间皮瘤的可能性小，但支持为恶性胸腔积液。

3. 胸膜活检和胸腔镜检查　胸膜活检可以帮助诊断。盲目胸膜活检的阳性率较低（30%），这可能与胶原纤维多、质韧、脱落细胞少、活检难、标本少、细胞易变性等因素有关。临床医师可以通过多次活检、及时处理标本来提高诊断率。B超和CT引导下胸膜活检会明显增加诊断阳性率（80%）。

胸腔镜检查为诊断间皮瘤的最佳手段，可窥视整个视野，对肿瘤形态、大小、分布和邻近脏器受累情况了解较为充分，并可在直视下多个部位取到足够的标本，因此可以确诊大部分患者。胸腔镜下间皮瘤的主要表现为胸膜结节或肿块，或融合成葡萄样的结节病变；其他包括局限性胸膜增厚和非特异性炎症表现，包括细小肉芽肿、充血或局部增厚等。如果不具备胸腔镜检查条件，必要时也可考虑开胸胸膜活检。间皮瘤可沿穿刺部位侵犯至胸壁。虽然其他恶性胸腔积液在穿刺部位也可出现肿瘤细胞，但在胸壁穿刺部位出现肿块对间皮瘤诊断仍有提示意义。

4. 影像学检查　主要表现为胸腔积液、胸膜增厚和胸膜肿块。多为单侧病变。双侧病变在就诊时罕见，但在晚期病变中并不少见。在胸腔积液引流后胸部X线片检查可以更好地发现胸膜肿块和增厚，也可能发现其他与石棉接触的证据，如胸膜斑。为了更好地显示胸膜病变，可在抽液注气后摄胸部X线片。典型的表现为胸内弥漫性不规则胸膜增厚和突向胸膜腔内的驼峰样多发性结节，呈波浪状阴影。并发大量胸腔积液时，呈大片致密阴影，纵隔可向对侧移位。因胸膜被间皮瘤广泛包绕，有时虽然胸腔积液量较多，可不发生纵隔移位。

胸部CT检查可以更好地显示病变的范围和程度，以及脏器（胸壁、心包、膈、纵隔、大血管、淋巴结）受累情况，应列为常规检查。间皮瘤也向叶间裂扩展。良性胸膜增厚在CT上与间皮瘤的鉴别在于增厚胸膜和胸壁之间有一条脂肪线。对于胸腔积液和盲目胸膜活检阴性的患者，CT还可引导胸膜结节和肿块的穿刺活检。

胸部磁共振成像（magnetic resonance imaging，MRI）在评价间皮瘤形态和病变范围方面与CT的价值相当或要更好一些。在T_1加权像间皮瘤的信号强度稍高于肋间肌，但在T_2加权像，间皮瘤的信号强度相当高。

5. 超声检查　　超声检查对于诊断胸腔积液和胸膜包块很有帮助，并可帮助胸腔积液穿刺定位和引导胸膜活检。

6. 支气管镜检查　　支气管镜检查在恶性胸腔积液和原因不明的胸腔积液的鉴别诊断中有辅助诊断价值。对于了解气道内病变以及对可疑病变进行活检均有帮助。

7. 病理学检查　　病理学检查在胸膜间皮瘤的诊断中起了至关重要的作用。早期间皮瘤为小的、圆形胸膜斑点或结节，主要发生在壁层胸膜。随着病情的发展，小的肿瘤病灶融合成大的结节，并导致胸膜增厚、脏层和壁层胸膜粘连，并包裹整个胸腔。在晚期，肿瘤通过淋巴管和血液转移。间皮瘤的局部转移很常见，如肺、纵隔、横膈和心包等部位。与其他肿瘤相比，早期出现远处转移少见。弥漫型恶性间皮瘤的组织形态分为上皮型、肉瘤型及混合型，三者分别占60.6%、12.1%和27.3%。在光镜下，间皮瘤细胞与其他恶性肿瘤有时较难鉴别，可采用免疫组织化学方法帮助鉴别。超微结构显示恶性间皮瘤表面有很多细长微绒毛，密集成刷状。细胞间桥粒大、多，胞间及胞质内核周可见张力丝。绒毛的一个客观评定指标是长度和直径之比（length to diameter ratio，LDR），LDR >15是间皮瘤的特征性表现，而腺癌的LDR<10。

（三）诊断要点

1. 临床表现

（1）可能有石棉接触史或其他致癌物接触史。

（2）胸痛、呼吸困难、胸壁肿块、大量胸液、胸膜增厚和结节。

（3）病理学上有恶性胸膜间皮细胞。

符合以上第（2）、第（3）项或还有一项者可诊断胸膜间皮瘤。

2. 分期　　目前，常用的分期方法为国际间皮瘤研究组织的TNM分期。

（1）原发肿瘤（T）：

T_{1a}：肿瘤局限于同侧壁层胸膜，包括纵隔和膈胸膜，脏层胸膜未受累。

T_{1b}：肿瘤局限于同侧壁层胸膜，包括纵隔和膈胸膜，脏层胸膜有散在病灶。

T_2：肿瘤侵犯同侧各胸膜表面（壁层、纵隔、膈、脏层），并有以下至少一点：膈肌受累；或脏层胸膜有肿瘤融合（包括叶间裂）或脏层胸膜肿瘤扩展至其下肺实质。

T_3：局限的进展期肿瘤，但仍有可能切除。肿瘤侵犯整个同侧胸膜表面（壁层、纵隔、膈、脏层），并有以下至少一点：胸内筋膜受累；扩展至纵隔脂肪；或扩展至胸壁软组织，心包非跨壁受累。

T_4：局限的进展期肿瘤，不能手术切除。肿瘤侵犯整个同侧胸膜表面（壁层、纵隔、膈、脏层），并有以下至少一点：弥漫的或多发的胸壁肿瘤，有或无肋骨受累；肿瘤直接跨膈侵犯；直接扩展到对侧胸膜；直接扩展到一个或多个纵隔器官；直接扩展到脊柱；肿瘤侵犯心包内面，伴或不伴有心包积液；或肿瘤侵犯心肌。

（2）淋巴结（N）

N_x：局部淋巴结无法评价。

N_0：无局部淋巴结转移。

N_1：同侧支气管肺或肺门淋巴结转移。

N_2：转移至隆突下或同侧纵隔淋巴结，包括同侧乳房内结节。

N_3：转移至对侧纵隔、对侧乳房内，同侧或对侧锁骨上淋巴结。

（3）转移（M）

M_x：有不能评价的远处转移。

M_0：没有远处转移。

M_1：有远处转移。

（4）分期

Ⅰa期：$T_{1a}N_0M_0$。

Ⅰb期：$T_{1b}N_0M_0$。

Ⅱ期：$T_2N_0M_0$。

Ⅲ期：任何T_3M_0，任何N_1M_0和任何N_2M_0。

Ⅳ期：任何T_4、任何N_3和任何M_1。

国际抗癌联盟也有一个相似的TNM分期。治疗前的分期对确定治疗方案、观察疗效和判断预后均有重要意义。

（四）鉴别诊断

1. 胸腔积液和肺部阴影　　间皮瘤在鉴别诊断方面首先遇到的问题是胸腔积液和肺部阴影。需要确定是否存在胸膜病变；肺部阴影来自肺内还是胸膜；胸腔积液的性质；良性还是恶性胸腔积液；胸腔积液和胸膜结节或肿块的最终诊断。对于大部分胸腔积液和胸膜包块，临床上做出诊断并没有太大困难。然而，胸膜疾病，特别是胸腔积液的诊断对于呼吸科医师却依然是一个挑战。引起胸腔积液的原因非常之多。通常，通过诊断性胸腔积液检查，了解胸液为漏出液还是渗出液。如果胸腔积液为漏出液，应将重点治疗相应的全身疾病。如果为渗出液，应对胸腔积液进一步的分析，如pH、细胞分类、细胞病理学、葡萄糖、淀粉酶及病原学检查（结核杆菌和细菌等），下一步诊断措施应考虑胸膜活检。如果诊断还不清楚，应注意有无肺血栓栓塞症的可能。肺血栓栓塞症是胸腔积液鉴别诊断中常容易忽视的一个疾病。最后，可检查PPD皮肤试验和胸腔积液腺苷酶（ADA），如果PPD阳性，ADA>45U／L，可考虑给予试验性抗结核治疗，否则可以随访观察。对于诊断确实困难者，应考虑胸腔镜检查。

2. 结核性胸膜炎　　在我国结核病是常见病。结核性胸膜炎是胸腔积液的常见原因之一。有不少间皮瘤患者被考虑为结核病而给予抗结核治疗。临床上出现以下情况时，需要对诊断重新评价：

（1）抗结核治疗后患者一般情况未见好转反而恶化，乏力、消瘦明显，胸部出现疼痛。

（2）胸腔穿刺多次，胸腔内注射药物后，胸痛不但不缓解，反而进行性加重，胸腔积液进行性增多。

（3）胸腔穿刺处出现包块，有明显触痛。

3. 间皮增生　　间皮细胞的反应性增生有时与间皮瘤在形态上难以区分。间皮细胞增生可导致形态上的异常，如单一或复杂的乳头状突起，胸膜表面间皮细胞聚集，有时还有有丝分裂相、不典型细胞增生、成簇间皮细胞陷夹于纤维组织。事实上，可能与体内其他部位上皮的癌前病变相似，间皮的不典型增生或许代表了一种癌前病变。良性增生性间皮细胞与恶性间皮细胞可通过一些特殊染色帮助鉴别，如bcl-2、p53、P-170糖蛋白和PDGF-R的β链。其他方法，如染色体分析、DNA含量分析、核仁组织导体区域（nucleolus organizer region，AgNOR）定量测定、增殖细胞核抗原（proliferating cell nuclear antigen，PCNA）定量测定和核浆比分析等也有助于鉴别。对于良性间皮增生的病例，需要随访其变化。

4. 与腺癌的鉴别诊断　　间皮瘤与其他转移性恶性肿瘤常难区分。上皮型间皮瘤需要和胸膜转移性肺腺癌相区分。

（1）光镜：间皮瘤可见到上皮样瘤细胞和梭形瘤细胞同时存在，如果发现这两种成分相互移行过渡现象，则有助于间皮瘤的诊断。腺癌无此特征。

（2）组织化学：间皮瘤细胞能产生高酸性黏液物质如透明质酸，用奥辛兰及Hale胶体铁染色阳性；而65%～70%肺腺癌细胞内含有中性或弱酸性黏液物质，PAS及黏液卡红染色阳性。

（3）免疫组织化学染色：有许多标记物被研究，单用一个指标并不可靠，需要多项指标同时检查。表2-3列出了上皮型间皮瘤和肺腺癌常用的鉴别诊断方法。上皮膜抗原（epithelial membrane antigen，EMA）在间皮瘤和腺癌均为阳性，但在增生间皮为阴性。

表2-3 上皮型间皮瘤和肺腺癌的鉴别诊断

上皮型间皮瘤	肺腺癌
细胞质含有糖原，没有淀粉酶抵抗的PAS阳性物质	糖原含量小，可包含淀粉酶抵抗的PAS阳性黏液
肿瘤细胞表面腺体澳辛兰阳性透明质酸	细胞内或细胞表面没有透明质酸
CEA、Leu M1、Bet Ep4和AuAl阴性	CEA、Leu M1、Bet Ep4和AuA1阳性
Calretinin（阳性核染色*），细胞角蛋白5/6和血栓调节素阳性	Calretinin（阴性核染色*），细胞角蛋白5/6和血栓调节素阴性

*Cahetinirl染色对于间皮瘤和腺癌的胞质均为阳性

肉瘤型间皮瘤和肉瘤型癌的鉴别很困难。血管肉瘤可有血管标记物阳性，平滑肌肉瘤有一些肌肉标记物阳性（肌动蛋白）。通常肉瘤型癌的糖蛋白AB染色阴性。

（4）电镜：间皮瘤细胞表面有无数细长微绒毛，而腺癌细胞微绒毛少，且短粗直。

5. 胸膜局限性纤维性瘤　过去被称为局限性或良性间皮瘤，临床上很少见。与石棉接触没有关系，手术切除后预后良好。肿瘤被浆膜很好地覆盖和局限。在显微镜下，可见低分化梭形细胞瘤。免疫细胞化学染色对波形蛋白和肌动蛋白阳性，但对细胞角蛋白和上皮膜抗原阴性。在80%的病例，CD_{34}阳性，在间皮瘤，CD_{34}仅局限于血管。

二、治疗

胸膜间皮瘤目前缺乏有效的治疗手段。现主张采用包括化疗、手术和放疗等多种方法的综合治疗。传统的化疗药物对间皮瘤的单药有效率为10%～20%，合并用药并未显著提高治疗有效率。一些新的化疗药物和方案正在研究之中，如吉西他滨（Gemcitabine）单用时无优势，但在与顺铂合用时具有协同作用，吉西他滨+顺铂作为间皮瘤新辅助化疗方案的研究也在进行之中，并初步取得了一些让人鼓舞的结果。

一些新研制的化疗药品如培美曲塞，在间皮瘤的治疗中也可能有一些很好的治疗效果，值得关注。生物免疫调节药，如IL-2和IFN-α，在临床上也很常用，但疗效有限。由于间皮瘤病例少、治疗效果差，建议在选择化疗方案时加入一种手术治疗方案。对于胸腔积液无法控制者，可采用胸膜固定或粘连术、胸腔镜下胸膜切除术等。其他治疗包括支持治疗和对症治疗等。

（一）用药原则

1. 有胸痛者用罗通定、吲哚美辛、哌替啶等止痛。

2. 多柔比星是治疗本病有效药物，多与顺铂、丝裂霉素、环磷酰胺、氨甲蝶呤等联合使用。

3. γ-干扰素、白介素作为辅助治疗措施。

4. 胸腔积液多者可用滑石粉、四环素等作胸膜粘连。

（二）预防

胸膜间皮瘤常与接触石棉有关，因此，注意劳动防护，减少或避免与石棉接触是预防本病的有效措施。局限型者多为良性，手术治疗效果好；即使是恶性弥漫型者，应用以多柔比星为主的化疗方案也可取得肯定的效果，可大大延长生存期。

三、病情观察

诊断不明确者，应建议行胸部X线片检查，以明确诊断。诊断明确者，应密切注意观察患者胸痛、胸闷和呼吸困难的程度、持续时间，应注意患者临床征象的变化；应密切注意治疗的效果，患者的症状是否缓解。

四、病历记录

1. 门急诊病历　记录患者胸闷、气急、胸痛呼吸困难、发热、盗汗、咳嗽、乏力和消瘦等的时间和程度，本次发作的诱发因素。既往史中记录有无慢性胸、肺疾病史等，如有，记录过去诊断和治疗情况。体检记录患者肺部体征，胸部扩张受到限制患者可表现为呼吸困难，疾病进展时消瘦。有的患者可出现胸壁包块，可以发现杵状指（趾）。与肺癌不同，间皮瘤很少在就诊时出现颈部淋巴结肿大或远处转移相关的临床表现。辅助检查记录胸部X线片、超声检查、支气管镜检查、病理学检查、胸膜活检和胸腔镜检查、胸腔积液检查的结果。

2. 住院病历　记录患者治疗后的反应，临床症状是否缓解；需行放疗或化疗者，应记录与患者及家属的谈话过程，并请家属签署知情同意书。

五、注意事项

（一）医患沟通

本病大多急性起病，若平素体健、年轻，患者可无症状；若年龄大且肺部有基础疾病时则病情较重，且有焦虑不安甚至濒死感，应耐心向患者解释清楚，消除其顾虑，并积极、有效处理。

（二）经验指导

1. 间皮瘤主要表现为胸痛、呼吸困难和胸膜异常（胸腔积液和胸膜增厚）。临床上出现以下情况时需要注意间皮瘤的可能：

（1）胸腔积液伴有显著的胸痛症状，或骨关节疼痛、发热、低血糖症、贫血等。

（2）胸腔积液抽出后又迅速出现明显的胸膜增厚，穿刺部位出现皮下结节。

（3）胸部X线表现为胸膜孤立性肿块，胸膜多发性分叶状肿块，胸腔积液减少后出现显著的胸膜增厚，尤其是肺尖出现胸膜增厚。

（4）持续的诊断不明的胸腔积液。

2. 虽然胸痛是一个常见症状，而且也很具有提示诊断价值，但有相当多的患者在出现胸腔积液时不伴有胸痛。有的报道中，高达1／3的患者没有胸痛症状。

3. 间皮瘤合并的胸腔积液通常为中到大量，单侧积液多，血性积液多，可呈草莓样，胸腔积液较为黏稠，抽液困难。

4. 对于任何怀疑间皮瘤的患者均需要仔细了解职业史，但对于无石棉接触史的患者，间皮瘤也需要考虑。在我国，很多间皮瘤患者并无明显的石棉接触史。在北京协和医院最近的20例间皮瘤中，只有3例有石棉接触史。

5. 间皮瘤倾向于局部侵犯，而不是远处转移。在症状出现时，首先以远处转移为表现的少见。但在后期，远处转移并不少见。除非经过根治性手术，病情会呈持续性进展。

6. 如果胸腔积液细胞学或胸膜活检多次检查阴性，需要进一步检查，如B超或CT引导下行胸膜活检或胸腔镜检查。

7. 对于任何原因不明的胸腔积液，均需要CT检查。CT检查对于了解胸膜情况以及肺、纵隔和心包的病变均有重要价值。

8. 间皮瘤的诊断需要临床、影像学、病理学和免疫组织化学等多种手段的综合应用。根据经验，使用电镜做超微结构的检查对间皮瘤与腺癌的鉴别诊断很有帮助。

第四节　自发性气胸

气体进入胸膜腔，造成积气状态，称为气胸（pneumothorax）。一般是由于脏层胸膜破裂，空气通过破裂孔进入胸膜腔，从而使胸腔内压力升高，常致负压变成正压，导致肺脏压缩，静脉回心血流受阻，可产生不同程度的肺、心功能障碍。临床上以自发性气胸最多见，主要表现有突然胸痛，胸部憋闷和气急。严重者可出现焦躁不安，极度呼吸困难、发绀，甚至意识障碍和休克。

一、诊断

（一）症状与体征

1. 症状　典型症状为突发性胸痛，继之有胸闷和呼吸困难，并可有刺激性咳嗽。这种胸痛常为针刺样或刀割样，持续时间很短暂。刺激性干咳因气体刺激胸膜所致。大多数起病急骤，气胸量大或伴肺部原有病变者，则气促明显。部分患者在气胸发生前有剧烈咳嗽、用力屏气大便或提重物等的诱因，但不少患者在正常活动或安静休息时发病。年轻健康人的少量气胸很少有不适，有时患者仅在体格检查或常规胸部透视时才被发现；而有肺气肿的老年人，即使肺压缩不到10%，亦可产生明显的呼吸困难。张力性气胸患者常表现精神高度紧张、恐惧、烦躁不安、气促、窒息感、发绀、出汗，并有脉搏细弱而快、血压下降、皮肤湿冷等休克状态，甚至出现意识不清、昏迷，若不及时抢救，往往引起死亡。

气胸患者一般无发热，白细胞数升高或血沉增快，若有这些表现，常提示原有的肺部感染（结核性或化脓性）活动或发生并发症（如渗出性胸膜炎或脓胸）。

2. 体征　典型的体征可见患侧胸廓饱满，呼吸运动减弱，气管及心尖冲动向健侧移位，肋间隙增宽，叩诊鼓音，语颤及呼吸音减弱或消失。右侧气胸时肝浊音界下降，左侧气胸时心浊音界叩诊不清。如为液气胸，可有积液体征。

（二）辅助检查

1. X线检查　为诊断气胸最可靠的方法。可显示肺压缩的程度，肺部情况，有无胸膜粘连、胸腔积液以及纵隔移位等。典型X线表现为外凸弧形的细线条形阴影，系肺组织和胸膜腔内气体的交界线，线内为压缩的肺组织，线外见不到肺纹理，透亮度明显增加。气胸延及下部，则肋膈角显示锐利。少量气体往往局限于肺尖部，常被骨骼掩盖。深呼气时，使萎缩的肺更为缩小，密度增高，与外带积气区呈更鲜明对比，从而显示气胸带。局限性气胸在后前位X线检查时易遗漏，透视下转动体位方能见到气胸。大量气胸时，则见肺被压缩聚集在肺门区呈圆球形阴影。若肺内有病变或胸膜粘连时，则呈分叶状或不规则阴影。大量气胸或张力性气胸显示纵隔和心脏移向健侧。气胸并发胸腔积液时，则具液-气面。若围绕心缘旁有透光带，应考虑有纵隔气肿。胸部X线片，大致可计算气胸后肺脏受压萎陷的程度，这对临床处理有一定的意义。

2. CT检查　表现为胸膜腔内出现极低密度的气体影，伴有肺组织不同程度的压缩改变。一般应在低窗位的肺窗条件下观察，含极少量气体的气胸和主要位于前中胸膜腔的局限性气胸，X线片上可漏诊，而CT上则无影像重叠的缺点，诊断非常容易。多数学者认为，对创伤患者，尤其是进行机械呼吸器通气者，做CT扫描时，应对上腹部、下胸部的CT图像进行肺窗观察，以便发现隐匿型少量气胸。CT还可鉴别位于纵隔旁的气胸与纵隔气肿以及肺气囊，对有广泛皮下气肿存在的患者，CT检查常可发现X线片隐匿性的气胸存在。

3. 胸膜腔内气体成分压力的测定　有助于鉴别破裂口是否闭合。通常抽出胸膜腔内气体做分析，若$PO_2>6.67kPa$（50mmHg），$PCO_2<5.33kPa$（40mmHg），应怀疑有持续存在的支气管胸膜瘘；反之，$PO_2<5.33kPa$（40mmHg）及$PCO_2>6kPa$（45mmHg），则提示支气管胸膜瘘大致已愈合。

4. 胸腔镜检查　是诊治胸膜疾病的重要手段。为寻找自发性气胸的病因，指导选择合理的治疗方法，以胸腔镜检最为理想。

5. 胸膜造影　　是将造影剂注入胸膜腔，在X线下观察胸膜内解剖结构关系和相应肺脏病变部位的一项特殊诊断技术，有助于对胸膜病变的诊断和鉴别诊断。

（三）诊断要点

1. 突然发生的呼吸困难、胸痛和刺激性咳嗽，体征可有叩诊鼓音，呼吸音明显减弱或消失。

2. 胸部X线检查显示胸腔积气、肺萎陷。

3. 排除医源性、创伤性及机械通气所致的肺实质和脏层胸膜破裂。

符合以上3项者可以诊断自发性气胸。根据临床症状、体征及影像学表现，气胸的诊断通常并不困难。X线或CT显示气胸是确诊的依据，若病情十分危重无法搬动做X线检查时，应当机立断在患侧胸部体征最明显处试验穿刺，如抽出气体，可证实气胸的诊断。

（四）鉴别诊断

1. 支气管哮喘与阻塞性肺气肿　　两者均有不同程度的气促及呼吸困难，体征亦与自发性气胸相似，但支气管哮喘常有反复哮喘发作史，阻塞性肺气肿的呼吸困难多呈长期缓慢性进行性加重。当哮喘及肺气肿患者突发严重呼吸困难、冷汗、烦躁时，支气管舒张药、抗感染药物等治疗效果不好，且症状加剧，应考虑并发气胸的可能，X线检查有助于鉴别。

2. 急性心肌梗死　　患者亦有突然胸痛、胸闷甚至呼吸困难、休克等临床表现，但常有高血压、动脉粥样硬化、冠状动脉样硬化性心脏病史。体征、心电图、X线检查、血清酶学检查有助于诊断。

3. 肺血栓栓塞症　　大面积肺栓塞也可突发起病，呼吸困难、胸痛、烦躁不安、惊恐甚至濒死感，临床上酷似自发性气胸。但患者可有咳血、低热和晕厥，并常有下肢或盆腔血栓性静脉炎、骨折、脑卒中、心房颤动等病史，或发生于长期卧床的老年患者。体检、胸部X线检查可鉴别。

4. 肺大疱　　位于肺周边的肺大疱，尤其是巨型肺大疱易被误认为气胸。肺大疱通常起病缓慢，呼吸困难并不严重，而气胸症状多突然发生。影像学上肺大疱气腔呈圆形或卵圆形，疱内有细小的条纹理，为肺小叶或血管的残遗物。肺大疱向周围膨胀，将肺压向肺尖区、肋膈角及心膈角。而胸则呈胸外侧的透光带，其中无肺纹理可见。从不同角度进行胸部透视，可见肺大疱为圆形透光区，在大疱的边缘看不到发丝状气胸线，肺大疱内压与大气压相仿，抽气后大疱容积无明显改变。如误对肺大疱抽气测压，极易引起气胸，需认真鉴别。

5. 其他　　消化性溃疡穿孔、胸膜炎、肺癌、膈疝等，偶可有急性胸痛、上腹痛及气促等，亦应注意与自发性气胸鉴别。

二、治疗

自发性气胸的治疗目的是促进患侧肺复张、消除病因及减少复发。治疗具体措施有非手术治疗、胸腔减压、经胸腔镜手术或开胸手术等。应根据气胸的类型与病因、发生频次、肺压缩程度、病情状态及有无并发症等适当选择。部分轻症者可经非手术治疗治愈，但多数需做胸腔减压以助患肺复张，少数患者（10%～20%）需手术治疗。

影响肺复张的因素包括患者年龄、基础肺疾病、气胸类型、肺萎陷时间长短以及治疗措施等。老年人肺复张时间通常较长；交通性气胸较闭合性气胸需时长；有基础肺疾病、肺萎陷时间长者肺复张时间亦长；单纯卧床休息肺复张时间，显然较胸闭式引流或胸腔穿刺抽气为长。有支气管胸膜瘘、脏层胸膜增厚、支气管阻塞者，均可妨碍肺复张，并易导致慢性持续性气胸。

（一）非手术治疗

主要适用于稳定型小量气胸，首次发生的症状较轻的闭合性气胸。应严格卧床休息，酌情给予镇静、镇痛等药物。由于胸腔内气体分压和肺毛细血管内气体分压存在压力差，每日可自行吸收胸腔内气体容积（胸部X线片的气胸面积）的1.25%～1.8%。高浓度吸氧可加快胸腔内气体的吸收。非手术治疗需密切监测病情改变，尤其在气胸发生后24～48小时。如患者年龄偏大并有肺基础疾病如肺气肿，其胸膜破裂口愈合慢，呼吸困难等症状严重，即使气胸量较小，原则上亦不主张采取非手术治疗。

此外，不可忽视肺基础疾病的治疗。如明确因肺结核并发气胸，应给予抗结核药物，由肺部肿瘤所致气胸者，可先做胸腔闭式引流，待明确肿瘤的病理学类型及有无转移等情况后，再进一步做针对性治疗。慢性阻塞性肺疾病（chronic obstructive pulmonary disease，COPD）并发气胸者应注意积极控制肺部感染，解除气管痉挛等。

（二）手术治疗

1. 胸腔穿刺抽气   适用于小量气胸、呼吸困难较轻、心肺功能尚好的闭合性气胸患者。抽气可加速肺复张，迅速缓解症状。通常选择患侧胸部锁骨中线第2肋间为穿刺点，局限性气胸则要选择相应的穿刺部位。皮肤消毒后用气胸针或细导管直接穿刺入胸腔，随后连接于50ml或100ml注射器或气胸机抽气并测压，直到患者呼吸困难缓解为止。一次抽气量不宜超过1000ml，每日或隔日抽气1次。张力性气胸病情危急，应迅速解除胸腔内正压以避免发生严重的并发症，紧急时亦需立即胸腔穿刺排气，无其他抽气设备时，为了抢救患者生命，可用粗针头迅速刺入胸膜腔以达到暂时减压的目的。亦可用粗注射针头，在其尾部扎上橡皮指套，指套末端剪一小裂缝，插入胸腔进行临时排气，高压气体从小裂缝排出，待胸腔内压减至负压时套囊即塌陷，小裂缝关闭，外界空气即不能进入胸膜腔。

2. 胸腔闭式引流   适用于不稳定型气胸、呼吸困难明显、肺压缩程度较重、交通性或张力性气胸、反复发生气胸的患者。无论其气胸容量多少，均应尽早行胸腔闭式引流。插管部位一般多取锁骨中线外侧第2肋间或腋前线第4～5肋间，如为局限性气胸或需引流胸腔积液，则应根据胸部X线片或在X线透视下选择适当部位进行插管排气引流。插管前，在选定部位先用气胸箱测压以了解气胸的类型，然后在局部麻醉下沿肋骨上缘平行做1.5～2cm皮肤切口，用套管针穿刺进入胸膜腔，拔去针芯，通过套管将灭菌胶管插入胸腔。亦可在切开皮肤后，经钝性分离肋间组织达胸膜，再穿破胸膜将导管直接送入胸膜腔。一般选用胸腔引流专用的硅胶管，或外科胸腔引流管。16～22F导管适用于大多数患者，如有支气管胸膜瘘或机械通气的患者，应选择24～28F大导管。导管固定后，另一端可连接Heimlich单向活瓣，或置于水封瓶的水面下1～2cm，使胸膜腔内压力保持在0.098～0.196kPa（1～2cm H_2O）以下，插管成功则导管持续逸出气泡，呼吸困难迅速缓解，压缩的肺可在几小时至数日内复张。对肺压缩严重、时间较长的患者，插管后应夹住引流管分次引流，避免胸腔内压力骤降产生肺复张后肺水肿。如未见气泡溢出，1～2日，气急症状消失，可夹管24～48小时，复查胸部X线片，肺全部复张后可以拔除导管。有时虽未见气泡溢出，但患者症状缓解不明显，应考虑为导管不通畅或部分滑出胸膜腔，需及时更换导管或做其他处理。

原发性自发性气胸经导管引流后，即可使肺完全复张。继发性者常因气胸分隔，单导管引流效果不佳，有时需在患侧胸腔插入多根导管。两侧同时发生气胸者，可在双侧胸腔插管引流。若经水封瓶引流后未能使胸膜破口愈合，肺仍不能复张，可在引流管加用负压吸引装置。常用低负压可调节吸引机，如吸引机形成负压过大，可用调压瓶调节，一般负压为-0.981～1.96kPa（-10～-20cm H_2O），如果负压超过设置值，则空气由压力调节管进入调压瓶，因此胸腔所承受的吸引负压不会超过设置值，可避免过大的负压吸引对肺的损伤。

闭式负压吸引宜连续开动吸引机，如经12小时后肺仍未复张，应查找原因。如无气泡冒出，表示肺已复张、停止负压吸引，观察2～3日，经X线透视或胸部X线片证实气胸未再复发后，即可拔除引流管，用凡士林纱布覆盖手术切口。

水封瓶应放在低于患者胸部的地方（如患者床下），以免瓶内的水反流进入胸腔。应用各式插管引流排气过程中，应注意严格消毒，防止发生感染。

3. 化学性胸膜固定术　由于气胸复发率高，为了预防复发，可胸腔内注入硬化剂，产生无菌性胸膜炎症，使脏层和壁层胸膜粘连，从而消灭胸膜腔间隙。主要适用于拒绝手术的下列患者：①持续性或复发性气胸；②双侧气胸；③并发肺大疱；④肺功能不全，不能耐受手术。

4. 并发症的处理

（1）持续性和复发性气胸：1/3的自发性气胸2～3年常有复发，发作频繁或3周以上持续不愈合者可行胸膜粘连术。在局麻下经胸腔镜将滑石粉混悬液等注入胸膜内，再让患者多方转动体位让胸膜充分粘连胸腔闭锁。也可用硝酸银稀释液喷涂裂口，或用四环素、短小棒状杆菌菌苗等黏着剂经闭式引流管注入实行胸腔粘连术。

（2）脓气胸：多由金黄色葡萄球菌、肺炎杆菌、铜绿假单胞菌及厌氧菌引起的肺炎、肺脓肿而并发脓气胸。除应用有效、足量的抗生素外，因多有胸膜支气管瘘形成故应酌情行外科治疗。

（3）血气胸：小量出血者经胸腔闭式引流肺复张后出血可自行停止和吸收；大量出血时应积极手术止血并及时适量输血以防失血性休克的发生。

（4）纵隔气肿和皮下气肿：经胸腔闭式引流可随气胸好转、胸膜腔内压力减低而逐渐缓解和自行吸收。吸入高浓度氧气以加大纵隔内氧浓度，利于气体的消散。纵隔气肿张力过高而影响呼吸和循环时，可作胸骨上窝穿刺或切开排气。

三、病情观察

诊断不明确者，应建议行胸部X线片检查，以明确诊断。

诊断明确者，应密切注意观察患者胸痛、胸闷和呼吸困难的程度、持续时间，决定暂不抽气的，应注意患者临床征象的变化。如行抽气治疗，应密切注意治疗的效果，患者的症状是否缓解，如剧烈胸痛持续存在，患者有心动过速、气急不缓解，提示有血气胸可能，必须立即行胸腔闭式引流，进行生命体征监护，以便及时调整治疗用药。

四、病历记录

1. 门急诊病历　记录患者胸闷、气急、胸痛的时间和程度；本次发作的诱发因素；是否伴有呼吸困难等。既往史中记录有无慢性胸、肺疾病史等；有无气胸病史，如有，记录过去诊断和治疗情况。体检记录患者血压，是否有患侧胸廓饱满、肋间隙增宽、运动减弱、叩诊鼓音、呼吸音及语颤减弱或消失等体征。有无大汗、发绀、不能平卧等张力性气胸的表现。辅助检查记录胸部X线片或胸透结果，必要时记录血红蛋白的检测结果。

2. 住院病历　记录患者对吸氧、抽气等治疗的反应，临床症状是否缓解；需行胸腔闭式引流的，应记录与患者及家属的谈话过程，并请家属签署知情同意书。如有血气胸可能，须密切观察记录患者的血压、心率、血红蛋白的变化及采用相应治疗措施后的治疗效果。

五、注意事项

（一）医患沟通

本病大多急性起病，若平素体健、年轻，患者可无症状；若年龄大且肺部有基础疾病时则病情较重，且有焦虑不安甚至濒死感，应耐心向患者解释清楚，消除其顾虑，并积极、有效处理。张力性气胸有时可出现皮下气肿，应给予积极治疗，有时可产生持续漏气，此时若病情无恶化，则可继续观察，并做好家属及患者思想工作。部分张力性气胸的处理较为困难，尤其是合并肺部感染时，大多预后不良，须及时与患者家属沟通。

（二）经验指导

1. 本病可有不同程度的胸闷、呼吸困难表现，其程度与患者原有的肺功能状况、气胸类型、肺被压缩的面积以及气胸发生的速度快慢有关。基础肺功能较差的患者，即使肺被压缩面积在10%~20%，亦可见明显呼吸困难，甚至发生呼吸衰竭死亡。而慢性气胸患者，由于通气／血流比例调整和代偿，患者逐渐适应，胸痛和呼吸困难可不明显。

2. 根据患者的临床症状、体征与X线表现，气胸的诊断一般并不难。需注意的是胸部X线片显示"气胸线"是确诊本病的依据。部分患者病情重，无床边摄片，则须在有经验的医师指导下行诊断性穿刺，亦可帮助明确诊断。

3. 临床上需注意隐匿性气胸的处理，因有时肺部存在粘连带，胸部X线片不能发现气胸的存在，CT可以明确诊断。

4. 确定治疗方案时，应考虑患者的气胸类型、程度、发生速度、症状、体征、胸部X线片的变化、胸膜腔内压力、有无胸腔积液及原有肺功能状态、首次发病抑或复发以及患者年龄、一般状况、有无呼吸循环功能不全等并发症确定治疗方案。

5. 一般自发性气胸经抽气等非手术治疗，1~2周即可好转，若时间超过1周，且肺压缩明显，可行胸腔闭式引流，必要时负压吸引，但必须注意负压吸引装置的正确连接。若患者存在持续漏气，则须转外科手术治疗。当考虑有张力性气胸时，应紧急处理，予以胸腔抽气且置管引流，必要时请外科置大号管引流。

6. 一部分患者经过排气后，出现胸闷、气急加重，咳嗽明显，提示有复张后肺水肿，应积极处理，可给予高流量吸氧、糖皮质激素、利尿药等治疗，临床上给予患者排气治疗时一般宜缓慢排气，每次排气量一般不宜超过1000ml，以避免此种情况发生。

第三章　心脏疾病

第一节　动脉导管未闭

一、概述

动脉导管未闭是指存在于主动脉与肺动脉之间的先天性异常通道，位置在左锁骨下动脉远侧的降主动脉峡部和左肺动脉根部之间。导管外径粗细和长度不一，外径大多10mm左右，长度6~10mm。外形可为管状或漏斗状，短粗者为窗状。

二、病因和病机

胎儿期动脉导管发育异常而出生后未能自行闭合。正常主动脉压力超过肺动脉压，由于未闭动脉导管的存在，血液从主动脉持续流向肺动脉，形成左向右分流。分流量大小取决于导管直径和主动脉、肺动脉之间的压力阶差和导管粗细。为维持全身血液循环，左心容量负荷加重，导致左心室肥大、肺充血，甚至左心衰竭。肺小动脉承受大量分流血液后发生反应性痉挛，长期痉挛会导致管壁增厚和纤维化，导致肺动脉压力持续升高，若接近或超过主动脉压力，则左向右分流消失，甚至逆转为右向左分流，病人发绀，导致Eisenmenger综合征，最终可导致肺动脉高压和右心衰竭。

三、临床表现

（一）症状

1. 导管细、分流量小者，多无自觉症状，常在体检时发现。

2. 导管细、分流量大者，可出现气促、咳嗽、乏力、多汗、心悸等症状，因肺充血而易患感冒或呼吸道感染，早产儿病人易致呼吸窘迫症。

3. 若肺血管发生器质性变化并出现双向分流时，病人轻度活动即可发生左心衰竭而致死。

（二）体征

1. 心脏　在胸骨左缘第2肋间可闻及粗糙响亮的连续性机器样杂音，杂音占据整个收缩期和舒张期，向颈部或背部传导，局部常可触及震颤；肺动脉高压明显者可闻及收缩期杂音，肺动脉瓣区第二音亢进；分流量大者，可闻及心尖部柔和的舒张中期隆降样杂音。

2. 周围血管　脉压增大，颈动脉搏动加强，四肢动脉搏动处可触及水冲脉、闻及枪击音，但会随着肺动脉压力的增高和分流量的下降而不明显，甚至消失。

四、诊断

（一）心电图检查

轻者可无明显异常变化，典型表现示电轴左偏、左心室高电压或左心室肥大。肺动脉高压明显者，示左、右心室均肥大。晚期则以右心室肥大为主，并有心肌损害表现。

（二）胸部X线检查

肺血管增粗，左室或左右室增大，肺动脉段增粗，主动脉结增宽。

（三）超声心动图检查

左心房、左心室增大，肺动脉增宽；如存在肺动脉高压，右心室亦可增大，在主动脉与肺动脉分叉之间可见异常的管道交通；彩色多普勒显示降主动脉至肺动脉的高速双期分流；连续多普勒可测得双期连续高速血流谱。

（四）升主动脉造影检查

左侧位连续摄片示升主动脉和主动脉弓部增宽，峡部内缘突出，造影剂经此处分流入肺动脉内，并显示出导管的外径、内径和长度。

许多从左向右分流心内畸形在胸骨左缘可听到同样的连续性机器样杂音或接近连续的双期心杂音，难以辨识。

（五）在建立动脉导管未闭诊断进行治疗前必须予以鉴别

1. 主-肺动脉间隔缺损。
2. 主动脉窦瘤破裂。
3. 冠状动脉静脉瘘。
4. 室间隔缺损合并主动脉瓣关闭不全。

五、常见并发症

1. 高血压　手术结扎导管后导致体循环血流量突然增大，术后可出现高血压，甚至持续状态而导致高血压危象，所以术后应密切监测血压变化。

2. 喉返神经麻痹　左侧喉返神经自迷走神经分出后，紧绕导管下缘，向后沿食管、气管沟上行，手术中极易误伤。术后应密切观察患者发音情况。

六、治疗原则

主要为手术治疗。早产儿、婴幼儿反复发生肺炎、呼吸窘迫、心力衰竭或喂养困难者应及时手术治疗。无明显症状者，多主张于学龄前择期手术。近年来，也有人主张更早期手术。但并发 Eisenmenger 综合征者禁忌手术。

手术方式包括：

1. 动脉导管结扎或钳闭术
2. 动脉导管切断缝合术。
3. 内口缝合法。
4. 导管封堵术。

七、护理评估

1. 按中医整体观念，运用望、闻、问、切的方法评估病证、舌象、脉象及情志状态。
2. 评估患者局部和全身症状以及既往病史和生活史。
3. 了解病人家庭情况。

八、一般护理

1. 按外科及本系统疾病一般护理常规执行。行体外循环者按体外循环护理常规护理。
2. 保持病室环境安静、整洁、舒适、温度适宜。
3. 适量休息，保证病人充足睡眠。
4. 少食多餐，鼓励多进蔬菜水果。术前成人禁食8～12小时，儿童禁食4～6小时。

（5）病情观察

1）注意血压变化，＞16kPa（120mmHg）的患者给予扩血管药物，并积极控制血压。术后通常有心率增快表现。脉搏超过160次／分，注意容量的补充及给予少量镇痛药物。

2）发现代谢性酸中毒注意容量的补充及给予小剂量碳酸氢钠。

3）密切观察体温、脉搏、呼吸、血压、胸腔引流液的性状与量，并做好记录。如有血压下降、心率增快、呼吸急促、引流量多者，提示有内出血的可能。

4）尽早脱离呼吸机辅助，注意肺部并发症，儿童尤其是幼儿易发生肺部感染或肺不张等，应加强呼吸道护理，保持呼吸道通畅，协助咳嗽排痰，给予药物雾化吸入，定期叩背，鼓励咳嗽。动脉导管切断缝合术后早期，应避免用力咳嗽，必要时可予以镇咳剂口服。伴肺动脉高压者，要密切观察呼吸，合理应用抗生素，预防呼吸道感染及呼吸衰竭。

5）观察有无喉返神经损伤症状出现，发现声音嘶哑或饮食呛咳等，应立即报告给医生。

九、健康教育

1. 向病人讲解疾病的相关知识。
2. 适当地活动，可促进先天性心脏病患儿的康复。术后3个月不可过度运动。
3. 保持室内清洁卫生，避免到公共场所游玩，预防感冒，防止呼吸道感染。
4. 保持情绪稳定，避免过喜过悲。
5. 按医嘱继续服药。
6. 遵医嘱定期复查，如有不适及时就诊。

第二节　房间隔缺损

一、概述

房间隔缺损（atrial septal defect）系指因左、右心房之间的间隔因先天性发育不全、遗留缺损而导致的存在于两心房之间的异常通路。

二、病因和病机

房间隔缺损是由于胎儿期两心房之间的间隔发育异常所致。近年来认为引起胎儿心脏发育畸形的主要原因与胎儿发育的宫内环境因素、母体情况和遗传基因有关。

三、临床表现

（一）症状

1. 原发孔缺损症状　主要为轻度劳动后气急、心悸或反复呼吸道感染等；也有病人症状出现早而重，常发生在婴儿和儿童期，病程进展也较快，早期就出现明显的心脏扩大和重的肺部充血等现象。

2. 继发孔缺损症状　在儿童期多无明显症状，一般到青年期症状才开始表现.包括劳力性气促、心悸、乏力、心房颤动，肺循环血量增多时易发生右心衰竭和呼吸道感染。

（二）体征

1. 右心室明显肥大，左侧前胸廓略膨隆。可触及心搏增强、少数可触及震颤。
2. 肺动脉瓣区，即胸骨左缘第2~3肋间可闻及Ⅱ~Ⅲ级吹风样收缩期杂音，伴第二音亢进和分裂。分流量大者心尖部可闻及柔和的舒张期杂音。肺动脉高压者，肺动脉区收缩期杂音减轻，第二音更加亢进和分裂。原发孔缺损伴二尖裂缺者，可闻及心尖部Ⅱ~Ⅲ级收缩期杂音。
3. 可出现发绀、杵状指（趾）、多发生于由右向左分流者。

四、诊断

1. 心电图检查　原发孔缺损者电轴左偏，PR间期延长，可有左心室高电压、肥大继发孔缺损者电轴右偏，呈不完全性或完全性右束支传导阻滞，右心室肥大、P波高大。

2. 胸部X射线检查　可见右心增大，肺动脉圆锥突出，主动脉弓缩小，呈典型梨状原发孔缺损可见左心室扩大，肺门血管影增粗。

3. 超声心动图检查　继发孔缺损者显示右心房、室增大，原发孔缺损可见右心和左心扩大，二尖瓣裂缺及其所致的二尖瓣反流。

五、常见并发症

1. 急性左心衰竭　加强观察，当病人表现为呼吸困难、发绀和咯泡沫痰时，应警惕急性肺水肿，需及时报告医师。遵医嘱及时应用吗啡、强心剂、利尿剂、血管扩张剂，并吸出气管内分泌物。

2. 肺功能不全　应用呼吸机辅助呼吸的病人，若血气分析结果仍表现为肺通气或弥散功能异常，或不能脱离呼吸机者，即为呼吸功能不全，应继续采用呼吸机治疗，并根据血气分析结果，协助调整各项参数或采用呼气末正压通气（positive end expiratory pressure，PEEP），同时加强呼吸道管理。

六、治疗原则

以手术治疗为主。无症状但有右心房室扩大者应手术治疗。房间隔缺损合并肺动脉高压者应尽早手术。Eisenmenger综合征则是手术禁忌证。

手术方法是在体外循环下切开右心房，直接缝合或修补缺损；近年来开展的导管伞封堵术无须开胸，具有创伤小，术后恢复快的特点，但费用较高。

七、护理评估

1. 按中医整体观念，运用望、闻、问、切的方法评估病证、舌象、脉象及情志状态。

2. 评估患者局部和全身症状以及既往病史和生活史。

3. 心理和社会支持状况，如病人对疾病的认知程度；有无心理问题；病人家属对病人的关心程度、支持力度、家庭经济承受能力等。

八、一般护理

1. 按外科及本系统疾病一般护理常规执行。

2. 保持病室环境干净、舒适、整洁、安静、温湿度适宜。

3. 卧床休息　嘱病人减少活动量，密切观察其有无心力衰竭、感冒或肺部感染等症状。

4. 加强呼吸道护理

（1）术前：吸氧，以提高肺内氧分压，利于肺血管扩张、增加肺的弥散功能，纠正缺氧。

（2）术后：

1）充分给氧，特别是吸痰前后应增加给氧浓度，以维持充分的氧合状态，防止低氧血症对各主要器官的损害，又能降低肺动脉压。

2）吸痰动作轻柔敏捷，每次吸痰时间小于15秒，以免缺氧。

5. 术后应24小时持续监测心律变化，出现心率过缓或过速、室性期前收缩、房室传导阻滞等应及时通知医师处理。

九、健康教育

1. 向病人讲解疾病的相关知识。

2. 术后2周应多休息，预防感染，尽量回避人员聚集的场所，适当的活动，避免做跑跳和过于剧烈的运动，防止造成心脏的负担。

3. 适当补充营养，宜食有营养易消化的饮食，如面片、馄饨、稀饭，以保证充足的蛋白质和维生素的摄入，如瘦肉、鱼、鸡蛋、水果、各种蔬菜，但不要暴饮暴食，宜少量多餐，根据医生要求合理控制出入量。

4. 用药期间遵医嘱应定期到医院检查，观察药物的疗效和毒性、不良反应等，并在医师的指导下根据情况调整用药剂量或停药、换药。

5. 日常生活中要注意口腔卫生，牙齿的护理是手术后预防感染性心内膜炎的重要手段。应每半年检查1次，手术后3～6个月不适合治疗牙齿。

第三节　室间隔缺损

一、概述

室间隔缺损（ventricular septal defect）是指室间隔在胎儿期因发育不全，在左右心室之间形成的异常交通。室间隔缺损引起血液自左向右分流，导致血流动力异常。

二、病因和病机

室间隔缺损是由于胎儿期两心室之间的间隔发育异常而导致。近年来研究认为其主要原因与胎儿发育的宫内环境因素、母体情况和遗传基因有关。根据缺损的解剖位置不同，通常分为膜部缺损、漏斗部缺损和肌部缺损三大类。其中以膜部缺损最常见，肌部缺损最少见。绝大多数是单个缺损，偶见多个缺损。室间隔缺损时，左心室血液向右分流，分流量取决于两侧心室间的压力阶差、缺损大小和肺血管阻力。肺动脉压力随右心负荷增大而逐渐增高。早期肺小动脉痉挛，管壁内膜和中层增厚，阻力增加，导致梗阻性肺动脉高压，左至右分流明显减少，后期出现右向左分流，导致 Eisenmenger综合征。

三、临床表现

缺损小者无症状，缺损大者在出生2～3个月后即开始出现症状。

（一）症状

1. 胎儿期可反复发生呼吸道感染，甚至左心衰竭，但随着生长发育，缺损逐渐缩小，症状亦逐渐减轻；2岁后症状好转，但常见劳累后气促、心悸。

2. 进行性阻塞性肺动脉高压者，幼年即可出现右心衰竭。

（二）体征

1. 心前区轻度隆起。

2. 胸骨左缘第2～4肋间能扪及收缩期震颤，并闻及Ⅲ级以上粗糙响亮的全收缩期杂音。高位漏斗部缺损者，杂音和震颤位于第2肋间。听诊肺动脉区第二音明显亢进；分流量大者心尖部可闻及柔和的功能性舒张中期杂音；肺动脉高压导致分流量减少者，收缩期杂音逐渐减轻，甚至消失，而肺动脉瓣区第二音亢进分裂明显，并可伴随肺动脉瓣关闭不全的舒张期杂音。

3. 发育迟缓和不良。

四、诊断

1. 心电图检查　缺损小者心电图正常或电轴左偏；缺损大者左心室高电压、肥大或左右心室均肥大。重度肺动脉高压时，显示双心室肥大、右心室肥大或伴劳损。

2. 胸部X线检查　中度以上缺损时，心影轻度到中度扩大，左心缘向左下延长，肺动脉段突出，肺纹理增多提示因左向右分流使肺血流量增多。重度梗阻性肺动脉高压时，肺门血管影明显增粗，肺外周纹理减少，甚至肺血管影呈残根征。

3. 超声心动图检查　示左心房、左心室内径增大。二维超声可明确缺损大小和部位。多普勒超声证实有左心室向右心室的分流。

五、常见并发症

1. 急性左心衰竭　加强观察，当病人表现为呼吸困难、发绀和咯泡沫痰时，应警惕急性肺水肿，需及时报告医师。遵医嘱及时应用吗啡、强心剂、利尿剂、血管扩张剂，并吸出气管内分泌物。

2. 肺功能不全　应用呼吸机辅助呼吸的病人，若血气分析结果仍表现为肺通气或弥散功能异常，或不能脱离呼吸机者，即为呼吸功能不全，应继续采用呼吸机治疗，并根据血气分析结果和医嘱，协助调整各项参数或采用PEEP，同时加强呼吸道管理。

六、治疗原则

1. 缺损小，无血流动力学改变者，可暂观察。部分病例可自行闭合。

2. 缺损大、分流量大于50%或伴肺动脉高压的婴儿，应早期在低温体外循环下行心内直视修补术。

3. 严重肺动脉高压、由右向左逆向分流者，即Eisenmenger综合征者禁手术。

七、护理评估

1. 按中医整体观念，运用望、闻、问、切的方法评估病证、舌象、脉象及情志状态。

2. 评估患者局部和全身症状以及既往病史和生活史。

3. 观察患者意识、瞳孔、生命体征及神经系体征变化。

4. 了解病人家庭情况。

八、一般护理

1. 按外科及本系统疾病一般护理常规执行。

2. 保持病室环境干净、舒适、整洁、安静、温湿度适宜。

3. 卧床休息　嘱病人减少活动量，密切观察其有无心力衰竭、感冒或肺部感染等症状。

4. 加强呼吸道护理

（1）术前：吸氧，以提高肺内氧分压，利于肺血管扩张、增加肺的弥散功能，纠正缺氧。

（2）术后：

1）充分给氧，特别是吸痰前后应增加给氧浓度，以维持充分的氧合状态，防止低氧血症对各主要器官的损害，又能降低肺动脉压。

2）吸痰动作轻柔敏捷，每次吸痰时间小于15秒，以免缺氧。

5. 术后应24小时持续监测心律变化，出现心率过缓或过速、室性期前收缩、房室传导阻滞等应及时通知医师处理。

九、健康教育

1. 向病人讲解疾病的相关知识。

2. 适当的活动，可促进先心病患儿的康复。不仅要积极配合医生的治疗，而且孩子出院后要注意心肺功能的恢复，避免做跑跳或过于剧烈的运动，防止造成心脏的负担。

3. 适当补充营养，宜食有营养、易消化的饮食，如面片、馄饨、稀饭，以保证充足的蛋白质和维生素的摄入，如瘦肉、鱼、鸡蛋、水果、各种蔬菜，但不要暴饮暴食，宜少量多餐，根据医生要求合理控制饮食的出入量。

4. 按医嘱准确服药，定期检查，观察药物的疗效和毒副反应等，并在医师的指导下根据情况调整用药剂量或换药、停药。

5. 术后注意增强患儿的机体抵抗力，预防上呼吸道感染。注意房间的清洁、定时通风。尽量避免去人多的公共场所，避免与感冒的人群接触，避开吸烟区。

6. 定期复查，一般3个月或半年左右复查一次即可。

第四节　法洛四联症

一、概述

法洛四联症（tetralogy of Fallot）是包括肺动脉狭窄、室间隔缺损、主动脉骑跨和右心室肥厚在内的联合心脏畸形，是常见的复杂的发绀型先天性心脏病。

二、病因和病机

由于胎儿期心脏发育畸形所导致。近年来研究认为其主要原因与胎儿发育的宫内环境因素、母体情况和遗传基因有关。

三、临床表现

（一）症状

1. 发绀　由于动脉血氧饱和度降低，新生儿即可发绀，哭时更为显著，且随着年龄增大而逐年加重。

2. 气促和呼吸困难　患儿步行后可出现气促，喜爱蹲踞是特征性姿势，蹲踞时发绀和呼吸困难有所减轻。严重患儿常在活动后突然呼吸困难，发绀加重，出现缺氧性昏厥和抽搐，甚至死亡。

（二）体征

1. 多伴发育障碍，口唇、指（趾）甲床发绀，杵状指（趾）。

2. 胸前区心搏增强。

3. 胸骨左缘第2～4肋间能扪及震颤，并闻及Ⅱ～Ⅷ级喷射性收缩期杂音。

4. 肺动脉瓣区第二音减弱或消失，严重肺动脉狭窄者，杂音很轻或无杂音。

四、诊断

1. 实验室检查　白细胞计数和血红蛋白增高，且与发绀程度成正比，动脉血氧饱和度降低。

2. 心电图检查　右心室肥大，电轴右偏。

3. 胸部X线检查　心影正常或稍扩大，肺动脉段回陷，心尖变圆，呈靴状心。升主动脉增宽，肺血流量减少，肺血管纹理纤细。

4. 超声心动图检查　二维左心室长轴切面显示升主动脉内径增宽，骑跨于室间隔上方。室间隔的连续性中断，右心室增大，右心室流出道、肺动脉瓣或肺动脉主干狭窄。多普勒超声可见心室水平由右向左分流的血流信号。

5. 心导管检查　显示右心室压力等于或略高于主动脉压力，肺动脉压力低，有时导管可通过缺损进入左心室或升主动脉。

6. 右心造影术　能明确主动脉与肺动脉的位置关系，肺动脉狭窄的部位和程度，肺动脉分支和左心室发育情况。

五、常见并发症

低心排血量综合征病人由于术前肺血流量减少和左心室发育不全，术后易出现低心排血量综合征。

六、治疗原则

1. 矫治手术　低温体外循环下修补室间隔缺损，解除动脉狭窄。

2. 姑息手术　婴儿期严重缺氧，屡发呼吸道感染和昏厥者，可先行姑息手术，即锁骨下动脉-肺动脉吻合术或右心室流出道补片扩大术，以增加肺循环血流量，改善缺氧，等条件成熟后再作矫治手术。

七、护理评估

1. 按中医整体观念，运用望、闻、问、切的方法评估病证、舌象、脉象及情志状态。

2. 评估患者局部和全身症状以及既往病史和生活史。

3. 观察患者意识、呼吸、生命体征及神经系体征变化。

4. 了解病人家庭情况。

八、一般护理

1. 按外科及本系统疾病一般护理常规执行。

2. 保持病室环境干净、舒适、整洁、安静、温湿度适宜。

3. 休息　严格限制病人活动量，注意休息，减少急性缺氧性昏厥的发作。

4. 加强呼吸道管理

（1）术前：为避免病人严重缺氧，给予吸氧，氧流量每分钟4～6L，每日2～3次，每次20～30分钟。改善微循环，纠正组织严重缺氧，必要时遵医嘱输注改善微循环的药物，如低分子右旋糖酐等，并嘱病人适当多饮水。注意保暖，预防呼吸道感染。

（2）术后：给予呼吸机辅助呼吸，并充分供氧。及时吸痰以保持呼吸通畅，严防低氧血症的发生和二氧化碳潴留；吸痰时注意无菌操作，动作轻柔；注意观察痰液的颜色、性质、量以及唇色、胸起伏情况、甲床颜色、血氧饱和度、心率、血压等。

（3）拔除气管插管后，应延长吸氧时间3～5日。

5. 低心排血量综合征的预防和护理 低心排血量综合征表现为低血压、心率快、少尿、多汗、末梢循环差、四肢湿冷等。应密切观察其生命体征，外周循环及尿量等，遵医嘱给予强心、利尿药物，并注意保暖。

九、健康教育

1. 向病人讲解疾病的相关知识。

2. 适当的活动，可促进先心病患儿的康复。不仅要积极配合医生的治疗，而且孩子出院后要注意心肺功能的恢复，避免做跑跳或过于剧烈的运动，防止造成心脏的负担。

3. 适当补充营养，易食有营养、易消化的饮食，如面片、馄饨、稀饭，以保证充足的蛋白质和维生素的摄入，如瘦肉、鱼、鸡蛋、水果、各种蔬菜，但不要暴饮暴食，易少量多餐，根据医生要求合理控制饮食的出入量。

4. 按医嘱准确服药，定期检查，观察药物的疗效和毒性、不良反应等，并在医师的指导下根据情况调整用药剂量或换药、停药。

5. 术后注意增强患儿的机体抵抗力，预防上呼吸道感染。注意房间的清洁、定时通风。尽量避免去人多的公共场所，避免与感冒的人群接触，避开吸烟区。

6. 定期复查，一般3个月或半年左右复查一次即可。

第五节　二尖瓣狭窄

一、概述

二尖瓣狭窄（mitral stenosis）指二尖瓣膜受损害、瓣膜结构和功能异常所导致的瓣口狭窄。

二、病团和病机

二尖瓣狭窄主要是风湿热所致。女性发病率高于男性，儿童或青年时期发生风湿热后，往往在20～30岁之后才出现临床症状。

三、临床表现

取决于瓣口狭窄的程度和活动程度。

（一）症状

1. 病人表现为气促、咳嗽、咯血和发绀等。瓣口狭窄面积在2.5cm²左右者，静息时不出现症状；当瓣口面积小于1.5cm²时，病人即可出现症状。气促通常出现在活动时，其轻重程度与活动量大小密切相关。剧烈体力活动、情绪激动、呼吸道感染、妊娠、房颤等均可诱发阵发性气促、端坐呼吸或急性肺水肿。

2. 多见于活动、夜间入睡后或肺血加重时。10%～20%的病人出现咯血。常有心悸、乏力、心前区闷痛等表现。

（二）体征

1. 二尖瓣面容，面颊和口唇轻度发绀。

2. 并发房颤者，脉律不齐；右心室肥大者，心前区可扪及收缩期抬举样搏动；多数病人在心尖部能扪及舒张期震颤。心尖部可闻及第一心音亢进和舒张中期隆隆样杂音；在胸骨左缘第3、第4肋间常可闻及二尖瓣开瓣音；肺动脉区第二心音增强，轻度分裂；重度肺动脉高压伴动脉功能性关闭不全者，可闻及胸骨左缘第2、第3或第4肋间舒张早期高音调吹风样杂音，呼气未减弱，而吸气未增强。

3. 右心衰竭者可表现为肝大、腹腔积液、颈静脉怒张和踝部水肿等。

四、诊断

（一）心电图检查

轻度狭窄者心电图正常；中度以上狭窄者表现为电轴右偏、P波增宽、呈双峰或电压增高；肺动脉高压者可出现右束支传导阻滞或右心室肥大；病程长者常示房颤。

（二）X线检查

1. 胸部X线检查　轻度狭窄者无明显异常，而中度、重度狭窄者可见到左心房扩大。肺间质性水肿者表现为肺野下部的横向线条状阴影，称之为 Kerley线。长期肺淤血者可出现致密的粟粒形或网形阴影，是肺组织含铁血黄素沉着所致。

2. 食管吞钡检查　可见左房向后压迫食管，心影右缘出现左右心房重叠的双心房阴影，以及二尖瓣型心特征，即主动脉结缩小，肺动脉段隆出，左心房隆起，肺门区血管影纹增粗。

（三）超声心动图检查

1. M型超声心动图　表现为瓣叶活动受限，大瓣正常活动波形消失，代之以城墙垛样的长方波，大瓣与小瓣呈同向活动；左心房前后径增大。

2. 二维或切面超声心动图　可直接显示二尖瓣瓣叶增厚和变形、活动异常、瓣口狭窄、左心房增大。还可判断左心房内有无血栓、瓣膜有无钙化，并估算肺动脉压力增高的程度，排除左心房黏液瘤等情况。

五、常见并发症

1. 术后出血　若术后3～4小时内，心包、纵隔引流液呈鲜红色，量＞100ml／h，或有较多血细胞凝集块，伴血压下降、脉搏增快、躁动、出冷汗等低血容量表现，提示有活动性出血的可能，应立即通知医师处理。

2. 感染　遵医嘱应用抗菌药物预防感染。

3. 脑功能障碍　术后密切观察病人的意识、瞳孔、运动和感觉有无异常，若出现神志不清、烦躁和定位体征，提示脑功能障碍的可能，应及时通知医师处理。

六、治疗原则

（一）非手术治疗

无症状或心功能Ⅰ级者，不主张手术。应避免剧烈体力活动，注意休息、控制钠盐摄入和预防感染等，定期（6～12个月）复查；呼吸困难者应减少体力劳动，限制钠盐摄入，口服利尿剂，避免和控制诱发急性肺水肿的因素，如急性感染、贫血等。

（二）手术治疗

心功能Ⅱ级以上者均宜手术治疗。重度狭窄伴心衰、房颤者，术前应给予强心、利尿纠正电解质失衡等措施，待全身情况和心功能改善后再进行手术。常用手术方法如下。

1. 经皮穿刺球囊导管二尖瓣交界扩张分离术　适用于隔膜型二尖瓣狭窄，尤其是瓣叶活动好、无钙化、心尖部第一心音较脆，有开瓣音、无房颤以及左心房内无血栓者。

2. 闭式二尖瓣交界分离术　适用于单纯性二尖瓣狭窄，估计瓣膜无或少有钙化，发生不到半年，无血栓形成者。但约10％的病人在术后5年内因再度发生狭窄而需再次手术，故该手术目前已很少采用。

3. 直视分离术　需在体外循环下进行。若瓣膜重度纤维化、硬化、挛缩或钙化，病变严重，则需切除瓣膜，行人工瓣膜二尖瓣替换术。

七、护理评估

1. 按中医整体观念，运用望、闻、问、切的方法评估病证、舌象、脉象及情志状态。

2. 评估患者局部和全身症状以及既往病史和生活史。

3. 观察患者意识、呼吸、生命体征及神经系体征变化。

4. 了解病人家庭情况。

八、一般护理

1. 按外科及本系统疾病一般护理常规执行。

2. 保持病室环境干净、舒适、整洁、安静、温湿度适宜。

3. 改善缺氧和促进有效呼吸

（1）休息：减少活动量。

（2）吸氧：气促和呼吸困难者，提供吸氧，以改善缺氧情况。

（3）加强呼吸道护理：术后定时协助病人翻身、拍背，指导其咳嗽咳痰；对留有气管插管的病人，及时吸痰和湿化气道，以保持气道通畅。

4. 维持有效血容量和改善心功能

（1）密切观察血压、心率、尿量、外周循环和中心静脉压的变化，注意有无血容量不足的表现，一旦发生及时补足。

（2）控制心律失常：根据医嘱，提供控制心律失常的药物。

九、健康教育

1. 饮食结构合理，指导患者培养规律的排便习惯。

2. 根据心功能恢复情况逐步增加活动量，注意防寒保暖，避免呼吸道感染。

3. 家属应监测儿童症状，有无气促、发绀、呼吸困难、尿量减少，若发生任何异常情况，应及时就诊。

4. 服用洋地黄类强心药的病人应学会测脉搏；用利尿剂的应测量尿量。

第六节　二尖瓣关闭不全

一、概述

二尖瓣关闭不全指二尖瓣膜受损害、瓣瓣膜构和功能异常导致的瓣口关闭不全。

二、病因和病机

主要由于风湿性炎症累及二尖瓣所致，半数以上的二尖瓣关闭不全病人常合并二尖瓣狭窄，病因包括：

1. 风湿热所致的心脏瓣膜病。

2. 感染性心内膜炎所致二尖瓣叶赘生物或穿孔。

3. 各种原因所致的腱索断裂／乳头肌功能不全或二尖瓣脱垂等。

三、临床表现

病变轻，心脏功能代偿良好者可无明显症状；但病人一旦出现临床症状，病情可在短时间内迅速恶化。

（一）症状

1. 气促　病变重、病程长者出现心悸、乏力和劳累后气促等。

2. 急性肺水肿和咯血　此症状的发生率明显低于二尖瓣狭窄者。

（二）体征

1. 心尖冲动增强，且向左下移位。

2. 心尖部可闻及全收缩期杂音，向左侧腋中线传导；肺动脉瓣区第二音亢进，第三音减弱或消失。

3. 晚期病人出现右心衰竭体征，如肝大和腹腔积液等。

四、诊断

1. 心电图检查　轻者可正常，重者出现电轴左偏、二尖瓣型P波、左心室肥大和劳损。

2. X线检查　胸部X线检查示左心房和左心室均明显扩大，钡管X线检查可见食管受压向后移位。

3. 超声心动图检查　M型检查显示二尖瓣大瓣曲线呈现双峰或单峰型，上升和下降速率均增快。左心室和左心房前后径明显增大，左心房后壁出现明显凹陷波。合并狭窄可呈现城墙垛样长方波。二维或切面超声心动图可直接显示心瓣收缩时二尖瓣口不能完全闭合。多普勒超声显示舒张期血流湍流，可估计关闭不全的轻重程度。

4. 心导管检查　右心导管检查可显示肺动脉和肺毛细血管压力增高，心排血指数降低。

5. 左心室造影　向左心室内注入造影剂，心脏收缩时可见造影剂反流入左心房，重关闭不全者造影剂反流量多，但左心室排血指数降低。

五、常见并发症

1. 呼吸道感染　长期肺淤血易导致肺部感染，可进一步加重或诱发心力衰竭。

2. 心力衰竭　是常见并发症和致死主要原因。

3. 心房颤动　常见于慢性重度二尖瓣关闭不全患者，出现较晚。

4. 感染性心内膜炎。

5. 栓塞　由于附壁血栓脱落而致，脑栓塞最为多见。

六、治疗原则

（一）非手术治疗

主要为药物强心、利尿、纠正水电解质失衡和心律失常，改善心功能和全身状况，可给予洋地黄制剂、血管扩张剂和利尿剂等。

（二）手术治疗

症状明显、心功能受影响、心脏扩大者均应及时在体外循环下实施直视手术。

1. 二尖修瓣复成形术　适用于膜病变轻、活动度较好者，即利用病人自身组织和部分人工代用品修复二尖瓣，以恢复其功能。

2. 二尖瓣替换术　适用于二尖瓣损伤严重、不宜实施修复成形术者。

七、护理评估

1. 按中医整体观念，运用望、闻、问、切的方法评估病证、舌象、脉象及情志状态。

2. 监测心电图、判断心律失常的类型。

3. 有无排出量减少的症状。

4. 二便及有无虚症征象。

5. 中医临床辨证，舌象，脉象及情志状态。

八、一般护理

1. 按外科及本系统疾病一般护理常规执行。

2. 病室保持清洁，安静，光线柔和，室内空气流通，温湿度适宜。病情较重时减少探视。

3. 病人平卧位或半卧位，衣着应宽松，盖被不要太厚重，重病人床边应加床档。

4. 给予低盐，低脂，低热量，高蛋白，高维生素，清淡易消化，避免产气食物，可适当增加新鲜水果，蔬菜的摄入量。忌辛辣，烟酒，咖啡等食品。

5. 遵医嘱给予氧气吸入。

6. 保持大便通畅、指导病人正确排便。

7. 严密观察病情，注意心力衰竭的临床表现。监测心率，心律，血压，血氧饱和度电解质的变化及酸碱平衡。

8. 遵医嘱给予纠正心功能不全的药物，注意观察和预防药物的副作用。

9. 做好心理护理，保持稳定的情绪，减轻焦虑。

九、健康教育

1. 向病人或家属讲解疾病的相关知识。

2. 保持心情愉快，避免不良刺激。

3. 饮食清淡，禁肥甘味厚。饮食有节，进食勿过饱。

4. 保持大便通畅。

5. 季节变化及时增减衣服，避免感染。

6. 积极治疗原发疾病，坚持遵医嘱服药。

第七节　主动脉瓣狭窄

一、概述

主动脉瓣狭窄是由于先天性叶发育畸形或者风湿性病变侵害主动脉瓣致叶增厚粘连，瓣口狭窄。

二、病因和病机

主动脉瓣是心脏瓣膜中功能最重要的阀门，它是心脏搏出血液通往全身的门，因此其在人体中发挥重要的功能，一旦主动脉瓣出现狭窄，心脏搏出血液受阻，一则心脏需要用更大的力量，二则心脏搏出的血液量减少，因此会引起全身器官供血不足，其表现为头晕、眼花、乏力、胸痛等症状，严重的甚至引起突发性晕厥、猝死等。

三、临床表现

（一）症状

轻度狭窄者无明显的症状。中度和重度狭窄者可有乏力、眩晕或昏厥、心绞痛、劳累后气促、端坐呼吸、急性肺水肿等症状，还可并发细菌性心内膜炎或猝死。

（二）体征

胸骨右缘第2肋间能扪及收缩期震颤。主动脉区可闻及粗糙喷射性收缩期杂音，向颈部传导，主动脉瓣区第二音延迟并减弱。重度狭窄者脉搏细小、血压偏低、脉压小。

四、诊断

1. 心电图检查　示电轴左偏，左心室肥大、劳损，T波倒置、部分人可出现左束支传导阻滞、房室传导阻滞或房颤。

2. 胸部X线检查　早期心影无改变，后期呈现左心室增大，心脏左缘向左向下延长，升主动脉显示狭窄后扩大。

3. 超声心动图　M型检查显示主动脉瓣叶开放、振幅减小，瓣叶曲线增宽，舒张期可呈多线；二维或切面超声图像显示主动脉瓣增厚、变形或钙化，活动度减小和瓣口缩小等。

4. 心导管检查

（1）左心导管检查可测定左心室和主动脉之间的收缩压力阶差，明确狭窄程度。

（2）选择性左心室造影可明确狭窄的瓣口、左心室腔大小以及是否伴有二尖瓣关闭。

五、常见并发症

1. 心律失常　10%可发生心房颤动，致左心房压升高和心排血量明显减少，导致严重的低血压、晕厥或肺水肿。主动脉瓣钙化侵及传导系统可致房室传导阻滞；左心室肥厚、心内膜下心肌缺血或冠状动脉栓塞可致室性心律失常。

2. 心脏性猝死　一般发生于先前有症状者，无症状者发生猝死少见。

3. 感染性心内膜炎　不常见，年轻人的较轻瓣膜畸形较老年人的钙化性瓣膜狭窄发生感染性心内膜炎的危险性大。

4. 体循环栓塞　栓子为来自钙化性狭窄瓣膜的钙质或增厚的二尖瓣上的微血栓。

5. 心力衰竭 多为左心衰竭。

六、治疗原则

临床上呈现心绞痛，昏厥或心力衰竭者，一旦出现症状，病情往往迅速恶化，在2～3年内有较高的猝死发生率，故应争取尽早施行手术，切除病变的瓣膜，进行人工瓣膜主动脉瓣膜替换术。经心尖或经皮支架瓣膜植入术在近年得到应用，但仅在不适合手术的病人才考虑选用。

七、护理评估

1. 按中医整体观念，运用望、闻、问、切的方法评估病证、舌象、脉象及情志状态。

2. 呼吸率，节律，深度，有无气促，是否使用呼吸机。

3. 有无异常心音。

4. 焦虑的程度及其正常的应对机制。

5. 皮肤的颜色，温度，湿度，心率，心律。

6. 舌脉象及精神状态。

八、一般护理

1. 按外科及本系统疾病一般护理常规执行。

2. 保持空气清新，环境安静，整洁。

3. 给予清淡易消化，低热量，高蛋白流质饮食，少食多餐。

4. 限制病人活动量，注意观察心率和血压情况，防止心绞痛或晕厥。

5. 呼吸道管理

（1）保持人工气道通畅，定时叩背，及时吸痰，注意无菌操作。

（2）观察气管插管深度和双肺呼吸音：固定气管插管，测量气管插管距门齿的距离并做好标记，防止其滑进或脱出；若双侧呼吸音强弱不等，常见原因是气管插管过深进入侧支气管、痰多、肺不张等，应通知医师及时查找原因并及时处理。

（3）定时监测血气分析结果，根据病人的生命体征和血气情况，随时调整呼吸机的参数。

（4）遵医嘱适当给予镇静剂、肌肉松弛剂、止痛剂。

（5）尽早拔除气管插管，拔管后加强雾化吸入、叩背、促进咳嗽排痰，并加强呼吸功能锻炼。

6. 心排出量减少的观察和护理

（1）密切观察心率、心律、血压、尿量、中心静脉压的变化，并监测心电图，注意有无血容量不足、心律失常的表现，一旦发生，遵医嘱及时补充血容量，并纠正心律失常。

（2）保持引流通畅：对放置的心包、纵隔、胸腔引流管，每2小时挤压1次，记录每小时引流量和24小时引流总量，若单位时间内突然引流量减少，且有中心静脉压升高、血压下降，提示心包引流不畅、心脏压塞，应立即通知医师并协助处理。

7．术后并发症的预防和护理

（1）出血的预防和护理：术后严密观察病情变化，测血压、脉搏、中心静脉压等，分析有无出血所致血容量不足和心脏压塞等现象。

（2）密切观察术后病人应用抗凝药物的情况，并做好服药指导：①按时按量服药。②注意饮食对抗凝药物的影响。③加强自我监测，如有皮肤青紫瘀斑、牙龈出血等现象应及时就医。

（3）注意观察病人的瞳孔、神志和肢体情况，及时发现脑栓塞、脑出血征象，并通知医师及时处理。

九、健康教育

1．向病人或家属讲解疾病的相关知识。

2．采取合适的体位，注意休息，避免劳累。

3．注意安全防护，防止坠床、摔倒等意外发生。

4．注意保暖，预防感染。

5．饮食给予低盐，低脂，清淡，易消化食物，少量多餐。

6．给予酒精湿化的氧气时间不宜过长，以免引起酒精中毒。

7．嘱家属要多陪伴和安慰病人，解除病人紧张和恐惧心理。

8．保持病人皮肤清洁，干燥，每日用温水擦洗。

9．保持床铺干燥，平整，清洁。

第八节　主动脉瓣关闭不全

一、概述

主动脉瓣关闭不全是主动脉瓣叶结构异常，导致瓣叶不能严密对合。

二、病因和病机

主要的血流动力学改变是舒张期血液自主动脉反流入左心室，左心室容量负荷逐渐增多，左心室舒张容积增加，心室肌离心性增生肥厚，左心室扩大，病情进一步发展出现左室舒张（末）压升高，引起左心房压也逐渐升高，肺静脉回流受阻，导致肺瘀血、肺水肿，从而出现左心衰竭表现，如呼吸困难等。舒张期主动脉血反流入左心室使左心室舒张末容积增加，收缩期搏出量增加，收缩压增加，脉压差增加，最后出现舒张压下降，心肌供血不足，出现劳力性心绞痛症状。主动脉瓣关闭不全病人表现为左心室容量负荷和压力负荷均增加。

三、临床表现

1. 急性主动脉瓣关闭不全　急性左心衰和肺水肿。
2. 慢性主动脉瓣关闭不全

（1）左心室功能代偿期：可无任何症状，严重关闭不全者有心悸、胸部冲撞感及心尖部搏动感。

（2）左心室功能失代偿期：体力活动后乏力或疲倦，劳累性呼吸困难，劳力性心绞痛。严重左心功能减退可有明显的活动后乏力、呼吸困难，甚至端坐呼吸和夜间阵发性呼吸困难。

四、诊断

临床诊断主要是根据典型的舒张期杂音和左心室扩大，超声心动图检查可明确诊断。

五、常见并发症

1. 心绞痛　因为舒张压降低，冠状动脉供血不足，部分患者会出现心绞痛症状。
2. 心力衰竭　晚期心脏发生离心性肥大后出现，是晚期常见并发症和致死原因。
3. 呼吸道感染　由长期慢性肺瘀血引起。
4. 瓣膜相关并发症。

六、治疗原则

人工瓣膜置换术是治疗主动脉瓣关闭不全的主要手段，应在心力衰竭症状出现前施行。

七、护理评估

1. 按中医整体观念，运用望，闻，问，切的方法评估病证、舌象、脉象及情志状态。
2. 心功能及有无心衰。
3. 劳累后有无气急，咯血和咳嗽，有无胸痛，心悸，头昏和疲乏。
4. 有无细菌性心内膜炎和风湿活动症状。
5. 对手术相关知识的了解程度和对手术的耐受能力。

八、一般护理

1. 按外科及本系统疾病一般护理常规执行。
2. 保持空气清新，环境安静，整洁。

3. 术前护理

（1）提供低盐，低脂，高蛋白，高维生素饮食。少食多餐，鼓励多进食蔬菜水果。便秘者可遵医嘱口服缓泻药。

（2）卧床休息，充足睡眠，术前晚给予安眠药。

（3）有呼吸困难者，给予吸氧，以供应脑部与心脏充足的氧气，预防组织缺氧。

（4）正确服用利尿剂和洋地黄，观察用药后的反应。术前3天停用洋地黄，β阻断剂类药，以预防术后心脏传导阻滞。

（5）练习深呼吸及有效咳嗽，预防术后肺不张。

（6）进入手术室前可在尾部贴褥疮贴，以预防术中因低温，手术时间过长使皮肤受损。

（7）告知手术相关知识，解除病人恐惧心理。

4. 术后护理

（1）全麻清醒，血压稳定后可取半卧位。

（2）保持病房的安静，保证病人病情稳定，遵医嘱给予镇痛药。

（3）气管插管拔出后可给予清淡的流质饮食，逐步过渡到软食，应低热量，低盐，高蛋白，高维生素，适当限水，少刺激。

（4）观察：术后连续监测心电图3~4日，观察心律的变化；观察呼吸的频率和幅度；气管插管拔除后是否有呼吸窘迫的征象；定时监测血钾，以观察补钾的效果；以及引流管是否通畅，颜色，性质，量；有无急性左心衰，肺水肿，急性肾衰竭，出血，低心排综合征等术后并发症的发生。

（5）做好呼吸道、口腔、皮肤黏膜的护理。

（6）保持大便通畅，避免用力憋气。

九、健康教育

1. 注意休息，避免体力劳动半年到1年。

2. 防止感冒，衣着保暖，防止受凉，少到公共场所。

3. 注意饮食营养及卫生，禁烟酒，少盐，忌辛辣刺激的食物。

4. 讲解心理因素与疾病康复的关系和重要性，学会调节情绪的方法，如赏花阅读等。

5. 告知换瓣后病人需长时间服强心、利尿、补钾、抗凝药物。

6. 出院后定期复查，根据检查结果调整抗凝剂。

第九节　冠状动脉粥样硬化性心脏病

一、概述

冠状动脉粥样硬化性心脏病简称冠心病，是由于冠状动脉粥样硬化病变，引起冠状动脉管腔狭窄或阻塞，导致心肌供血不足或缺氧所引起。主要侵及冠状动脉主干及其近端分支，左冠状动脉的前降支和回旋支的发病率高于右冠状动脉。此病多见于中老年人群，男性发病率和死亡率均明显高于女性。

二、病因

病因尚未完全明确，主要的危险因素有血脂增高或异常，血压增高、吸烟、糖尿病等；次要的危险因素包括肥胖，从事体力活动少而脑力活动紧张，进食高热量和高动物脂肪以及遗传因素。

三、临床表现

（一）症状体征

1. 心绞痛　轻者无症状，重者冠状动脉血流量可减少到只能满足静息时的心肌需氧量；但在情绪激动、体力劳动或饱餐等情况下，则可因心肌需氧量增加而引起，甚至加重心肌供血供氧不足的表现，从而出现心绞痛等症状。

2. 心肌梗死　突发的剧烈、持续心前区疼痛，可伴有恶心、呕吐、大汗、发热、心律失常、发绀、血压下降、休克、心力衰竭或心室壁破裂等，有较高的死亡率。

3. 室间隔缺损　发生过心肌梗死者，即陈旧性心肌梗死病人，因坏死心肌被瘢痕组织代替，病变的心室壁薄弱，日后可形成室壁瘤。若病变累及乳头肌或腱索坏死断裂，即可并发二尖瓣关闭不全。若病变累及室间隔，可因穿孔而导致室间隔缺损。

4. 心功能不全　心肌可因长期缺血、缺氧而发生广泛变性和纤维化，引起心肌扩张，临床出现一组以心功能不全为主的综合征。包括心脏增大、心力衰竭和心律失常，称之为缺血性心肌病，预后较差。

（二）常见证型

1. 心血瘀阻　心胸疼痛较剧，如刺如绞，痛有定处，甚则心痛彻背，背痛彻心，或痛引肩背，伴有胸闷，舌质暗红、紫暗，或有瘀斑，舌苔薄，脉弦涩或结代。

2. 气阴两虚　心胸隐痛，胸闷气短，面色苍白，易出汗，头晕，口干，盗汗，颜面潮红，脉细数或结代。

3. 心肾阳虚　心悸而痛，胸闷气短，神疲怯寒，遇冷则心痛加剧，肢冷，面色苍白，自汗，舌质淡胖，苔白或腻，脉沉细迟。

四、诊断要点

根据典型的发作性胸痛，结合年龄和存在的冠心病危险因素，除外其他原因所致的心绞痛，一般即可建立诊断。诊断仍有困难者，可考虑做动态心电图，冠状动脉造影等。

五、常见并发症

1. 心律失常和心肌梗死。
2. 预防出血和血栓形成。
3. 急性肾衰竭。

六、治疗原则

（一）非手术治疗

1. 药物治疗　主要目的是缓解症状、减缓冠脉病变的发展。目前常用的药物有：

（1）防栓药物（阿司匹林口服，一般剂量为每天50～100mg），可抑制血小板聚集，避免血栓形成。

（2）硝酸酯类药物（硝酸甘油，舌下含服，每次0.3～0.6mg），可扩张血管，改善心肌供血。

（3）β阻滞剂（美托洛尔，口服，每日100mg），可减缓心肌收缩力，降低心肌耗氧。

（4）调脂治疗（辛伐他丁，口服，每日10～20mg），可降低血脂。

（5）钙离子拮抗剂（口服，每6～8小时30～60mg），可抑制血管痉挛。

2. 介入治疗　主要包括经皮冠状动脉腔内成形术（percutaneous transluminal coronary angioplasty，PTCA）；有时还在病变部位放入冠状动脉内支架，即支架置入术。该治疗技术是通过应用心导管技术，在冠状动脉造影的基础上经皮穿刺血管，将导管送达冠状动脉并以球囊扩张狭窄的病变部位，达到解除狭窄、增加血供和使闭塞的冠状动脉再通的目的。介入治疗主要适用于单支或局限性血管病变，以及急性心肌梗死时。

（二）手术治疗

主要通过冠状动脉旁路移植手术（搭桥）为缺血心肌重建血运通道，以改善心肌供血、供氧，缓解和消除心绞痛等症状，改善心肌功能，延长寿命。

1. 手术适应证

（1）经内科治疗心绞痛不能缓解，影响生活和工作，经冠状动脉造影显示冠状动脉主干或主要分支明显狭窄，但狭窄远端血流通畅者。

（2）左冠状动脉主干狭窄和前降支狭窄者。

（3）虽然心绞痛不严重，但冠状动脉主要分支，如前降支、回旋支和右冠状动脉有两支以上明显狭窄者。

2. 手术方式

（1）冠状动脉旁路移植手术，即取一段自体的大隐静脉，将静脉的近心端和远心端分别与狭窄段远端的冠状动脉分支和升主动脉作端侧吻合术，以增加心肌的血液供应。

（2）胸廓内动脉与狭窄段远端的冠状动脉分支端侧吻合术。

（3）对于有多根或多处冠状动脉狭窄者，可实施单根大隐静脉或胸廓内动脉与邻近的数处狭窄血管做贯序或蛇形端侧和侧侧吻合术。

七、护理评估

1. 按中医整体观念，运用望、闻、问、切的方法评估病证、舌象、脉象及情志状态。

2. 有无心绞痛及心绞痛的类型。

3. 心电图改变ST段呈水平型或下斜型压低大于或等于1mm，或ST段急性抬高大于或等于2mm，T波低平或倒置，出现病理性Q波。

4. 疲乏无力、呼吸困难。

5. 全身营养状况，有无其他并发症。

6. 心理状态，对于手术相关知识的了解程度。

八、一般护理

（一）术前护理

1. 心理护理　向患者讲解疾病的相关知识，消除恐惧心理。并讲解手术时麻醉为气管插管全麻，麻醉清醒时气管插管有点难受要忍耐，术后会放置胸腔引流管、导尿管以及桡动脉测压管和中心静脉置管等及各种管道的作用和放置的时间，使患者理解和取得配合，以免术后醒来产生恐惧。

2. 饮食准备　给予高维生素，低热量，低盐低脂，适量蛋白质，易消化的清淡饮食，少量多餐，避免过饱，多食新鲜蔬菜，水果，保持大便通畅。

3. 一般护理　加强营养，积极治疗并发症，根据患者身高、体重计算每日所需热量，制定营养食谱，严密监测血糖，尿糖，控制心率，血压至最佳水平。

4. 常规准备　指导患者做腿部运动，锻炼下肢肌肉，练习床上大小便，教会患者有效的咳嗽及深呼吸的方法。术前一天手术区备皮，术前禁食12小时，禁水6~8小时，术前晚给予中药通腑合剂400ml灌肠，备血。术前晨给予吗啡5mg，东莨菪碱10mg，阿托品0.5mg肌肉注射作为术前麻醉。按全麻术后护理备好呼吸机，吸引器，氧气装置，心电监护仪及血气分析仪等。

（二）术后护理

1. 呼吸系统监护　术后患者以呼吸机辅助呼吸，在使用呼吸机时，要经常检查管道连接情况，防止接管脱落，移位。注意观察呼吸机各项参数。当病人神志清醒，肌力恢复正常，可考虑拔除气管插管。早期拔管有许多益处，可改善静脉回流，降低右心后负荷，增加左心室充盈，从而增加心排血量。拔管后床头抬高30°，给予面罩或鼻导管吸氧，鼓励病人咳嗽，咳痰，做深呼吸，定时协助病人翻身，叩背，可给予氨溴索30mg雾化吸入，每日3次。

2. 循环系统的监护　术后密切观察生命体征，中心静脉压，血容量及电解质的变化，维持正常体温及尽快恢复末梢循环，可使心肌耗氧量降低，术后早期积极复温，注意保暖，体温高于38℃及时采取降温措施，用冰敷或物理降温。严密观察心率、心律及QRS波形的变化。有创动脉血压监测，动脉压是循环功能监测的重要指针，血压维持在16／10.7kPa左右。维持水、电解质及酸碱平衡。定时测量血气分析。

3. 管道护理　术后保持心包及胸腔闭式引流通畅，每隔30～60分钟挤压引流管次，以防血凝块堵塞，并观察引流液的颜色、性质，量及波动情况，发现异常及时处理。尿量与循环状态密切相关，保持尿量每小时≥30ml，术后早期尿量偏多，有利于排出体内过多的晶体成分，对患者有利，但多尿会引起血容量不足，注意补充血容量。

4. 患肢的护理　冠状动脉搭桥术患者手术中需截部分大隐静脉，术后使用弹力绷带包扎、以防止下肢静脉栓塞，并给予抬高患肢15°～30°，以利于血液循环，还应观察末梢皮肤色泽，温度及肿胀情况，术后第2天可以间断的活动患肢，防止血栓形成。

5. 饮食的护理　术后加强营养，少食动物脂肪及高胆固醇类食品，要适量摄入一些植物蛋白食物，避免辛辣刺激性食物，多食新鲜蔬菜瓜果等，禁烟酒，避免剧烈运动或外伤引起出血，避免心脏负担过重，增加心肌耗氧而诱发心肌梗死，糖尿病患者要严密控制血糖，合理使用降糖药物，鼓励患者养成良好的饮食习惯。

九、症状和证候施护

（一）心血瘀阻

1. 监护室内环境应舒适，整洁，温度适宜，合理安排休息，顺应四季的气候变化。

2. 饮食忌寒凉及油腻，多食桃仁粥、木耳汤等行气活血食品。

3. 保持大便通畅，勿用力排便，避免心阳暴脱。

4. 常用汤剂为血府逐瘀汤，宜温服。

5. 嘱病人早晚用温水（40～50℃）泡脚1次，每次10～20分钟，可活血化瘀、通络止痛。

6. 保持心情舒畅，防止思则气结。

（二）气阴两虚

1. 室内空气流通清新，通风良好。保证充足睡眠，注意休息，减少活动。

2. 多食参芪粥、山药粥等益气养阴之品，忌食伤胃亏肺、易生浊的生冷食物，少食多餐，不宜过饱。

3. 汤药常用参脉散合人参养荣汤，宜温服。

4. 密切观察脉率、脉律，发现脉结代或促脉要立即报告医师进行处理。

（三）心肾阳虚

1. 注意保暖，避免冷刺激。

2. 饮食给予高蛋白、高热量易消化的温补之品，少食过冷、过酸及油腻食物。

3. 水肿病人要详细记录出入量。

4. 多关心体贴病人，使其精神宁静，乐观愉快，忌过分惊喜，以免诱发心绞痛。

十、健康教育

1. 向病人讲解疾病相关知识。

2. 手术健康教育

（1）各种检查的必要性及注意事项。

（2）训练床上大小便。

（3）练习深呼吸训练，有效咳嗽咳痰，腹式呼吸。

（4）介绍术后监护环境及各种仪器可能造成的干扰。

（5）各种管道的重要性及可能造成的不适以及如何克服。

（6）早期活动的方法及意义。

（7）保持大便通畅，预防便秘。

（8）戒烟酒的意义。

3. 保持心情愉快，缓解精神压力。避免情绪激动和过度劳累，如观看刺激的电视、电影节目，体育比赛，工作压力过大等。

4. 加强营养，合理饮食，进食低脂、低胆固醇、高纤维素饮食，戒烟酒。

5. 术后1年内避免重体力劳动、剧烈运动、外伤等意外情况的发生。合理安排活动与休息，运动量以不感心慌、呼吸困难为度。

6. 养成规律的排便习惯，以防便秘。

7. 遵医嘱用药，如有异常及时就医。

8. 自我监测尿量、自觉症状，定时监测血压、血糖、血脂，定期复诊。

十一、药膳食疗方

1. 韭白粥　韭白30g，粳米100g。韭白洗净，粳米淘净。韭白、粳米放入锅内，加清水适量，用武火烧沸后，转用文火煮至米烂成粥。每日两次，早、晚餐食用。

2. 玉米粉粥　玉米粉50g，粳米100g。粳米洗净，玉米粉放入大碗内，加冷水调稀。粳米放入锅内，加清水适量，用武火烧沸后，转用文火煮至米九成熟，将玉米粉糊倒入，边倒边搅，继续用文火煮至玉米烂成粥。每日两次，早、晚餐食用。

3. 木耳烧豆腐　黑木耳15g，豆腐60g，葱、蒜各15g，花根1g，辣椒3g；菜油适量。将锅烧热，下菜油，烧至六成热时，下豆腐，煮十几分钟，再下木耳翻炒，最后下辣椒、花根、葱、蒜等调料，炒匀即成。

4. 芹菜红枣汤　芹菜根5个，红枣10个，水煎服，食枣饮汤。每日2次。

5. 山楂玉面粥　红山楂5个，去核切碎，用蜂蜜1匙调匀，加在玉米面粥中服食。每日服1～2次。

6. 海带粥　水发海带25g，与米同煮粥，加盐、味精、麻油适量，调味服食。每日早晨服食。

7. 菊花山楂饮　菊花、生山楂各15～20g，水煎或开水冲浸，每日1剂，代茶饮用。

8. 柠檬玉米面粥　柠檬1个，切成片，用蜂蜜3匙渍透，每次5片，加入玉米面粥内服食。每日服2次。

9. 海藻黄豆汤　昆布、海藻各30g，黄豆150～200g，煮汤后加适量调味品服食，适用于冠心病并高脂血症、高血压者食用。

10. 大蒜粥　紫皮蒜30g，置沸水中煮1分钟后捞出蒜瓣，再将粳米100g煮粥，待粥煮好后，将蒜再放入粥中略煮。可早晚食用。

第十节　主动脉夹层

一、概述

主动脉内膜和中层弹力膜发生撕裂，血液进入主动脉壁中层，顺行（或）逆行剥离形成壁间假腔，称为主动脉夹层（aortic dissection）。发生机制不明，好发危险因素为主动脉中层囊性坏死或退变，遗传性结缔组织疾病、先天性二叶主动脉瓣、动脉炎、动脉瘤、高血压、动脉粥样硬化或医源性损伤等。本病发生率为0.5～2.95／（10万人·年），中老年居多，男性高于女性。

二、病因

1. 动脉粥样硬化、高血压。

2. 动脉中层囊性坏死。

3. 马方综合征。

4. 主动脉缩窄、大动脉炎。

5. 外伤及梅毒。

西方国家以高血压为主，国内多为先天性中层发育不良，如马方综合征等，但近年来动脉硬化、高血压的比例逐渐增高。

三、临床表现

急性期90%病人有前胸、后背或腹部突发性剧烈疼痛，疼痛可沿大动脉走行方向传导和转移，75%病人伴有高血压和心动过速，病人多烦躁不安、大汗淋漓，需与心绞痛、心肌梗死和肺动脉栓塞症相鉴别。

四、诊断

急起剧烈胸痛、血压高、突发主动脉瓣关闭不全、两侧脉搏不等或触及搏动性肿块应考虑此症。胸痛常被考虑为急性心肌梗死，急性心肌梗死是指冠状动脉急性闭塞，血流中断，所引起的局部心肌的缺血性坏死，临床表现可有持久的胸骨后疼痛、休克、心律失常和心力衰竭，并有血清心肌酶增高以及心电图的改变。但心肌梗死时胸痛开始不甚剧烈，逐渐加重，或减轻后再加剧，不向胸部以下放射，用止痛药可收效，伴心电图特征性变化，若有休克则血压常低，也不引起两侧脉搏不等，以上各点足以鉴别。

近年来各种检查方法对确立主动脉夹层有很大帮助，超声心动图、CT扫描、磁共振均可用以诊断，对考虑手术者主动脉造影仍甚必要。

五、常见并发症

1. 出血 心率增快、中心静脉压及血压下降等休克症状。

2. 神经系统并发症 昏迷、苏醒延迟、定向力障碍、抽搐、偏瘫、双下肢肌力障碍。

3. 急性肾衰竭 大多都经过少尿期、多尿期、恢复期3个阶段。少尿期：24小时内尿量少于400ml或每小时少于17ml，全身水肿、肺水肿、脑水肿、充血性心力衰竭等；高血钾、低血钠、低血钙、高血镁等；代谢性酸中毒。肌酐、尿素氮迅速升高。处理原则：利尿、碱化尿液，维持良好血流动力学状况，纠正水电解质、酸碱失衡，禁用肾毒性药物，记录每小时出入量，监测功能变化。必要时血液滤过或血液透析。

4. 血栓栓塞 栓塞远端肢体出现疼痛、麻木、皮肤颜色苍白、皮温降低等栓塞症状，心房血栓脱落时，患者可出现呼吸困难的表现，应立即查明是否有肺栓塞的出现，处理原则：严密监测，发现异常及时报告医生，遵医嘱正确使用抗凝血药物和解除血管痉挛药物，积极做好手术准备。

六、治疗原则

主动脉夹层急性期应迅速给予镇定、止痛、持续监护和支持治疗，使用药物控制血压、心率，防止夹层继续扩展和主动脉破裂。急性和亚急性期 Stanford A 型主动脉夹层应积极地施行手术治疗。急性 Stanford B 型主动脉夹层手术治疗的发生率和死亡率高，手术治疗与内科药物治疗的效果大致相同，应首先内科治疗，内科治疗下高血压难以控制，疼痛无法缓解，出现夹层动脉瘤或主动脉破裂征象应采用介入治疗或杂交治疗。介入治疗临床成功的标准为完全封闭破口，无明显内漏和严重并发症，假腔消失后血栓形成，较之外科手术具有创伤小、成功率高、恢复快，并发症少等优点。

七、护理评估

1. 按中医整体护理观念，运用望、闻、问、切的方法评估病证、舌象、脉象及情志状态。

2. 全身营养状况，有无其他并发症。

3. 心理状态，对于手术相关知识的了解程度。

八、一般护理

（一）术前护理

1. 焦虑、恐惧　与患者对环境陌生、担心手术效果、术后预后、术后并发症及缺乏心理准备、缺乏家庭支持有关。

2. 舒适的改变　与疼痛有关。

3. 气体交换受损　与肺部渗出增多、无菌性炎症有关。

4. 活动无耐力　与心脏功能不全有关

5. 自理能力下降　与活动受限有关。

6. 有动脉瘤破裂的危险　与高血压升高、心率快、情绪激动、便秘等有关。

7. 潜在并发症　心脏压塞、左侧胸膜腔积液、腹膜后血肿、休克、左心衰、心肌缺血、心肌梗死、周围动脉阻塞、脑供血不足、昏迷、偏瘫、截瘫、消化道出血、肾功能损害、肾性高血压等。

（二）术后护理

1. 限制活动、卧床休息　主动脉夹层动脉瘤起病急、病情重、死亡率高，故入院后给予加强重症监护，绝对卧床休息。提供患者安静、舒适的环境，减少不良刺激。持续监测血压、心率和血氧饱和度。

2. 控制血压　用微量泵持续输入硝普钠，从小剂量开始逐渐增加。测量并记录血压的变化，维持血压在（100～130）／（70～80）mmHg。防止血压升高增加主动脉的负担，使主动脉中层营养血管处于痉挛收缩状态。

3. 控制心率　心率快则使用美托洛尔、艾司洛尔治疗，使心率维持在 60～100 次／分钟，以减少每分钟对主动脉壁的冲击次数。

4. 镇痛　给予哌替啶、吗啡、地西泮、曲马朵止痛镇静，吸氧，使患者卧床休息。并注意应用止痛剂的效果。若疼痛骤然减轻，提示血肿破入血管腔。

5. 病情观察 密切监测生命体征、心电图、血氧饱和度、双下肢足背动脉搏动情况、双下肢皮肤颜色及温度，注意是否有血栓形成。患者是否出现腰疼、血尿、少尿、无尿及肌、尿素氮等变化情况。若出现恶心、呕吐、呕血、便血、腹痛等消化道症状，立即给予置胃管持续胃肠减压，观察引流的胃液颜色、量。

6. 避免可能的诱发因素 预防瘤体破裂，绝对卧床休息，避免各种引起腹内压和血压增高的因素发生，如屏气、用力排便、头低位、呛咳、进食过饱，给患者创造一个良好空间。使用通便药使患者排便通畅；饮食中含有足够的纤维，多食新鲜的蔬菜和水果，少量多餐；加强生活护理。

7. 心理护理 使其有充分的思想准备和信心，消除或减轻焦虑心理。嘱病人卧床休息，使其了解限制活动的意义与必要性。详细讲解降压、镇痛、保持大便通畅的重要性，解释手术的必要性、手术方式、注意事项及术后可能出现的并发症。

九、健康教育

1. 饮食 饮食规律，少食多餐，进食优质高蛋白、高维生素、高纤维素、低脂易消化食物。忌刺激性食物、忌易胀气食物、忌烟酒。

2. 活动 根据自我感觉逐渐增加活动量，以活动后无心累气紧，自我感觉良好为度。术后6~8周不拉、不提重物，从而使胸骨有足够的时间愈合。术后3个月内避免剧烈活动或重体力劳动。

3. 用药指导 人造血管置换患者需进行针对性短期抗凝3个月，主动脉替换患者为防止血栓栓塞，需终身抗凝。告知患者药物药名、剂量、浓度、用药时间、药理作用及不良反应。注意有无出血倾向、监测PT、APTT、INP值，随时调整华法林剂量

4. 复查 定期门诊复查。复查内容包括查体、心脏彩超、CT和PT、APTT、INP值。

5. 其他 保持良好心态，情绪稳定，劳逸结合。保持稳定的血压、保持大小便通畅。

十、食疗

1. 多吃燕麦，经常食用燕麦可改善神经的总体状况。切碎的燕麦草在温水中冲泡2分钟并过滤后就是一种补品，一天喝1~4g，若要减轻皮肤瘙痒，用细棉布包燕麦片挂在喷头下，用冲过燕麦片的水洗澡。

2. 药草茶 一杯沸水冲入2茶匙贯叶连翘，并浸泡10分钟可用于止痛，一天应喝3次。

第四章 心脏超声检查

第一节 超声检查技术

一、患者准备

1. 经食管超声心动图检查前应禁食和禁水8小时。
2. 不能配合检查的儿童需要在镇静状态下接受检查。
3. 检查前安静休息5分钟。

二、体位

探头置于胸骨旁和心尖部检查时，受检者通常取左侧卧位或仰卧位；探头置于胸骨上窝检查时，受检者需取肩部垫高的仰卧位；探头置于剑突下检查时，受检者膝关节蜷曲、并拢，使腹部放松。

三、仪器

一般采用配备相控阵探头的彩色多普勒超声仪。成人探头频率为2.0～5.0MHz，儿童探头频率为5.0～7.0MHz。二维图像帧频应≥30帧／秒。采用最小检测深度和尽可能高的发射频率以优化二维图像分辨率。M型超声和频谱多普勒测量时图像记录速度一般设定为100mm／s。

四、检查方法

（一）检测部位

常规部位包括胸骨旁区和心尖区，根据需要可增加剑突下区和胸骨上窝等部位。

（二）常用切面

标准切面包括胸骨旁左室长轴切面、胸骨旁主动脉瓣水平短轴切面、胸骨旁二尖瓣水平短轴切面、胸骨旁乳头肌水平短轴切面、心尖四腔心切面、心尖五腔心切面、胸骨上窝主动脉弓长轴切面、剑下四腔心切面等。此外，还有一些非标准切面也常用到，可以更好地观察心脏的结构和功能。

（三）检查技术

常规检查包括二维、M型、彩色多普勒、频谱多普勒等技术。一般先用二维超声观察心脏的解剖结构、各结构间相互连续和毗邻关系以及各结构运动特点等，在二维超声基础上根据需要进行M型超声、彩色多普勒超声或频谱多普勒超声检查以分析心脏血流动力学状态，并对心脏功能进行评估，最后综合分析所获信息，对患者心脏结构异常和功能状态做出诊断。

（四）检查内容

1. 确定心脏位置、心脏和内脏的位置关系。

2. 检测心脏解剖结构异常包括各房室的大小和形态、室壁的厚度及运动方向和幅度、各瓣膜形态结构和启闭情况、各结构间相互连续关系及空间位置关系。

3. 检测血管结构异常主要观察主动脉、肺动脉、肺静脉以及上、下腔静脉等血管和心脏的连续关系、血管形态和走行。

4. 检出异常回声如心腔、大血管和心包内以及心脏周围是否存在异常回声。

5. 评价心脏和大血管的血流动力学异常，检测心腔和大血管内的血流方向、时相和速度；定量或半定量评价瓣膜狭窄或关闭不全程度；评价心内存在的异常分流和分流压差等。

6. 心脏收缩及舒张功能的评价。

第二节　正常超声表现与正常值

一、二维超声心动图

（一）常用切面及观测内容

1. 胸骨旁左室长轴切面（图4-1）

观察内容包括：

（1）左房、左室和右室的大小和形态；

（2）右室前壁、室间隔与左室后壁的厚度、运动方向和幅度；

（3）主动脉瓣环、窦部和升主动脉起始部形态和内径；

（4）主动脉瓣和二尖瓣的形态和启闭情况；

（5）冠状静脉窦有无异常扩张。

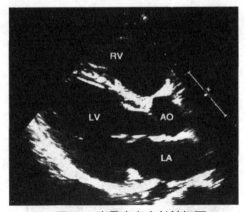

图4-1 胸骨旁左室长轴切面

AO：主动脉；LA：左心房；LV：左心室；RV：右心室

2. 胸骨旁主动脉瓣水平短轴切面（图4-2）

观测内容包括：

（1）主动脉瓣形态和活动；

（2）主动脉根部和窦部的内径和形态；

（3）左、右冠状动脉的起始位置和内径；

（4）三尖瓣位置、形态和活动；

（5）右室形态、右室流出道有无狭窄和扩张；

（6）肺动脉瓣形态和活动、肺动脉主干及其分支内径；

（7）应用脉冲多普勒测量肺动脉口血流速度。

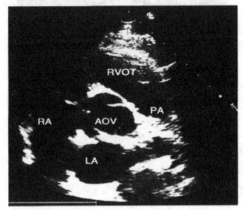

图4-2 胸骨旁主动脉瓣水平短轴切面

RVOT：右室流出道；RA：右心房；PA：肺动脉；LA：左心房；AOV：主动脉瓣

3. 胸骨旁二尖瓣水平短轴切面（图4-3）

这是观察二尖瓣形态和活动、测量二尖瓣口面积、观察左室壁节段性运动异常的最佳切面。

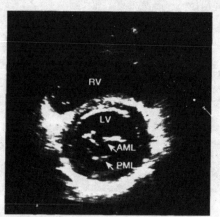

图4-3 胸骨旁二尖瓣水平短轴切面

AML：二尖瓣前叶；PML：二尖瓣后叶；LV：左心室；RV：右心室

4. 胸骨旁乳头肌水平短轴切面（图4-4）

观察左、右室大小比例，左室壁厚度和运动幅度，乳头肌位置、形态和功能等。

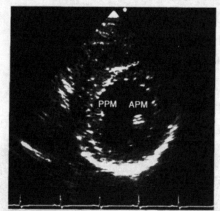

图4-4 胸骨旁乳头肌水平短轴切面

PPM：后内侧乳头肌；APM：前外侧乳头肌

5. 心尖四腔心切面（图4-5）

观测内容包括：

（1）评价各房室大小，测量其横径和上下径；

（2）观察二、三尖瓣位置、形态和活动，是诊断瓣膜脱垂和下移畸形的常用切面；

（3）观察房、室间隔的连续性；

（4）观察肺静脉和左房、上腔静脉和右房的连续关系，是诊断肺静脉异位引流的重要切面；

（5）应用PW测量二、三尖瓣口血流速度；

（6）测量心腔容积、计算心房和心室功能。

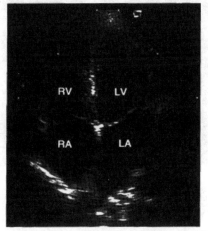

图4-5 心尖四腔心切面

LV：左心室；RV：右心室；LA：左心房 RA：右心房

6. 心尖五腔心切面（图4-6）

主要用于观察左室流出道、室间隔膜部和主动脉瓣等结构，同时是应用频谱多普勒测量左室流出道和主动脉瓣口血流速度的常用切面。

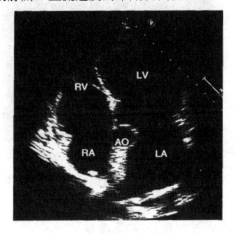

图4-6 心尖五腔心切面

AO：主动脉；LV：左心室；RV：右心室；LA：左心房；RA：右心房

7. 剑突下四腔心切面（图4-7）

这是评价房间隔连续性、诊断房间隔缺损的重要切面，因为在本切面声束与房间隔近似垂直，不易出现"假性回声失落"。

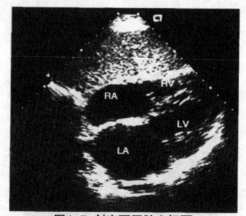

图4-7 剑突下四腔心切面

LV：左心室；RV：右心室；LA：左心房；RA：右心房

8. 胸骨上窝主动脉弓长轴切面（图4-8）

这是诊断主动脉缩窄、动脉夹层、主动脉弓离断等疾病的必要切面。

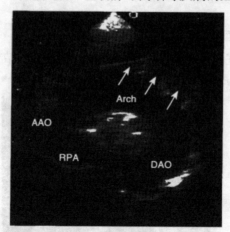

图4-8 胸骨上窝主动脉弓长轴切面

AAO：升主动脉；Arch：主动脉弓；DAO：降主动脉；RPA：右肺动脉

（二）二维超声心动图常用正常参考值

1. 主动脉　瓣环内径　24.0mm±2.5mm。

2. 肺动脉　瓣环内径　20.2mm±2.9mm、主干内径　22.5mm±2.5mm。

3. 左房　前后径　28.9mm±4.3mm（男）、28.1mm±3.9mm（女）。

　　　　横径　31.7mm±3.6mm（男）、30.5mm±5.1mm（女）。

　　　　长径　44.0mm±9.1mm（男）、43.0mm±6.3mm（女）。

4. 左室　前后径　52.1mm±2.0mm（男）、49.6mm±1.6mm（女）。

　　　　横径　47.0mm ± 3.6mm（男）、41.0mm ± 6.3 mm（女）。

　　　　长径　81.27mm ± 7.48mm。

5. 右房　横径　35.8mm ± 5.7mm（男）、31.9mm ± 6.9 mm（女）。

　　　　长径　46.4mm ± 4.9mm（男）、43.5 mm ± 4.7 mm（女）。

6. 右室　前后径　25 mm、横径26.0 ~ 32.8mm、长径50.6 ~ 65.5mm。

7. 室壁厚度　室间隔和左室后壁厚度7 ~ 11mm、右室前壁厚度5mm。

二、M型超声心动图

　　在胸骨旁左心室长轴切面移动M型取样线可以获得不同区域心脏结构的活动曲线波群（图4-9A），常用波群包括：①心室波群（图4-9B）：用于观察和测量左、右心室内径、室壁厚度和运动幅度；②二尖瓣前后叶曲线（图4-9C）：收缩期二尖瓣前、后叶闭合形成CD段，舒张期瓣口开放，前、后叶呈"双峰逆向"运动；③心底波群（图4-9D）：观测主动脉根部和主动脉瓣活动曲线可了解主动脉弹性和主动脉瓣启闭情况。

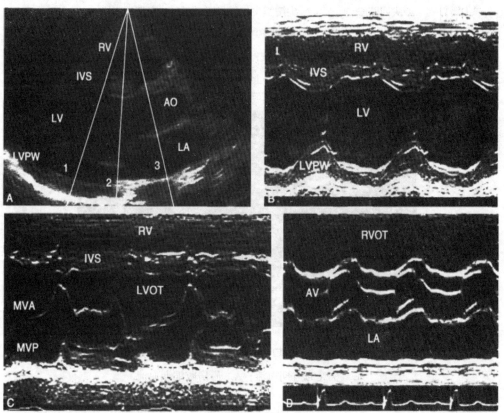

图4-9 M型超声常用波群和观测内容

A. 左室长轴切面M型取样线放置方法；B. 心室波群；C. 二尖瓣波群；D. 心底波群

RV：右室；RVOT：右室流出道；IVS：室间隔；LVPW：左室后壁；LV：左室；

LVOT：左室流出道；LA：左房；AO：主动脉；AV：主动脉瓣；MVA：二尖瓣前叶；MVP二尖瓣后叶

三、多普勒超声心动图

多普勒超声心动图包括：

（1）彩色多普勒血流成像：主要用于观察心脏和大血管内血流的起源、方向、路径、时相、流速等信息；

（2）频谱多普勒：包括脉冲波多普勒和连续波多普勒两种，前者主要用于心腔和大血管正常血流速度的定位测量，而后者主要用于测量异常的高速血流。心脏各瓣口血流频谱形态和正常值见表4-1、图4-10～图4-13。

表4-1 心脏各瓣口血流频谱特点和正常参考值

部位	切面	取样位置	频谱时相和特点	正常参考值（m／s）
二尖瓣口	心尖四腔心	二尖瓣瓣尖	舒张期、正向、窄带、双峰	0.6～1.3
三尖瓣口	心尖四腔心	三尖瓣瓣尖	舒张期、正向、窄带、双峰	0.3～0.7
肺动脉瓣口	胸骨旁大动脉短轴	肺动脉瓣上	收缩期、负向、窄带、单峰	0.5～1.0
主动脉瓣口	心尖五腔心	主动脉瓣上	收缩期、负向、窄带、单峰	0.9～1.7

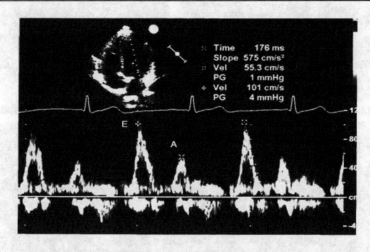

图4-10 二尖瓣口PW血流频谱参数测量方法

E. 快速充盈期血流；A. 心房收缩期血流

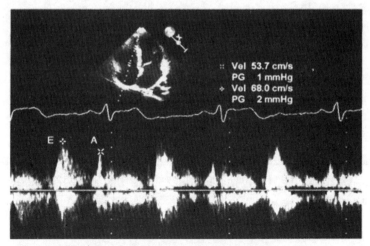

图4-11 三尖瓣口PW血流频谱参数测量方法

E. 快速充盈期血流；A. 心房收缩期血流

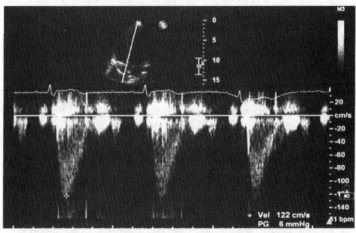

图4-12 主动脉瓣口PW血流频谱参数测量方法

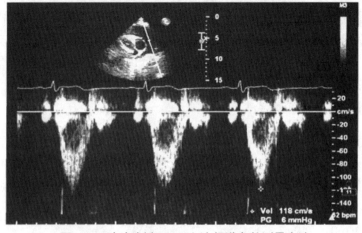

图4-13 肺动脉瓣口PW血流频谱参数测量方法

第三节　心室功能测定

一、左室功能测定

左室功能测定包括左室整体功能和室壁节段功能测定两部分。本节仅涉及左室整体功能测定。左室整体功能测定包括收缩功能和舒张功能测定两部分，超声心动图是临床评价左室整体功能的首选和常规方法。

（一）左室收缩功能测定

1. 常用指标

包括容积参数、心肌组织多普勒参数、心肌应变和扭转参数、收缩同步性评价等。容积参数测定是目前最常用的方法，包括：

（1）左室收缩末期容积（left ventricular end-systolic volume，LVESV）；

（2）左室舒张末期容积（left ventricular end-diastolic volume index，LVEDV）；

（3）每搏量（stroke volume，SV）：SV=LVEDV−LVESV；

（4）左室射血分数（left ventricular ejection fraction，LVEF）：LVEF（%）=（LVEDV−LVESV）/LVEDV×100%；

（5）心排血量（cardiac output，CO）：CO=SV×心率；

（6）心脏指数（cardiac index，CI）：CI=CO/体表面积。

其中，LVEF是临床最常用的左室收缩功能指标。

2. 左室容积测量方法

包括M型超声、二维和容积三维超声技术。M型超声适合评估心脏形态结构没有明显改变、同时不伴节段性室壁运动异常的患者（图4-14）。二维超声中单平面Simpson法适用于左室形态接近正常者，而双平面Simpson法适用于各种左室形态改变的患者（图4-15）。容积三维超声技术不需要对心腔进行几何图像假设的近似计算，能够准确测量任何形态的心腔容积，可用以评价心房和左心室的功能改变。

3. 常用参数正常值范围（表4-2）

（二）左室舒张功能测定

1. 检测方法和参数

（1）二尖瓣口舒张期血流检测（见图4-10）：参数包括舒张早期和晚期充盈速度的比值（E/A比值）和舒张早期E峰的减速时间（deceleration time，DT）。正常情况下E/A>1，DT为160~240ms。

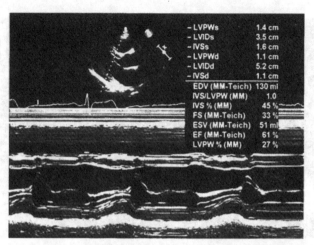

图4-14 M型超声心动图测量收缩末期和舒张末期室间隔厚度、左室内径和

左室后壁厚度并计算左室收缩功能参数

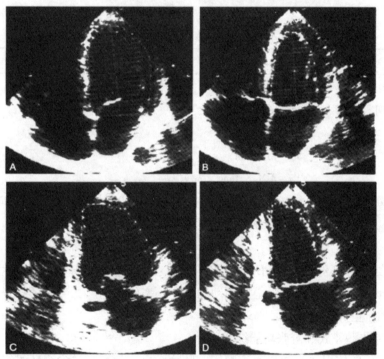

图4-15 双平面Simpson法测量左心室容积参数

A、B显示心尖四腔心切面舒张末期和收缩末期左室容积测量方法；

C、D显示心尖两腔心切面舒张末期和收缩末期左室容积测量方法

（2）肺静脉血流频谱（图4-16）：频谱包括收缩期S波、舒张期D波和舒张晚期逆

向波a。测量参数包括S、D、a波速度和a波持续时间，在一定程度上可反映左室舒张功

能的改变。

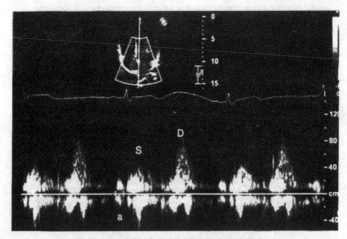

图4-16 肺静脉血流频谱参数测量方法

频谱包括收缩期S波、舒张期D波和舒张晚期逆向波a

表4-2 左室收缩功能参数正常值范围

参　数	正常值范围
左室舒张末期容积指数	$70 \sim 20 ml / m^2$
左室收缩末期容积指数	$24 \sim 10 ml / m^2$
左室每搏量	$60 \sim 120 ml$
心排血量	$3.5 \sim 8 L / min$
心脏指数	$2.7 \sim 4.2 L / (min \cdot m^2)$
左心室射血分数	$67\% \sim 68\%$，在静息状态下LVEF<50%是诊断左室收缩功能减低的标准

注：容积指数=容积参数／体表面积

（3）二尖瓣环舒张期运动速度（图4-17）：应用组织多普勒成像技术可以测量二尖瓣环的运动速度，而且不受心房颤动和快速心率的影响。二尖瓣环舒张期频谱呈双波，Ea和Aa；正常情况下Ea／Aa>1。

2. 左室充盈模式和舒张功能综合评价

临床上一般依据二尖瓣口血流频谱、肺静脉血流频谱和二尖瓣环组织多普勒速度频谱特征将左心室充盈模式和舒张功能异常程度分为舒张功能正常、舒张功能降低（松弛异常）、舒张功能不全（假正常化）和舒张性心力衰竭（限制型充盈障碍）四种类型（表4-3）。

表4-3 超声心动图技术综合评价左室舒张功能

	舒张功能正常	舒张功能减低（松弛异常）	舒张功能不全（假正常化）	舒张性心力衰竭（限制型充盈障碍）
二尖瓣口血流	E／A>1	E／A<1	E／A>1	E／A>2
	DT = 160 ～ 240ms	DT>240ms	DT = 160 ～ 240ms	DT < 160 ms
肺静脉血流	S／D>1	S／D>1	S／D<1	S／D<1
	PVa<35cm／s	PVa<35cm／s	PVa>35cm／s	PVa>35cm／s
二尖瓣环速度	Ea／Aa < 1	Ea／Aa<1	Ea／Aa<1	Ea／Aa<1
E／Ea	< 8	8 ～ 15	8 ～ 15	> 15

DT：E峰减速时间；PVa：肺静脉逆向a波；E／Ea：二尖瓣口E峰与二尖瓣环舒张早期峰值速度比值

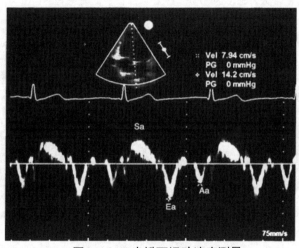

图4-17 二尖瓣环运动速度测量

Sa：收缩期运动速度；Ea：舒张早期运动速度；Aa：房缩期运动速度

二、右室功能测定

（一）右室收缩功能测定

1. 右室面积变化分数（right ventricular fractional area change，RVFAC）（图4-18）
在心尖四腔心切面测量右室舒张末期和收缩末期面积，采用公式RVFAC=（舒张末期面积—收缩末期面积）／舒张末期面积×100%求得。RV- FAC<35%是诊断右室收缩功能降低的标准。

2. 三尖瓣环位移测定（tricuspid annular plane systolic excusion，TAPSE）（图4-19） M型超声测量三尖瓣侧壁瓣环收缩期最大位移可以评价右室长轴方向上的收缩功能，在不存在节段性室壁运动异常时可作为右室整体收缩功能指标，其正常值≥16mm，如果<16mm则提示右室收缩功能减低。

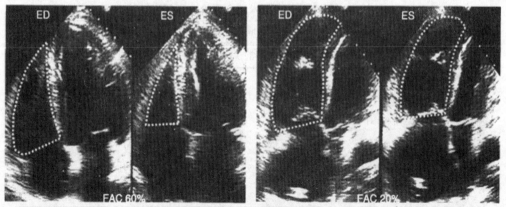

图12-18 心尖四腔心切面右心室面积变化分数的测量方法

左图为正常人，FAC为60%；右图为右心室扩大患者，FAC为20%

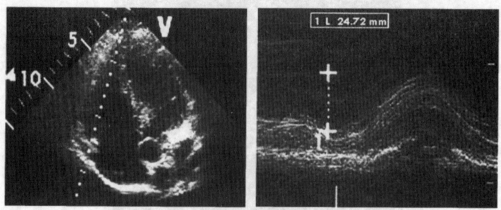

图4-19 M型超声测量三尖瓣侧壁瓣环收缩期最大位移

3. 三尖瓣环收缩期运动速度Sa　组织多普勒技术测定的三尖瓣侧壁瓣环收缩期最大速度Sa是独立评价右室收缩功能的敏感指标，当Sa小于10cm／s时提示右室收缩功能降低（图4-20）。

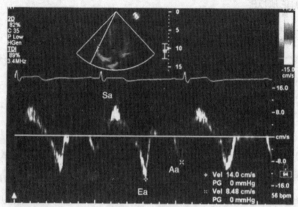

图4-20 由三尖瓣侧壁瓣环组织多普勒频谱可测量Sa、Ea和Aa

（二）右室舒张功能

1. 常用参数

三尖瓣口舒张早期和心房收缩期血流速度比值（E／A）、E峰减速时间（DT）、三尖瓣口舒张早期E峰和三尖瓣环舒张早期运动速度Ea比值（E／Ea）、右房大小。

2. 右室舒张功能异常的评价标准

（1）E／A <0.8提示右室松弛异常；

（2）E／A在0.8～2.1，且E／Ea>6或肝静脉呈现舒张期血流为主时，提示假正常化；

（3）E／A >2.1且DT<120ms提示限制性充盈障碍。

第五章　甲状腺疾病

一、甲状腺功能亢进症

甲状腺功能亢进症简称甲亢，是指有多种病因导致甲状腺腺体本身产生甲状腺激素过多而引起的甲状腺毒症。

二、甲状腺功能亢进症分类

1. 甲状腺性甲亢

（1）弥漫性甲状腺伴甲亢。

（2）多结节性甲状腺肿伴甲亢。

（3）自主性高功能性甲状腺腺瘤或结节。

（4）新生儿甲亢。

（5）碘源性甲亢。

（6）原发性甲状腺癌引起甲亢。

2. 继发性甲亢　各种原因导致血中促甲状腺激素（thyroid-stimulating hormone，TSH）浓度增加，进而引起甲亢。分为：

（1）垂体性甲亢。

（2）异位TSH分泌综合征。

3. 异源性甲亢　身体其他部位有分泌甲状腺激素的组织，而甲状腺本身无病变。

（1）卵巢甲状腺肿所致甲亢。

（2）甲状腺转移性肿瘤引起的甲亢。

4. 药物诱导的甲亢

（1）甲状腺素（人为性）。

（2）碘甲亢。

5. 甲状腺炎伴甲亢。

三、甲状腺功能亢进症的临床表现

以临床上最常见的甲状腺疾病，即弥漫性毒性甲状腺肿为例，临床表现如下。

（一）高代谢症候群

患者身体各系统的功能均可能亢进，常具有怕热、多汗、皮肤潮湿，也可有低热；易饥饿，多食、消瘦；心率快，严重者出现心房纤维性颤动、心脏扩大以及心力衰竭；收缩压升高，舒张压正常或者偏低，脉压增大；肠蠕动增快，常有大便次数增多，腹泻；容易激动、兴奋、多语、好动、失眠、舌及手伸出可有细微颤动；很多患者感觉疲乏、无力、容易疲劳，多有肌肉萎缩，常表现在肢体的近躯干端肌肉受累，神经肌肉的表现常常发展迅速，在病的早期严重，治疗后数月内能迅速缓解。

（二）甲状腺肿大

呈弥漫性肿大，质地软，在肿大的甲状腺上可以听到血管杂音或者扪及震颤。引起甲状腺肿大原因是多方面的，其中和甲状腺生长抗体关系密切，此种抗体对甲状腺功能影响不大，故发病时甲状腺肿大的程度与病情不一定平行。

（三）眼征

主要是突眼。分为两类，即非浸润性突眼与浸润性突眼，突眼程度与甲亢程度无明显关系。前者为良性突眼，常见，往往无症状，眼征是由于交感神经兴奋外肌和上眼肌张力增高而产生，球后眶内软组织改变不大。

（1）眼裂增宽，目光炯炯有神，瞬目减少。

（2）上眼睑挛缩，向下看时眼睑不能随眼球向下转动。

（3）两眼看近物时向内侧聚合不良。

（4）向上看时前额皮肤不能皱起。

恶性突眼较少见，男性为多，可能与自身免疫有关，除上述体征外，由于球后软组织水肿、增重，大量炎性细胞浸润，患者诉怕光、视力减退、复视、异物感、眼睛刺痛、流泪，眼睛可因受到外界刺激而引起充血、水肿，继而感染，导致角膜炎、眼球炎甚至失明。

（四）特殊表现

1. 胫前黏液性水肿　少数人有两胫骨前局限性黏液性水肿，有时也可见于手足背面、踝关节，偶见于面部，常与浸润性突眼同时或先后发生。

2. 甲亢危象　是甲亢恶化时的严重症候群，可见于重症而未经正规治疗及术前准备不充分的患者，老年人多见，又因为感染、劳累、精神刺激等，病死率高，必须及时治疗。国内将危象分为两个阶段，即危象前期和危象期。

3. 极少数老年患者，表现身体衰弱、乏力、倦怠、神情淡漠、抑郁等，称之为"淡漠性甲亢"。

四、基础代谢率计算方法

基础代谢率是指人体在非活动状态下，维持生命所需的最低能量。基础代谢率测定有两种方法，即根据脉压和脉率计算，或用基础代谢测定仪测定。前者简便易行，后者较可靠。常用计算公式为：

$$基础代谢率=（脉压+脉率）-111。$$

正常值为±10%；+20%～+30%为轻度甲亢，+30%～+60%为中度，>+60%为重度。

五、行甲状腺摄^{131}I率的意义

（一）摄^{131}I率增高

摄取率3小时>25%，24小时>45%常见于下列情况：

（1）甲状腺功能亢进，除摄^{131}I率增高外，多出现摄取高峰在前移，高峰多出现于3～6小时。

（2）缺碘性甲状腺肿即单纯性甲状腺肿。

（3）先天性甲状腺功能减低如耳聋–甲状腺综合征。

（4）药物影响，如口服雌激素类避孕药可见摄^{131}I率增高。

（二）摄^{131}I率减低

摄取率3小时<5%或24小时<15%常见于：

（1）原发性甲状腺功能减退症。

（2）继发性甲状腺功能减退症。

（3）亚急性非化脓性甲状腺炎。

（4）药物影响因素，如含碘药物等。

六、淡漠型甲亢

淡漠性甲亢是甲状腺功能亢进症中的一个特殊类型，多见于老年患者，起病隐匿，其症状与典型甲亢的症状相反，高代谢症候群，眼征，甲状腺肿不明显，表现为食欲缺乏、恶心、畏寒、皮肤干燥，神情淡漠抑郁，对周围事物漠不关心；精神思维活动迟钝，同时回答问题迟缓，有时注意力难以集中，懒动少语；心悸者为多见，常伴有心脏扩大、充血性心力衰竭、心房颤动，眼球凹陷，双目呆滞无神，甚或有眼睑下垂。

七、甲亢性心脏病的临床表现

心律失常，以房性期前收缩多见，其次为心房颤动，并可见到心房扑动、阵发性室上性心动过速及房室传导阻滞。病程较长、病情严重的甲亢患者，由于高排血量的影响，使心脏负荷加重，可致心脏增大。在心律失常和心脏增大的基础上可致心力衰竭。至于心绞痛和心肌梗死在甲亢性心脏病中则较少见。甲亢性心脏病随着甲亢的治愈或控制，心脏病变可以消失，也可以继续存在，甚至成为永久性后遗症。

八、甲亢相关性眼病的临床表现

甲亢相关性眼病又称为浸润性突眼，是成人最常见的眼眶疾病之一，属自身免疫性疾病。

（一）眼睑挛缩

尤以上眼睑挛缩最常见，表现睑裂开大，角膜上缘和上部巩膜暴露。当眼球向下看时，上眼睑不随眼球向下移动，称眼睑滞后。

（二）眼球突出、复视及眼球运动受限

主要是眼外肌病所致，早期眶后组织肥大水肿，细胞浸润，常伴球结膜充血，晚期发生变性及纤维化，限制眼球运动。首先受累的常是下直肌，其次为上直肌，外直肌受累较少见。过度肥大的眼外肌在眶尖部可压迫视神经，造成视功能损害，甚至丧失。

此外，眼球突出和眼睑挛缩、滞后，可引起睑裂闭合困难，导致暴露性角膜炎、角膜溃疡，也严重威胁视力。

九、甲亢相关性眼病的主要护理措施

1. 保护用眼，急性期减少眼部运动，少看书及看电视，眼勿向上凝视，以及加重突眼诱发斜视。缓解期时可经常做眼球运动，使眼部肌肉放松。

2. 外出时戴有色眼镜防止强光、风及灰尘刺激，睡觉时用金霉素眼膏涂眼，或用油纱布、眼罩保护眼睛。

3. 睡觉时可采取高枕卧位，减轻眶周及眼睑水肿。

4. 限制钠盐摄入以减轻眼睛局部水肿，必要时遵医嘱使用利尿药，禁浓茶、咖啡等兴奋性饮料。

5. 正确使用眼药水

（1）用地塞米松或氢化可的松眼液滴眼，以减轻局部炎症，缓解症状。

（2）用抗生素眼液滴眼，严重者应全身应用抗生素以消除眼部炎症。

（3）眼部胀痛、眼压高可用赛马洛儿眼液降低眼压。

（4）眼部干燥，可用人工泪液等滋润眼部。

（5）不同的眼液应交替使用，间隔1～2小时。

十、甲亢相关性眼病的治疗手段

（一）激素治疗

最常用的药物是肾上腺类固醇皮质激素，但使用的药物种类、剂量和时间应视病情的严重程度而异。

（二）放射治疗

眶部放射治疗突眼已有60余年的历史，是突眼治疗的主要手段之一。放射治疗的机制是非特异性抗炎作用，可以减轻眶内淋巴细胞浸润，减少GAG的产生。但由于放射治疗初期会有一过性水肿加重、白内障形成及致癌的可能性，故30岁以下患者慎用或禁用。

（三）血浆置换治疗

血浆置换法对病程较短，眼球突出急剧，有软组织、角膜病变及视力障碍者较为有效。

（四）手术治疗

经鼻内镜框内减压手术是近年来治疗甲亢性突眼的首选手术方法。

（五）球后注射治疗

直接将玻璃酸钠、地塞米松或糜蛋白酶等药物注入患者球后组织，已达到减轻球后组织水肿的目的。操作者将药液通过注射器经眼眶下缘外1／3和中1／3交界处垂直刺入皮肤1～1.5cm（以落空感为宜）后，再将针头略向鼻上方缓慢推进深达2.5～3cm，进入球后组织确定无回血后缓慢注入。由于操作者的手法掌握及进针角度问题，以及直接经眼眶下缘向球后注射药物，其风险不可估量，因此，近年来已逐渐被忽略。

（六）中医治疗

运用中医学技术，将针灸与药物联合应用，对于改善患者的局部症状和全身状况都具有重要作用。

十一、球后放射治疗的剂量及护理措施

球后放射治疗的剂量为200cGy／次，5次／周，连续两周治疗结束（共2000cGy）。护理措施如下：

（一）做好患者的宣教工作

说明放射治疗的目的及可能出现的不良反应，以取得患者同意并签署知情同意书。治疗前应禁食，防止放疗后引起呕吐。放疗前精确定位，协助患者将头部置于舒适的位置，治疗过程中头部制动，防止损伤周围正常组织。如出现头部活动、头痛、呕吐、胸闷等不适时，暂停治疗。治疗结束后患者应卧床休息，抬高头部，减轻眼部充血、水肿。

（二）饮食护理

患者治疗过程中由于激素及放疗的影响，易出现食欲下降。在加强营养的同时，根据患者喜好给予易消化、富含维生素、优质蛋白的低碘饮食，戒烟酒，避免使用过冷、过热、过硬及辛辣刺激性食物，以免刺激胃黏膜。

（三）眼部护理

同甲亢突眼常规护理，卧床时抬高患者头部，可有效减轻眼部充血、水肿及胀痛感。白天戴有色眼镜防止强光及灰尘的刺激，睡眠时使用红霉素眼膏、纱布或眼罩，预防结膜炎、角膜炎的发生，复视者可戴单侧眼罩。适量使用0.5%氢化可的松滴眼，减轻眼部局部刺激症状。嘱咐严禁用手揉搓眼部，出现畏光、流泪现象，及时向医生汇

报，并做好相应处理。

十二、抗甲亢药物

抗甲状腺药物主要有硫脲类、碘及碘化物、放射性碘及其他药物。

（一）硫脲类

硫氧嘧啶类包括常用药物有甲硫氧嘧啶（methylthiouracil，MTU）、丙硫氧嘧啶（propylthiouracil，PTU）；咪唑类包括常用药物有甲巯咪唑（他巴唑）、卡比马唑（甲亢平）。硫脲类药物的作用原理是利用硫脲类药物抑制甲状腺的碘有机化，减少甲状腺激素的合成。PTU还有抑制外周组织中T_4向T_3转化的作用，迅速控制血清中生物活性较强的T_3，能迅速改善甲亢的毒性症状，因此，在甲亢危象时，可作为首选药物。但该类药不抑制甲状腺摄碘和合成激素的释放。

（二）碘及化合物

常用药物为复方碘溶液（卢戈液），大剂量产生抗甲状腺作用，抑制甲状腺激素的释放和合成，起效快，作用强。10～15天的最大效应时不宜继续用药，否则抑制碘摄取，降低碘浓度，失去抑制合成的作用，因此，不能单独用于甲亢治疗。

（三）放射性碘

常用为^{131}I。甲状腺具有高度摄碘能力，^{131}I能被甲状腺摄取，释放出两种射线，其中的β射线，射程短，能破坏甲状腺实质，起到治疗作用。γ射线因射程远，可用于测定甲状腺摄碘功能。

（四）β受体阻滞药

常用药物为普萘洛尔、比索洛尔。其机制是阻断心脏β1受体，降低心率，改善甲亢所致心率加快、心肌收缩力增强、耗氧量增加的症状，阻断中枢β受体，减轻焦虑，同时阻断外周组织T_4向T_3的转化。

患者用药后的教育内容如下：

（1）指导正确使用药物，各类药物均有自己的服用方式，应指导患者仔细掌握，剂量准确，避免自行增减。

（2）严格观察生命体征变化，尤其是心率及节律的变化，服药后心跳过慢，应及时汇报医生，酌情减轻用药。

（3）指导患者遵守用药规则，用药一定要足量、足程，同时密切观察指标，如血液生化指标、激素指标等。

（4）注意观察用药后不良反应的发生，如粒细胞缺乏、药物性皮疹、中毒性肝损害等。

（5）服药期间注意饮食，禁饮浓茶、咖啡，禁食辛辣及海味食物，禁忌烟酒。

（6）定期复诊复查。

十三、抗甲亢药物的停药指征

停药指征：临床症状消失，甲状腺缩小，杂音消失，T_3、T_4 及rT_3 正常，疗程已达1年半以上，维持剂量很小，甲状腺摄[131]I率受T3抑制，尤以甲状腺刺激抗体转为阴性时可停药。

十四、抗甲亢药物的不良反应

1. 粒细胞缺乏　服药开始时每1～2周复查白细胞，总数低于4.0×10^9／L应减少药物剂量，加用升白细胞药物并测分类计数，凡总数低于3.0×10^9／L、中性低于1.5×10^9／L必须停药，经升白细胞药物应用后好转，再考虑抗甲亢治疗。

2. 药物性皮疹　加用抗过敏药仍不能缓解者，可换另一种药物，丙硫氧嘧啶和甲巯咪唑无交叉过敏现象。

3. 肝功能受损　多为转氨酶升高或胆汁淤积性黄疸，加用护肝药物及消炎利胆药物，如症状仍不能好转，可暂停使用抗甲状腺药物，停药后症状缓解，待控制症状后再继续谨慎用抗甲状腺药物。

4. 心率过缓　普萘洛尔可对抗甲状腺激素效应，使心率减慢如心率低于60次／分，应注意减药量，或更换其他β受体阻滞药。

5. 其他　血管神经性水肿、中毒性肝炎、急性关节痛等罕见，如发生则立即停药。

十五、甲亢危象的诊断依据

目前尚无统一的诊断标准，主要依靠临床表现综合判断，符合以下，可诊断为甲亢危象。

1. 有甲亢病史，但病情未达到及时有效的控制，同时伴有严重感染、精神刺激、妊娠、手术、放射性碘治疗等诱因。

2. 下列临床表现有三项以上者

（1）发热，体温超过39.0℃。

（2）脉搏超过140次／分，伴有心律失常或心力衰竭。

（3）烦躁不安，大汗淋漓，脱水。

（4）意识障碍，谵妄、嗜睡、昏迷。

（5）明显的消化道症状如恶心、呕吐、腹泻等。

十六、甲亢危象的紧急处理措施

1. 全身支持疗法　保证足够热量摄入及体液补充，每日3000～6000ml。有心衰、肺淤血者可使用洋地黄类及利尿剂，房颤伴快速心率者可使用洋地黄类及钙通道阻滞剂药等。

2. 解热镇痛　高热者必须应用冰袋、酒精擦浴等物理降温措施，必要时实施人工冬眠疗法，烦躁不安者可予静脉注射镇静剂。

3. 积极去除诱因　有感染者应用抗生素治疗，有外伤史者立刻予以清创处理，妊娠者密切检测胎儿情况，应用最小可控制剂量达到疾病控制原则。

4. 抑制甲状腺激素合成　首选丙硫氧嘧啶，大剂量应用，不能口服应经胃管注入或灌肠。

5. 减少甲状腺激素释放　大剂量的碘剂可迅速阻断甲状腺释放甲状腺激素，因此，在服用抗甲状腺药物1小时后应使用碘剂（复方碘溶液），首剂30~60滴，随后每6~8小时5~10滴，或碘化钠加葡萄糖盐水经静脉输入，病情缓解后减量。对碘过敏者可使用锂剂，改用碳酸锂口服。

6. 拮抗甲状腺激素外周作用　抗甲状腺药物PTU、β受体阻滞药（普萘洛尔）、碘剂及糖皮质激素均可抑制外周组织中T_4向T_3的转化，从而降低甲状腺激素的生物活性。此外，普萘洛尔（心得安）、利血平、胍乙啶等作为肾上腺素能受体的阻滞药，还可以抑制甲状腺激素的拟交感活性或耗竭组织中的儿茶酚胺，使心率减慢，震颤减轻。但由于利血平、胍乙啶等不良反应较多，现已少用。

7. 血浆置换及透析疗法　经上述治疗，患者病情仍然危重，甚至出现多脏器功能衰竭时，可考虑采用血浆置换或血液透析治疗，去除血浆中过多的甲状腺激素及其他各种有害物质，能缓解病情。

8. 应用肾上腺皮质激素　必要时酌情使用。

十七、甲亢危象的护理要点

1. 密切观察病情变化，当患者出现原有甲亢症状加重，伴严重乏力、烦躁、发热（39℃以上）、多汗、心悸、心率大140次／分以上，伴食欲缺乏、恶心、腹泻等，应警惕发生甲亢危象。密切观察神志、体温、脉搏、呼吸、血压，并详细记录出入量，对有精神症状的患者，要注意安全，如床档保护，防止意外发生。给予吸氧，积极补液，注意液体滴速，高热者积极进行物理降温。

2. 保证病室环境安静，危重患者单独放置，为避免感染应做好床旁隔离，严格按规定的时间和剂量给予抢救药物。昏迷者加强皮肤、口腔护理，定时翻身，以预防压疮、肺炎的发生。

3. 病情许可时，教育患者及家属知道感染、严重精神刺激、创伤等是诱发甲亢的重要因素，应学会避免诱因，患者学会进行自我心理调节，增强应对能力，家属、病友要理解患者现状，应多关心、爱护患者。

4. 长期服用抗甲状腺药物，容易出现白细胞下降，导致患者机体抵抗力低下，应予重视，并对患者做好疾病用药指导，指导患者对疾病并发症及药物不良反应的正确应对方式。

十八、甲亢危象的预防

（一）一级预防

1. 对于甲亢患者的直系亲属要定期行甲状腺功能检查。发现甲亢应及时进行治疗。

2. 多结节性甲状腺肿主要合并临床和亚临床甲亢，尤其易发生在低碘区的老年人。对于此类人群，可给予适当水平的碘摄入，必要时行放射治疗和手术治疗，以防止甲亢发生。

（二）二级预防

1. 提高对不典型甲亢的诊断水平，及时进行治疗，并警惕其发生危象时的不典型特征以免误诊。

2. 甲亢患者应采取系统正规治疗措施，有效控制病情。治疗过程中不能突然中断抗甲状腺药物或骤减剂量。不要突然停用普萘洛尔（心得安），否则会引起"反跳"而诱发甲亢现象。

3. 尽量避免诱发甲亢危象的各种因素，不要按压甲状腺，避免精神刺激。当患者处于感染及应激状况下应积极治疗感染，密切观察病情变化，一旦有危象早期表现即应按危象处理。

（三）甲亢手术前准备

1. 术前必须用抗甲状腺药物充分治疗至症状控制，心率 <80次／分，T3、T4在正常范围。于术前2周开始加服复方碘化钾溶液，每次3～5滴，每日 1～3次，以减少术中出血，防止甲亢危象。同时再加服普萘洛尔是一种安全而有效的术前准备方法，但术后应连续服普萘洛尔（心得安）5～7天，以免发生反跳现象或可能诱发甲亢危象。普萘洛尔（心得安）与抗胆碱能药物如阿托品有拮抗作用，术前和术中应避免同时使用。对心肌有抑制的麻醉药如氟烷亦应禁止使用。

2. 采用^{131}I治疗的甲亢患者，病情较重者应先使用抗甲状腺药物治疗3个月，待症状减轻后，停药 3～5天，然后进行 ^{131}I治疗。在放疗后2天～2周内应严格观察病情，有无甲亢危象的预兆出现。

十九、甲状腺功能亢进症的健康指导

1. 指导患者做好饮食护理，给予高热量、高蛋白、高维生素及富含矿物质的饮食，并给予充足的水分，多摄取新鲜和水果，禁止摄入刺激性的食物和饮料，如浓茶、咖啡等，以免引起患者神经兴奋。如腹泻患者，应指导食用含维生素且容易消化的软食。

2. 做好用药指导，向患者解释长期服药的重要性，指导患者按医嘱服药，不可自行减量或停服，并指导自我监测有无不良反应，如粒细胞减少。在初期服药后2～3个月内多见，如伴有咽痛、发热、乏力等应疑为粒细胞减少，须与医师联系，酌情减药或停药。

3. 指导患者做好运动和休息。在疾病初期，应多卧床休息，减少耗氧量，维持充足的睡眠，避免过度劳累，以免加重病情。待病情好转后，可指导进行适量的轻体力劳动，如乏力、四肢无力症状明显，不能继续运动，以多休息为宜。

4. 指导患者保持心情愉悦，避免精神刺激，建立良好的人际关系，并提供良好的社会支持系统。

5. 指导定期门诊复查。

二十、放射性^{131}I治疗的适应证

符合下列条件之一的甲亢患者可进行放射性治疗^{131}I治疗。

（1）年龄在25岁以上。

（2）对抗甲状腺药物过敏不可继续使用者，或长期治疗无效，或停药后复发者。

（3）甲状腺次全切除术后复发者；因再次手术时将有更大可能伤及喉返神经或甲状旁腺，采用^{131}I治疗更安全，或不愿手术或不宜手术者。

（4）合并有严重器质性病变，如心脏病、糖尿病、严重肝病或肾病有手术切除禁忌证者，以及有严重精神失常及神经系统器质性病变的患者。

（5）甲亢伴有突眼者，甲亢伴白细胞或血小板减少的患者，甲亢伴房颤的患者。

（6）甲状腺内^{131}I转换的有效半衰期不小于3天者。

二十一、放射性^{131}I治疗的禁忌证

以下情况不用于放射性碘治疗：

（1）妊娠或哺乳妇女。

（2）年龄小于25周岁者（宜首选抗甲状腺药物治疗）。

（3）有严重或活动性肝、肾疾病患者。

（4）周围血液白细胞数少于3.0×10^9／L者（但分类中中性粒细胞在2.0×10^9／L以上或经治疗改善后仍可考虑）。

（5）重度甲亢患者。

（6）结节性肿伴功能亢进，结节扫描显示"冷区者"。

二十二、放射性^{131}I治疗前的准备

（1）服^{131}I前2～4周以避免用碘剂及其他含碘食物或药物。

（2）^{131}I治疗前病情严重，心率超过160次／分，病情较重者，宜选用抗甲状腺药物或普萘洛尔等治疗，待症状有所减轻，方可用^{131}I治疗。

（3）使用抗甲状腺药物患者需要停药，甲巯咪唑停3～5天，丙硫氧嘧啶需要停2周，然后再行摄^{131}I率测定，适宜方可采用^{131}I治疗。

（4）进行血、尿等常规检查，以了解主要脏器功能。

（5）进行甲状腺摄^{131}I率或甲状腺扫描，以便计算药物剂量。

（6）向患者说明^{131}I治疗的有关注意事项。

（7）服^{131}I的前后几天，患者应卧床休息，避免剧烈活动。

二十三、放射性^{131}I治疗后的注意事项

（1）空腹服^{131}I，2小时后方可进食，以免影响碘的吸收。

（2）服用^{131}I后，一般在3周以后才开始出现疗效，在临床症状尚未开始好转之前的一个阶段，不宜任意使用碘剂、溴剂和抗甲状腺药物，以免影响^{131}I的重吸收，降低疗效。治疗后的一个月内进低碘饮食，不吃海带、紫菜等海生植物。

（3）服药后2周内患者应注意休息，避免剧烈活动和精神刺激，预防感染。

（4）由于接受^{131}I治疗早期可见颈部发痒、疼痛等放射性甲状腺炎症状，故在治疗后的第1周应避免扪诊或挤压甲状腺。

（5）遵照医嘱，定期到医院复查，出现问题随时就诊。

二十四、放射性^{131}I治疗的并发症

1. 一般反应　少数患者在服^{131}I后1~2周内有轻微反应，主要为乏力、头晕、食欲下降、胃部不适、恶心、皮肤瘙痒、甲状腺局部有胀感和轻微疼痛等，一般数天后即可消失。最初2周内甲亢症状可有加重。

2. 放射性甲减。

3. 突眼加重　^{131}I能使大多数患者治疗后突眼症状好转，仅有少数病例突眼症加重。

二十五、甲状腺功能减退症的临床表现

甲状腺功能减退症起病隐匿，病程较长，很多患者缺乏特异性症状和体征，主要表现以代谢率减低和交感神经兴奋性下降为主。由于甲状腺激素缺乏可影响全身各个系统，因此甲减时全身各系统均有改变。

（一）皮肤

皮肤干燥、真皮黏多糖浸润，体液潴留。重者可以出现黏液性水肿。

（二）消化系统

代谢减低，体重增加。味觉差，胃黏膜萎缩，胃酸分泌减少。三分之一壁细胞抗体阳性，恶性贫血约占10%。胃肠蠕动减弱，便秘。

（三）心血管系统

心肌收缩力下降，心排血量下降，活动耐量减低。重者可出现心力衰竭、心包积液。

（四）呼吸系统

低通气，睡眠呼吸暂停。

（五）血液系统

正细胞正色素性贫血，血细胞比容下降。

（六）神经系统

表现淡漠，反射时间延长。

（七）生殖系统

生育力下降、性欲下降；妇女月经紊乱或月经量多。

（八）其他内分泌系统

甲减–原发性肾上腺功能低下，垂体性甲减。

（九）其他表现

各种中间代谢低下，酶清除减少，胆固醇、甘油三酯、低密度脂蛋白、肌酶等浓度增高。如合并糖尿病，则糖尿病病情相对减轻，胰岛素和口服降糖药用量减少。

二十六、甲状腺素替代治疗注意事项

1. 开始剂量宜小，主张从小剂量开始，开始服药时LT_4为25～50mg／次，甚至12.5mg开始，以后逐渐增量，每2～4周增量一次，每次增量LT_4 25～50mg／次，2～3个月可达到维持剂量，直至TSH和T_4恢复正常。对一些难以增加剂量的患者，可以在服用甲状腺激素制剂的同时加服普萘洛尔。

2. 甲状腺素的半衰期长，服药后血浆药物浓度比较稳定，可以为每日一次顿服。

3. 密切检测甲状腺激素水平，特别是对合并冠心病，心衰或快速性心律失常的患者，必须采用积极措施避免由本药引起的轻度甲亢。

4. 继发于垂体疾病的甲状腺功能减退症，必须确定是否合并肾上腺皮质功能不全，如果存在时，首先必须给予糖皮质激素治疗后，病情稳定，再予甲状腺素替代治疗。

5. 对妊娠和哺乳的影响，在妊娠期及哺乳期应特别坚持使用甲状腺激素的治疗，不能自行将药物随意增减，时刻密切关注甲状腺激素水平，根据激素水平调节药物剂量。

二十七、亚急性甲状腺炎的诊断依据

1. 发病前有上呼吸道感染病史，起病较急，有乏力与全身不适、发热、甲状腺部位及咽部疼痛，在转动头部或吞咽时疼痛加重，或向耳、下颌或枕部放射。起病初期约半数病人或轻度甲亢症状、持续时间一般不超过2周。甲状腺轻度肿大，质硬伴有结节，有明显压痛，位于一侧，可扩展到另一侧；也可一侧消失后，又在另一侧出现。经数周后可自行缓解，但可复发。

2. 实验室检查可见早期红细胞沉降率常明显增快，白细胞正常或减少。血T_3、T_4、FT、FT_4增高，而血促甲状腺激素降低，甲状腺^{131}I摄碘率与血清甲状腺激素均可恢复正常。

3. 甲状腺活检，细针穿刺涂片可见多核巨细胞、上皮细胞及纤维细胞存在。

4. 血清甲状腺激素浓度升高与甲状腺摄碘率降低双向分离。

5. 泼尼松治疗有明显疗效。

二十八、甲状腺肿大分级

0度：无甲状腺肿大。

Ⅰa度：甲状腺可扪及，颈部充分伸展时仍不可见到。

Ⅰb度：甲状腺可扪及，颈部充分伸展时可见到。

Ⅱ度：颈在正常位置时甲状腺可见到。

Ⅲ度：甲状腺明显肿大，一定距离处可见到。

二十九、原发性甲状旁腺功能亢进症的主要临床表现

（一）骨关节损害

全身性弥漫性骨病，多为承受重力的骨骼，如下肢、腰椎。体检时可有长骨部位压痛，发生自发性骨折，尤其在囊性病变部位，多发生在长骨。关节痛系软骨下骨折或侵袭性关节炎所致，极易误诊为类风湿性关节炎。

（二）泌尿系统

约2/3患者可有肾损害，常见的是复发性泌尿道结石、肾绞痛、血尿、多尿、多饮，加之血钙增高，严重时产生尿崩。易反复尿路感染，形成不可逆的肾功能衰竭。

（三）消化系统

病人有消化不良，食欲缺乏，恶心，呕吐及便秘。可伴有复发性消化性溃疡，药物治疗无效。摘除甲状旁腺腺瘤后可痊愈。5%~10%病人有急、慢性胰腺炎发作。

（四）心血管系统

高血钙使血管平滑肌收缩，血管钙化，形成高血压，心内膜及心肌钙化使心功能减退。

（五）神经精神病变

当血钙3~4mmol/L时有精神衰弱症状。4mmol/L时呈精神病，出现谵妄，精神错乱。接近5mmol/L时昏迷不醒。少数有头痛、脑卒中、锥体外系统病变、麻痹，可能与颅内钙化有关。

（六）肌肉系统

肌无力，近端肌肉疼痛，萎缩，肌肉活检呈非特异性改变。肌电图可报告为肌源性或神经源性，可误诊为周围神经炎。

三十、原发性甲状旁腺功能亢进症的实验室检查

（一）血清钙

高血钙是本症最主要的生化指标，最具诊断价值。有许多病人需要在同一实验室重复几次化验才能发现。血钙>2.6mmol／L才能诊断高血钙。如果能够测定游离钙，对高钙血症诊断更为有利。

（二）血清磷

正常成人为0.97～1.45mmol／L，儿童为1.29～2.10mmol／L。甲旁亢时80%病人血磷降低，因PTH"溶骨排磷"作用所致。必须强调空腹血磷下降。

（三）24小时尿钙排量

我国成人24小时尿钙排量1.9～5.6mmol（75～225mg），甲旁亢时尿钙排量增加。24小时尿钙>250mg（女性）和300mg（男性）有诊断意义。

（四）24小时尿磷排量

正常24小时尿磷小于1克，甲旁亢时常增高。但受饮食因素的影响，其诊断意义不如尿钙排量那么重要。尿磷清除率（Cp）对甲旁亢有60%～70%诊断意义。

（五）尿cAMP（环磷酸腺苷）测定

80%的甲旁亢病人尿中cAMP增高。尿cAMP的排泄率反映了循环中有生物活性的PTH的浓度。

（六）肾小管再吸收磷试验（T.R.P）

正常时若每天摄入800～900mg磷的条件下，磷从肾小球滤过，肾小管能吸收80%～90%，即TRP80%～90%。甲状旁腺素（parathyroid hormone，PTH）抑制肾小管对磷的重吸收。甲旁亢时抑制到10%～70%，低于78%即有诊断意义。

（七）尿羟脯氨酸（urine hydroxyproline，HOP）测定

PTH可以溶骨，使骨有机基质溶解，因此尿中HOP增加。

（八）PTH测定

原发性甲旁亢中，55%～95%病人的血清中PTH明显增高。如血钙增高时PTH增高对甲旁亢有特殊诊断意义。

（九）钙负荷试验

正常人静脉输钙后，血钙浓度增高，PTH减少。但甲旁亢患者血钙对PTH的负反馈障碍。所以钙负荷后PTH并不下降或轻度下降。正常人明显下降，甚至抑制到0。该试验仅使用于PTH增高，血钙增高不明显的可疑病人。

（十）皮质醇抑制试验

主要用于鉴别其他原因引起的高钙血症。甲旁亢患者口服大剂量糖皮质激素（泼尼松60mg／天）连续一周，血钙不下降。其他原因如维生素D中毒，骨髓瘤等，牛奶碱中毒血钙能抑制。甲旁亢患者大多不能抑制。

（十一）X线检查

对骨型及混合型患者必须作各部分的X线检查，最早的X线征象为骨膜下骨吸收，可发生在骨质疏松前。

三十一、诊断原发性甲状旁腺功能亢进症的实验室检查

诊断原发性甲状旁腺功能亢进症的重要实验室检查一是血清钙、血清磷检测，二是PTH测定。如血钙增高时PTH增高对甲旁亢有诊断意义，所以PTH和血钙必须同时测定。

三十二、甲状旁腺功能减退症的主要临床表现

（一）低钙血症

可出现指端或嘴部麻木和刺痛，手足与面部肌肉痉挛，随即出现手足搐搦（血清钙一般在2mmol／L以下），典型表现为双侧拇指强烈内收，掌指关节屈曲，指骨肩关节伸张，腕、肘关节屈曲，形成鹰爪状，有时双足也呈强直性伸展。膝髋关节屈曲。发作时可有疼痛，但由于形状可怕，患者常异常惊恐，因此抽搐加重；有些患者，特别是儿童可出现惊厥或癫痫样全身抽搐。如不伴有抽搐，常可误诊为癫痫大发作。手足搐搦发作时也可伴有喉痉挛与喘鸣，由于缺氧又可诱发癫痫样大发作。

有些轻症或久病患者不一定出现手足抽搐。其神经肌肉兴奋性增高主要表现为Chvostek征与Trousseau征阳性。

除了上述表现外，低钙血症还可引起下列表现。头颅摄片可发现多数患者有基底节钙化，并可出现锥体外神经症状，包括典型的帕金森病的表现。纠正低钙血症可使症状改善。少数患者可出现颅内压增高与视盘水肿。

（二）慢性甲状腺功能减退症

患者可出现神经症状，包括烦躁、易激动、抑郁或精神病。儿童患者常有智力发育迟缓与牙齿发育障碍。

（三）白内障

在本病中较为常见，可严重影响视力，纠正低钙血症可使白内障不再发展。长期甲状旁腺功能减退症使皮肤干燥、脱屑，指甲出现纵剂嵴，毛发粗而干，易脱落，易得念珠菌感染。血钙纠正后，上述症状也能好转。心电图检查可发现QT时间延长，血清钙纠正后，心电图改变也随之消失。

三十三、甲状旁腺功能减退症的实验室检查

（1）血钙降低与血磷增高；

（2）尿钙与尿磷减少；

（3）血中PTH的测定临床上绝大多数甲旁减由于PTH不足，血中PTH低于正常，但部分病人也可在正常范围；

（4）尿中cAMP甲旁减患者尿中的cAMP大多低于正常；

（5）血中碱性磷酸酶正常。

第六章　乳腺疾病常识

第一节　概述

一、乳房位置

乳房位于两侧胸部胸大肌的前方，其位置与年龄、体型及乳房发育程度有关。成年女性的乳房一般位于胸前的第2～6肋骨之间，内缘近胸骨旁，外缘达腋前线，乳房肥大时可达腋中线。乳房外上极狭长的部分形成乳房腋尾部伸向腋窝。青年女性乳头一般位于第4肋间或第5肋间水平、锁骨中线外1厘米；中年女性乳头位于第6肋间水平、锁骨中线外1～2厘米。

二、乳房的淋巴输出途径

乳房的淋巴输出途径甚为丰富，其淋巴输出有以下四个途径。

1. 大部分淋巴液经胸大肌外缘淋巴管流至腋窝淋巴结，再流向锁骨下淋巴结，继之到锁骨上淋巴结。

2. 部分乳房内侧的淋巴液通过肋间淋巴管流向胸骨旁淋巴结。

3. 两侧乳房间皮下有交通淋巴网，一侧淋巴液可流向对侧乳房。

4. 乳房深部淋巴网可沿腹直肌鞘和肝镰状韧带的淋巴管流向肝。

三、乳房按摩的正确方式

（一）清洁乳房

洗净双手，用润肤油软化产妇乳头上的乳痂，然后用毛巾蘸温清水（水温40～50℃）清洗产妇乳头和整个乳房，以乳头为中心环行向外将乳房擦拭干净，动作轻柔。禁用肥皂等刺激性物品。

（二）热敷乳房

将长毛巾直向对折或折成一字形，两手各持一字形毛巾两端，并将中间下垂部分浸入盆内热水中。将毛巾取出拧干，将毛巾一角轻触产妇乳房以产妇感觉舒服为度，将毛巾环行裹住乳房并露出乳头，毛巾冷却后重复以上步骤，共持续热敷5分钟。

（三）乳头运动

用润肤油均匀涂抹双手，一手拇指、食指、中指轻轻抓住乳头慢慢地压住乳晕向纵方向做提拉动作；另外将乳头上下左右4个方向牵拉动作。对有乳头内陷的产妇可每天6次，每次5分钟，无乳头内陷的产妇可每天3次，每次5分钟。

（四）进行乳腺管疏通护理

双手轻握乳房，用手指沿乳房四周顺时针方向转圈，然后用手指轻轻捏住乳房向乳头方向放松，放松至乳头时挤压一下乳头再放松。每天3次，每次5分钟。

（五）加强乳房血液循环护理

用手掌侧面，轻按乳房壁，露出乳头，并围绕乳房均匀按摩，每天3次，每次5分钟。

四、乳腺疾病的自我检查

（一）检查时间

月经正常的妇女，月经来潮的第9～11天是乳腺检查的最佳时间。绝经妇女，每月固定一天进行乳腺检查。

（二）检查方法

1. 视诊　脱去上衣，在明亮的光线下，面对镜子做双侧乳房视诊。双臂下垂，观察两侧乳房的弧形轮廓有无改变、是否在同一高度，乳房、乳头、乳晕皮肤有无蜕皮或糜烂，乳头是否提高或回缩。然后双手叉腰，身体做左右旋转状，继续观察以上变化。

2. 触诊　取立位或仰卧位，左手放在头后方，用右手检查左乳房，手指要并拢，从乳房上方顺时针逐渐移动检查，按外上、外下、内下、内上、腋下顺序，系统检查有无肿块。注意不要遗漏任何部位，不要用指尖压或挤捏。检查完乳房后，用食指和中指轻轻挤压乳头，观察是否有带血的分泌物。同时需检查腋窝淋巴结，双手下垂呈放松状态，用手指检查腋窝有无淋巴结肿大。通过检查，如发现肿块或腋窝淋巴结肿大及其他异常要及时到医院做进一步检查。

五、乳腺B超检查注意事项

首先调节好室内温湿度，检查室应保持安静、整洁、光线微暗，注意保暖和保护患者隐私，向患者解释检查时采取的体位，协助患者除去文胸，暴露检查部位。患者在检查部位涂抹耦合剂，检查腋窝淋巴结时协助患者更换体位，乳腺癌术后复查患者因患肢功能受损，需要摆放患者体位。检查结束后将患者检查部位耦合剂擦拭干净，协助患者穿衣。

第二节　乳腺炎及乳腺囊性增生

一、急性乳腺炎

急性乳腺炎是指乳房的急性化脓性感染，多发生于产后哺乳期的妇女，尤以初产妇多见，好发于产后3~4周。

二、乳腺疼痛的原因

乳房疼痛的原因有很多，分为生理性疼痛和病理性疼痛。

（一）生理性疼痛病因

生理性疼痛主要因刺激引起，几种常见类型介绍如下：

1. 青春期乳房胀痛。

2. 经前期乳房胀痛。

3. 孕期乳房胀痛。

4. 产后乳房胀痛。

5. 人工流产后乳房胀痛。

6. 性生活后乳房胀痛。

（二）病理性疼痛病因

病理性疼痛主要原因是乳腺增生及乳腺炎，几种常见类型如下：

1. 乳腺增生引起的乳房疼痛。

2. 乳腺炎引起的乳房疼痛。

3. 颈椎病引起的乳房疼痛。

4. 胸壁疾病引起的乳房疼痛。

5. 精神性疼痛。

6. 压力增大导致疼痛。

三、乳腺炎的发病原因

（一）乳汁淤积

乳汁淤积有利于入侵细菌的生长繁殖。原因有乳头过小或内陷，妨碍哺乳，孕妇产前未能及时矫正乳头内陷，婴儿吸乳困难；乳管不通，乳管本身炎症，肿瘤及外在压迫，胸罩脱落的纤维亦可堵塞乳管；乳汁过多，排空不畅，产妇没有及时将乳房内多余的乳汁排空。

（二）细菌入侵

乳头内陷时婴儿吸乳困难，易造成乳头周围的破损，是细菌沿淋巴管入侵造成感染的主要途径。另外婴儿经常含乳头而睡，也可使婴儿口腔内炎症直接侵入至乳管，继而扩散至乳腺间质引起化脓性感染。其致病菌以金黄色葡萄球菌常见。

四、乳腺炎的病理生理

细菌从乳头入侵后沿淋巴管蔓延到乳腺组织及其间的结缔组织，或直接侵入乳管，上行至腺小叶，从而引起急性化脓性感染。

早期为蜂窝织炎样表现，数天后可出现炎性脓肿。表浅脓肿可向外溃破或破入乳管自乳头溢出；深部脓肿还可穿至乳房与胸肌间的疏松组织中，常形成乳房内脓肿、乳晕下脓肿或乳房后脓肿，感染严重者，可并发脓毒症。

五、乳腺炎处理原则

（一）非手术处理

1. 局部处理　患乳停止哺乳，排空乳汁；热敷、药物外敷或理疗以促进炎症的扩散；外敷药可用金黄散或鱼石脂软膏；局部皮肤水肿明显者，可用25%硫酸镁溶液热敷。

2. 抗感染　使用抗菌药；采取中药治疗，服用清热解毒类中药；感染严重、脓肿引流后或并发乳疹者应终止乳汁分泌。

（二）手术处理

脓肿切开引流，脓肿形成后，应及时做脓肿切开引流。

六、乳腺炎临床表现

单纯乳腺炎初期主要表现是乳房胀痛，局部皮温高、压痛，出现边界不清的硬结，有触痛。急性化脓性乳腺炎局部皮肤红、肿、热、痛，出现较明显的硬结，触痛明显，同时可出现寒战、高热、头痛、无力、脉快等全身症状。此时腋下可出现肿大的淋巴结，并有触痛，白细胞计数升高，严重时可合并败血症。脓肿形成是由于治疗措施不得力或病情进一步加重，局部组织会发生坏死、液化，大小不等的感染灶相互融合形成脓肿。脓肿可为单房性或多房性。浅表的脓肿易被发现，而较深的脓肿不明显，不易发现。如果乳腺炎患者全身症状明显，局部及全身药物治疗效果不明显时，要注意进行疼痛部位的穿刺，待抽出脓液或涂片中发现白细胞后再明确脓肿诊断。

七、乳腺炎护理措施

（一）一般护理

进食高蛋白、高热量、高维生素、低脂肪食物，保证足量水分的摄入。注意休息，适当运动、劳逸结合。加强哺乳期乳房的清洁护理，提高抗感染和修复能力。

（二）病情观察

定时监测生命体征，观察局部炎性肿块有无改变。了解白细胞计数及分类变化，必要时做细菌培养及药敏试验。

（三）治疗配合

防止乳汁淤积；促进局部血液循环；控制感染；对症处理；切口护理。

（四）心理护理

解释疼痛及不能有效母乳喂养的原因，消除病人的思想顾虑，保持心情舒畅。

（五）健康指导

指导产妇正确哺乳；保持乳头和乳晕清洁；纠正乳头内陷；处理乳头破损；预防或及时治疗婴儿口腔炎症。

八、乳腺囊性增生病

乳腺囊性增生病为乳腺导管及腺泡上皮增生和囊肿形成，是乳腺实质的良性增生性疾病。多发生于30~50岁的中年妇女。

九、乳腺囊性增生病的病因

乳腺囊性增生病与卵巢功能失调引起的激素分泌紊乱有关。

十、乳腺囊性增生病的临床表现

（一）乳房胀痛

胀痛具有周期性，表现为月经来潮前疼痛加重，月经结束后减轻或消失，也可整个月经周期都有疼痛。

（二）乳房肿块

一侧或双侧乳腺有弥漫性增厚，肿块呈结节状或片状，大小不一，质韧，与周围界限不清。少数病人可有乳头溢液。

十一、乳腺增生的治疗原则

1. 由于乳腺增生主要是激素失衡造成的，所以治疗原则应从调理内分泌着手。中医药有其独到之处，尤其是冲任失调、便秘、合并乳腺增生者效果尤为突出。

2. 单纯性乳腺增生一般极少发生癌变，随着内分泌功能的恢复，多数人的结节或乳痛等症状可缓解，严重的可用西药、中药调理或理疗。而乳腺囊性增生极少数病例可能演变成肿瘤性增生。因此，应定期到正规医院乳腺病专科检查治疗。

十二、乳腺囊性增生病的护理措施

1. 解释疼痛发生的原因，消除病人的思想顾虑，保持心情舒畅。

2. 指导病人用宽松乳罩托起乳房，以减轻疼痛。

3. 遵医嘱服用中药调理或其他对症治疗药物。

4. 指导病人观察病情变化，定期复查和乳房自我检查，发现异常及时就诊。

十三、乳腺脓肿切开引流注意事项

1. 切口呈放射状，避免乳管发生乳瘘，乳晕部脓肿可沿着乳晕边缘作弧形切口，乳房深部或乳房后脓肿可在乳房下缘做弓形切口。

2. 分离多房脓肿的房间隔的隔膜以便引流。

3. 保证引流通畅，引流条应放在脓腔最低部位，必要时加切口做切口引流。

十四、乳腺囊肿穿刺的指征

B超明确囊肿内有瘤子，有局部囊壁增厚或周围可以看到血流信号，需要进一步检查，必要时手术。

十五、乳腺开放术后护理

（一）术后常规

监测生命体征，可采取自主体位休息，观察切口敷料有无渗血，乳房有无肿胀。

（二）伤口护理

术后48小时内要密切观察乳腺组织有无渗血、肿胀等情况，注意保持伤口清洁干燥，预防出血、感染等并发症发生。

（三）术后活动

术后24小时适当活动患侧上肢，防止患肢制动过久，引起肢体麻木，首先做握拳动作，48小时后屈肘，72小时行患侧肩关节运动，这样循序渐进，利于促进血液循环，同时防止过度活动影响伤口愈合。

（四）术后健康指导

患侧上肢1个月内不提重物，肩关节外旋幅度不宜过大，轻度活动不影响伤口愈合。护士应告知患者如有不适随时就诊，肿瘤较大的患者，术后可有轻度皮肤凹陷，告知1个月左右乳腺组织会再生，不会影响美观。乳腺纤维瘤有复发的可能，每次月经后自我检查1次，3～6个月来医院定期检查。

十六、乳腺微创术后处理

（一）加压包扎

松紧适宜，术后伤口不需缝合，只需用无菌纱布覆盖，并按压固定10分钟左右，然后用弹力绷带加压包扎24小时，松紧度以患者自然呼吸无不适感为宜。

（二）伤口护理

术后48小时内要密切观察乳腺组织有无渗血、肿胀等情况，注意保持伤口清洁干燥，预防出血、感染等并发症发生。

（三）术后活动

术后24小时后适当活动患侧上肢，防止患肢制动过久，引起肢体麻木，首先做握拳动作，48小时后屈肘，72小时行患侧肩关节运动，循序渐进，利于促进血液循环，同时防止过度活动影响伤口愈合。

（四）术后健康指导

患侧上肢1个月内不提重物，肩关节外旋幅度不宜过大，轻度活动不影响伤口的愈合。护士应告知患者如有不适随时就诊。

十七、乳腺肿物穿刺术后护理

压迫止血后，穿刺点用无菌碘酊烧灼，然后用无菌纱布加压5～10分钟，注意观察伤口有无血性渗出，如有渗出，在无菌操作下及时更换并加压。术后一般护理观察患者生命体征30分钟，如无异常，门诊患者回家前留下电话，以便随访，住院患者回病房后继续观察生命体征6小时。术后患者往往感觉穿刺局部疼痛，一般较轻微，不需要特殊处理，对于对痛特别敏感者，可适当服用止痛药。超声引导下粗针乳腺穿刺，创伤小，只要在穿刺过程中，严格执行无菌技术操作，一般无须服用抗生素，穿刺后当天忌洗澡，避免穿刺点感染。

第三节　乳腺癌

一、乳腺癌的发病因素

1. 月经初潮早、绝经晚。
2. 遗传因素。
3. 婚育。
4. 电离辐射。
5. 不健康的饮食习惯。
6. 不健康的生活方式。
7. 精神抑郁和过度紧张。
8. 激素　最重要的是雌激素、孕激素。
9. 药物　如降压药利血平及甾体类药物有增加乳腺癌发病率的作用。

二、乳腺癌的高危人群

1. 有乳腺癌家族史，特别是母亲和姐妹曾患乳腺癌，尤其在绝经前发病或患双侧乳腺癌，危险性增高。

2. 月经初潮早于12岁，或闭经晚于55岁。

3. 40岁以上未孕，或者首胎足月产在35岁以上。

4. 一侧患乳腺癌，尤其病理诊断为小叶原位癌或多灶性癌患者，另一侧乳腺患癌危险性增高。

5. 曾患囊性增生病并经病理证实，尤其病理组织学见有活跃的乳头状瘤病结构者。

6. 胸部过多接受X射线照射者。

7. 曾患功能性子宫出血或子宫体腺癌者。

8. 肥胖，尤其绝经后显著肥胖或伴有糖尿病者。

9. 长期高热量饮食。

三、乳腺癌的病理

1. 非浸润性癌　包括导管内癌（癌细胞未突破导管壁基底膜）、小叶原位癌（癌细胞未突破末梢乳管或腺泡基底膜）及乳头湿疹样乳腺癌（伴发浸润性癌者，不在此列）。此型属早期，预后较好。

2. 早期浸润性癌　包括早期浸润性导管癌（癌细胞突破管壁基底膜，开始向间质浸润），早期浸润性小叶癌（癌细胞突破末梢乳管或腺泡基底膜，开始向间质浸润，但仍局限于小叶内）。此型仍属早期，预后较好。

3. 浸润性特殊癌　包括乳头状癌，髓样癌（伴大量淋巴细胞浸润），小管癌（高分化腺癌），腺样囊性癌，黏液腺癌，大汗腺样癌，鳞状细胞癌等。此型分化一般较高，预后尚好。

4. 浸润性非特殊癌　包括浸润性小叶癌，浸润性导管癌，硬癌，髓样癌（无大量淋巴细胞浸润），单纯癌，腺癌等。此型一般分化低，预后较上述类型差，且是乳腺癌中最常见的类型，占80%，但判断预后尚需结合疾病分期等因素。

5. 其他罕见癌。

四、确诊乳腺癌的方式

乳腺癌的诊断方法很多，常用的是乳腺B超检查和乳腺钼靶X射线片，最准确的是病理诊断。一般先行影像学检查，如有怀疑再进行病理检查。

五、乳腺癌好发部位

乳腺癌的好发部位为乳房外上象限。乳房肿块也以外上象限最多见。据有关资料统计，乳腺癌有60%发生在乳晕下；12%发生在内上象限；10%发生在外下象限；6%发生在内下象限；亦有肿块累及全乳、占满全乳房者。

六、乳腺癌的转移途径

（一）局部浸润

癌细胞沿导管或筋膜间隙蔓延，继而浸润皮肤、胸肌、胸膜等周围组织。

（二）淋巴转移

淋巴转移主要途径有如下：

1. 癌细胞经胸大肌外侧淋巴管→同侧腋窝淋巴结→锁骨下淋巴结→锁骨上淋巴结→胸导管或右淋巴导管→静脉→远处转移。

2. 癌细胞沿内侧淋巴管→胸骨旁淋巴结→锁骨上淋巴结，再经1途径侵入静脉而发生远处转移。

（三）血运转移

癌细胞可经淋巴途径进入静脉，也可直接侵入血循环而致远处转移。早期乳腺癌亦可发生血运转移。最常见的远处转移部位依次为肺、骨、肝。

七、乳腺癌转移

（一）淋巴结转移

大多数乳腺癌发生转移的部位是腋窝处淋巴结，也可以说腋窝部淋巴结转移是乳腺癌转移的第一站，之后进一步发展可有内乳淋巴结及锁骨上淋巴结转移。若发生锁骨上淋巴结转移，则为晚期乳腺癌的标志。因此，对于乳腺恶性肿瘤患者的常规超声检查项目，除了检查病灶部外，还应做腋下淋巴结检查。若发生淋巴结转移，声像圈可清楚地显示一个或数个轮廓清晰的图形，低回声区、边界清晰、内部显示粗大的血管及丰富的血流，肿物形态不规则、轮廓不清、内部为不均匀的低回声区，中心部可见散在的点状强回声。

（二）肺脏胸膜转移

乳腺癌发生肺脏胸膜转移之后，很快会累及胸膜，致使胸膜产生渗出液。此时在声像图上可以探测到胸腔内无回声区，并可在其中见到条状中强水平回声，在无回声区中飘动。必要时可抽吸胸腔积液送病理检查确诊。

（三）肝脏转移

乳腺癌发生肝脏转移后，声像图上可以见到肝脏内一个或数个图形低回声区，边界清晰、中心部回声增强，形成"牛眼征"或"假肾征"，这种典型的肝内继发病变特征。

（四）骨转移

对于有骨转移的患者，应选用X射线影像检查。因为超声波的物理特征，显示骨骼的影像较差，因而超声不作为骨组织的常规检查手段。

乳腺癌的早期发现，是降低病死率的唯一途径。由于超声可采用多种切面扫查，随着超声技术的进一步完善提高，彩色多普勒技术一定能发挥自身优势，在乳腺癌的诊断中起到更大的作用。

八、乳腺癌的典型临床表现

（一）乳房肿块

早期表现为患侧乳房无痛性、单发小肿块，患者多在无意中（洗澡、更衣）发现。肿块多位于乳房外上象限，质硬，表面不甚光滑，与周围组织分界不清，尚可推动。

乳腺癌发展至晚期可出现：

1. 肿块固定　癌肿侵入胸膜和胸肌时，固定于胸壁而不易推动。

2. 卫星结节、铠甲胸　癌细胞侵犯大片乳房皮肤时皮肤表面出现多个坚硬小结或条索，呈卫星样围绕原发病灶。结节彼此融合、弥漫成片，可延伸至背部及对侧胸壁，致胸壁紧缩呈铠甲状时，呼吸受限。

3. 皮肤溃破　癌肿侵犯皮肤并破溃形成溃疡，常有恶臭，易出血。

（二）乳房外形改变

乳腺肿瘤增大可致乳房局部隆起。若肿瘤累及乳房悬韧带，可使其缩短而致肿瘤表面皮肤凹陷，即所谓酒窝征，邻近乳头或乳晕的癌肿因侵及乳管使之缩短，将乳头牵向癌肿一侧，可使乳头扁平、回缩、内陷。若皮下淋巴管被癌细胞堵塞，可引起淋巴回流障碍，出现真皮水肿，乳房皮肤呈橘皮样改变。

（三）转移征象

1. 淋巴转移　最初多见于患侧腋窝，肿大淋巴结先是少数散在、质硬、无痛、可被推动，继之数目增多并融合成团，甚至与皮肤或深部组织粘连。

2. 血运转移　乳腺癌转移至肺、骨、肝时，可出现相应受累器官的症状。肺转移者可出现胸痛、气急，骨转移者可出现局部骨疼痛，肝转移者可出现肝大或黄疸。

（四）特殊类型乳腺癌的临床表现

1. 炎性乳腺癌　炎性乳腺癌多见于年轻女性。表现为患侧乳房皮肤红、肿、热且硬，犹似急性炎症，但无明显肿块。癌肿迅速浸润整个乳房；常可累及对侧乳房。该型乳腺癌恶性程度高，早期即发生转移，预后极差，患者常在发病数月内死亡。

2. 乳头湿疹样乳腺癌（Paget病）　乳头有瘙痒、烧灼感，之后出现乳头和乳晕区皮肤发红、糜烂、潮湿，如同湿疹样，进而形成溃疡；有时覆盖黄褐色鳞屑样痂皮，病变皮肤较硬。部分患者于乳晕区可扪及肿块。该型乳腺癌恶性程度低，发展慢，腋窝淋巴转移晚。

九、乳腺癌诊断的辅助检查

（一）影像学检查

1. X射线检查　乳腺钼靶X射线摄片可作为乳腺癌普查方法，是早期发现乳腺癌最有效的方法。可发现乳房内密度增高的肿块影，边界不规则，或呈毛刺状，或见细小钙化灶。

2. B超检查　B超能清晰显示乳房各层次软组织结构及肿块的形态和质地，能显示直径在0.5厘米以上乳房肿块。

3. 近红外线扫描　利用红外线透照乳房，根据不同组织密度显示的灰度影不同而显示乳房肿块。

4. 热图像　根据恶性肿瘤代谢旺盛、产热较周围组织高的原理，远红外图和液晶膜可显示异常热区而进行诊断。

（二）细胞学和活组织病理学检查

1. 细针穿刺肿块　将抽吸出的细胞做细胞学诊断。

2. 空芯针穿刺肿块　将取出的肿瘤组织条做病理学检查。

3. 完整切下肿块　连同周围乳腺组织做快速病理学检查。

4. 有乳头溢液但未扪及肿块者　可行溢液涂片细胞学检查。

（三）CT检查

薄层扫描能发现直径0.2厘米癌灶，乳腺癌增高的相关参数和微血管密度密切相关，较好显示转移淋巴结情况。

（四）磁共振成像（magnetic resonance imaging，MRI）检查

采用顺磁对比剂强化，再行最大密度投影法重建对乳腺癌的显示率为100%，磁共振波谱图强烈提示乳腺癌组织内胆碱水平增高，水／脂肪比率明显大于正常组织，是诊断乳腺癌重要标准。

十、乳腺癌临床分期

乳腺癌的临床分期多采用国际抗癌联盟（Union for International Cancer Control，UICC）建议的T（原发癌肿）、N（区域淋巴结）、M（远处转移）分期法。乳腺癌TNM分期方法简要如下。

（一）原发肿瘤

Tx：原发肿瘤情况不详细。

To：原发肿瘤未扪及。

Tis：原位癌，包括导管内癌、小叶原位癌、无肿块的乳头Paget病（伴有肿块的Paget病根据肿瘤大小分类）。

T_1：肿瘤最大直径≤2厘米。

Tmic：微小浸润，肿瘤最大直径≤0.11米。

T_1a：0.1厘米<肿瘤最大直径≤0.5厘米。

T_1b：0.5厘米<肿瘤最大直径≤1厘米。

T_1c：1厘米<肿瘤最大直径≤2厘米。

T_2：2厘米<肿瘤最大直径≤5厘米。

T_3：肿瘤最大直径>5厘米。

T_4：任何大小的肿瘤，直接侵犯胸壁或皮肤（胸壁包括肋骨、肋间肌、前锯肌、不包括胸肌）。

T_4a：侵犯胸壁。

T_4b：乳房皮肤水肿（包括皮样改变）或溃疡，或同侧乳房有卫星结节。

T_4c：炎性乳腺癌。

注：①有多个微小浸润癌灶者，应根据体积最大者分类，不应以多个病灶体积的总和计算。②对于炎性乳腺癌（T_4d），若皮肤活检阴性而且没有可测量的原发肿瘤，病理分类为Tx。

（二）区域淋巴结

Nx：局部淋巴结情况不详。

No：同侧腋窝淋巴结未扪及。

N_1：同侧腋窝淋巴结肿大，尚可活动。

N_2：同侧腋窝淋巴结肿大，相互融合并与其他组织粘连固定，或临床证据显示有内乳淋巴结转移但无腋窝淋巴结转移。

N_2a：同侧腋窝淋巴结肿大，相互融合并与其他组织粘连固定。

N_2b：临床证据显示有内乳淋巴结转移但无腋窝淋巴结转移。

N_3：同侧锁骨下淋巴结肿大，或临床证据显示内乳淋巴结转移合并腋窝淋巴结转移，或同侧锁骨上淋巴结转移。

N_3a：锁骨下淋巴结肿大。

N_3b：临床证据显示内乳淋巴结转移合并腋窝淋巴结转移。

N_3c：锁骨上淋巴结肿大。

注：临床证据系指由临床体格检查和影像学检查发现的证据（不包括淋巴结闪烁成像）。

（三）远处转移

Mx：不能确定远处转移的存在。

Mo：无远处移转。

M_1：有远处转移。

（四）分期

0：NoMo。

I期：T_1NoMo。

Ⅱa期：ToNoMo；T_1NoMo； T_2NoMo。

Ⅱb期：T_2NoMo； T_3NoMo。

Ⅲa期：ToN_2Mo； T_1NoMo； T_2N_2Mo； T_3N_1Mo； T_3N_2Mo。

Ⅲb期：T_4，任何NMo；任何T， N_3No。

Ⅳ期：包括M_1的任何TN。

十一、乳腺癌的治疗方法

1. 外科治疗　手术治疗是乳腺癌最根本的治疗方法。目前推崇的是以乳癌根治术或改良根治术为主，结合放疗、内分泌疗法、化疗及中医治疗的综合治疗方法。按临床分期，乳癌的治疗方案一般原则为：第一期乳癌，以改良根治术或单纯全乳腺切除术为主，无须其他疗法。第二期乳癌，以改良根治术或根治术为宜，癌肿位于内象或中央，或腋淋巴结阳性转移者，应配合术后放疗。雌激素受体阳性者，配合术后内分泌治疗。第三期乳癌，以根治术为主，术后配合放疗、内分泌治疗及化疗，内象及中央区癌肿且腋淋巴结（＋）者，可考虑行扩大根治术。第四期乳癌，以姑息性单纯乳腺切除，配合放疗（术前及术后）、内分泌疗法及化疗为宜；已有全身转移者应以内分泌疗法、化疗及中药治疗为主。

2. 化疗　辅助化疗。

3. 内分泌治疗　手术或药物去势，内分泌药物治疗。

4. 放射治疗。

5. 靶向治疗。

6. 免疫治疗　非特异性免疫治疗，特异性免疫治疗。

十二、乳腺癌术前注意事项

1. 指导患者进食高营养、易消化食物，注意食物的色、香、味，增加患者的食欲，以满足机体营养的需要，并储备能量，达到耐受手术的目的。

2. 养成良好的排便习惯，保持大便通畅，便秘时遵医嘱给予缓泻剂。

3. 完善有关检查。

4. 静脉穿刺操作娴熟，保护好静脉，减轻患者痛苦。术后患侧肢体不宜行静脉穿刺。

十三、乳腺癌术前护理

（一）心理护理

向病人和家属解释手术的重要性；介绍乳腺癌治疗成功的典型病例，说明乳房缺陷可戴成型胸罩弥补，头发脱落在停止化疗后可重新长出或戴假发套等，帮助病人正视疾病，树立信心，积极配合治疗与护理。

（二）呼吸道准备

加强口腔护理；训练病人腹式深呼吸和有效咳嗽、排痰。

（三）皮肤准备

按手术的范围准备皮肤，尤应注意腋窝部位皮肤准备。对切除范围大，考虑植皮的病人，需做好供皮区皮肤准备。乳房皮肤有溃疡者，术前每天换药；乳头凹陷者应清洁局部。

（四）特殊准备

对于妊娠或哺乳期的病人，要及时终止妊娠或立即断乳，以抑制乳腺癌发展。

十四、乳腺癌术后护理

（一）一般护理

手术后常规护理。

（二）病情观察

1. 生命体征的变化及切口敷料渗血、渗液情况。

2. 对扩大根治术后病人注意有无胸闷、呼吸困难。

3. 观察手术侧上肢皮肤颜色和温度、感觉、运动、有无肿胀等，若皮肤发绀，肢端肿胀、皮温降低、脉搏不清或肢端麻木，应协助医生及时调整绷带的松紧度。

4. 观察并记录皮瓣的颜色，有无皮下积液。

（三）治疗配合

1. 防止皮瓣滑动，加压包扎；患肩制动。

2. 维持有效引流，保持引流通畅；观察并记录引流液的颜色、量、性质；更换引流瓶；拔管时机。

3. 预防患侧上肢肿胀，抬高患侧上肢；按摩患侧上肢或适当运动；勿在患侧上肢测血压、抽血、做静脉或皮下注射等。

4. 化疗、放疗的护理。

（四）功能锻炼

1. 手术后24小时内活动手指及腕部，可作伸指、握拳、屈腕等锻炼。

2. 术后1~3天可用健侧上肢或他人协助患侧上肢进行屈肘、伸臂等锻炼，逐渐过渡到肩关节的小范围前屈、后伸运动（前屈小于30°，后伸小于15°）。

3. 术后4~7天病人可坐起，鼓励病人用患侧手洗脸、刷牙、进食等，并做以患侧手触摸对侧肩部及同侧耳朵的锻炼。注意避免上臂外展。

4. 术后1~2周开始肩关节锻炼，锻炼方法包括手指爬墙运动、转绳运动、举杆运动、拉绳运动等。

（五）心理护理

术后继续给予病人及家属心理上的支持。鼓励夫妻双方坦诚相待，正确面对现状；鼓励病人表述手术创伤对自己今后角色的影响，提供改善自我形象的措施或方法。保护病人隐私，不过度暴露手术部位，必要时用屏风遮挡。

（六）健康指导

1. 术后近期避免用患侧上肢搬动、提取重物，坚持康复训练。
2. 术后五年内，应避免妊娠，以免促使乳腺癌复发。
3. 介绍义乳或假体的作用和使用方法。
4. 术后病人每月做一次乳房自我检查，并定期到医院复查。

十五、乳腺癌术后准备负压吸引装置的原因

乳腺癌根治术后，皮瓣下常规放置引流管并接中心负压吸引，以便及时、有效地吸出残腔内的积液、积血，并使皮肤紧贴胸壁，从而有利于皮瓣愈合。

十六、乳腺癌术后伤口的观察内容

乳腺癌根治术后伤口用绷带或胸带加压包扎，应注意患侧肢体远端的血液供应情况（皮肤颜色、温度、脉搏等）。若皮肤发绀，伴皮温低、脉搏扪不清，提示腋部血管受压，应及时调整绷带松紧度，以患侧血运恢复正常为宜；若绷带或胸带松脱滑动应重新加压包扎，减少创腔积液，使皮瓣和植皮瓣与胸壁紧贴以利愈合。

十七、乳腺癌术后患侧肢体肩关节制动

乳腺癌术后伤口引流管未拔除前，患侧肢体肩关节保持制动，勿过早活动，避免术后牵扯伤口引起出血。过早活动，可使上肢淋巴液回流增多，淋巴液渗出增加，导致腋下皮下积液的发生。

十八、乳腺癌术后患侧肢体功能锻炼

首先评估患者患侧血液及淋巴液循环状况，注意是否受损。无特殊情况鼓励患者早期功能训练。术后24小时内麻醉清醒后，即开始协助患者进行患侧手指练习，如做伸指、握拳活动。术后1~2天协助患者进行腕部活动，如屈腕、伸腕活动。术后3~4天活动患侧上肢肘部，做屈肘、伸肘运动，鼓励患者用患侧手进食等。术后5~6天练习患侧手掌摸同侧耳廓及对侧肩。术后7天开始上下提拉、左右旋转的肩部活动。活动量由小到大，幅度逐渐增加，鼓励患者用患侧手进行日常自理活动，如刷牙、梳头、洗脸等。待腋下引流管拔出后，即术后10~12天开始教患者逐渐做上臂的全范围关节运动，如做

手指爬墙运动，双脚分开直立于墙前，肘弯曲，手掌与肩同高贴在墙上，手指弯曲沿墙壁渐渐向上爬行，直至手臂运动，取一根绳子，一端系于门柄上，另一端握于患者手中，面门而立，以画圆的方式转动绳子做圆周运动，由小到大，由慢到快。除此以外，患者还可以做滑轮运动，在高于头部的横杆上搭一根绳子，双手各持一端，先用健侧手将绳子往下拉，使手术侧手臂抬高，直至到达稍感不适位置，然后抬高健侧手臂，使患侧手臂自然下降，如此反复。同时指导患者在仰卧位时将肘放在枕头上使其高过肩部，避免内收，以防造成腋下窄缩，引起不适。进行患侧上肢功能锻炼的前提是肩部活动在7天以后，7天之内上举，10天之内不外展，上肢负重不宜过大、过久，力所能及。

十九、乳腺癌术后拔除伤口引流管的时间

需根据引流量来决定，拔管指征为：术后1~2周，引流液< 10~15mL／d，持续2天，创腔无积液，创面皮肤紧贴胸壁，可给予拔除引流管，拔管后观察局部切口有无渗血、渗液、肿胀和疼痛，发现异常，及时处理。

二十、乳腺癌术后淋巴水肿的预防

（一）避免患肢采血、输液及任何注射、测血压

在医疗和患者日常生活中，均应避免一切可能引起患侧上肢淋巴渗出增多或淋巴引流受阻因素，如患侧上肢长时间下垂、受压、外伤、感染。术后半年内患侧上肢勿抬举重物。避免佩戴手表、饰物、背书包；走路时，患肢摇动幅度不宜过大，术后功能锻炼应循序渐进，避免过度劳累。避免患侧肢体受压，避免穿过紧的衣服，注意选择宽松柔软的内衣。

（二）术后并发症的预防

乳腺癌根治术后可能出现切口下积液、皮瓣坏死等并发症，均与患侧上肢水肿有关。因此，必须采取措施，减少术后并发症：

1. 术后用绷带加压包扎伤口。
2. 保持腋窝引流管通畅，并观察记录引流量、颜色。
3. 皮瓣坏死时要防止感染。

（三）术后患肢功能锻炼

术后及早、适当的上肢功能锻炼可以促进上肢血液、淋巴回流及循环，有利于患肢功能恢复和淋巴引流代偿机制发挥作用。此外，在日常生活中应注意避免患侧上肢长时间下垂、受压、外伤、感染，同时避免利用患侧上肢采血、输液、测血压和用力甩动上肢等，减少可能引起患侧上肢淋巴渗出增多或淋巴回流受阻的因素，防止上肢水肿的发生和加重。

（四）压力泵治疗

将淋巴水肿肢体置于可充气的袖套内，间歇加压充气，挤压肿胀的肢体，将水肿液挤入血液循环，使水肿消退，然后选择合适的弹力袜袖或弹力绷带包扎肢体，保持挤压后水肿消退的疗效。此法适用于淋巴水肿早期，明显的皮下纤维化发生前最有效。

（五）复合理疗法

通过局部按摩、功能锻炼和弹力绷带压迫减轻局部组织的充血，改善局部微循环，促进淋巴液回流，可有效减轻淋巴水肿程度。

（六）药物治疗

代表药物是苯吡喃酮，用于治疗高蛋白水肿，具有加强巨噬细胞活性，促进蛋白质降解，使蛋白质分解后被吸收入血液循环，降低组织间肢体渗透压的作用，从而有利于组织内水分的吸收，减轻组织水肿。但其起效慢，效果不是十分理想，仅作为治疗淋巴水肿的辅助用药。利尿剂曾用于治疗淋巴水肿，由于可造成体内电解质及体液平衡失调，加重水肿肢体的炎症反应和纤维化程度而逐渐被淘汰。

（七）心理护理

乳腺癌患者本身就有严重的心理负担，再加之术后并发患肢水肿，导致身体不适、功能障碍、生活质量下降，表现为焦虑、抑郁、悲哀。护士应首先对患者进行心理评估，与患者谈心，关怀、帮助患者，在生活上给予照顾。向患者讲解有关方面的知识，给患者以希望。争取家属的积极配合，尤其是其丈夫的支持。

二十一、乳房切除术后佩戴义乳的原因

1. 防止术后不相称而引起的颈肩痛、斜颈、斜肩和脊柱侧弯。
2. 保护胸部手术部位免受外力冲击。
3. 弥补形体缺陷，增加生活自信。

二十二、义乳保养

患者应将义乳视为身体的一部分，对其进行细心的维护和保养。每天用温和的肥皂洗净义乳并用毛巾轻轻抹干。注意避免用尖锐的物件（如剪刀、大头针及胸针）接近义乳以防刺破。游泳过后尽快清洗干净。不用时，将义乳有乳头的面向下摆放回手提包里。避免阳光直接照射。不要去揭或撕义乳膜，在穿戴过程中要避免尖锐指甲戳破义乳薄膜。不要用力挤压或揉搓义乳。不要将义乳放在太阳下曝晒或者置放于高温处。

第四节 乳房良性肿瘤

一、乳腺良性肿瘤的手术方法

开放性或者麦默通微创旋切术。

二、乳房纤维腺瘤临床表现

好发年龄为20~25岁，多发生于卵巢功能旺盛时期，与雌激素的作用活跃密切相关。多为乳房外上象限单发的肿块，少数为多发。肿块增大缓慢，质似硬橡皮球的弹性感，表面光滑，易于推动，病人常无明显自觉症状。月经周期对肿块大小无影响。乳房纤维瘤虽属良性，但亦有恶变的可能。

三、乳房纤维腺瘤治疗原则

手术切除是治疗该病唯一有效的方法。手术切除的肿块必须常规作病理学检查。

四、乳房纤维腺瘤护理措施

1. 向病人解释纤维腺瘤的病因及治疗方法。

2. 密切观察肿块的变化，指导病人学会自检的方法。明显增大者应尽早手术切除。

3. 行手术切除时，妥善保留切除的组织标本，常规送病理学检查。术后保持切口敷料清洁干燥，促进伤口愈合。

五、乳腺纤维瘤治疗

乳腺纤维瘤最有效的治疗方法就是手术。此外，尚有中医药治疗及激素治疗等病因治疗。虽然手术是乳腺纤维瘤最有效的治疗方法，但并不意味着一发现乳腺纤维瘤就需立即手术，而是应严格掌握手术时机以及手术适应证，不能一概而论。如20岁左右的未婚女性，乳腺纤维瘤不大，则不宜立即手术，可严密随访。手术可在局麻下施行，显露肿瘤后，连同其包膜整块切除。切下的肿块必须常规进行病理检查，排除恶性病变的可能。

六、乳管内乳头状瘤临床表现

多见于经产妇，以40~50岁为多。瘤体很小，容易出血，恶变率为6%~8%。主要为乳头溢血性液。肿块不易扪及，如扪及肿块，多为位于乳晕区直径为数毫米的小结节，质软，可推动，轻压此肿块，常可见乳头溢出血性液。

七、乳管内乳头状瘤治疗原则

诊断明确者以手术治疗为主，行乳腺区段切除并作病理学检查，若有恶变，应施行根治性手术。

八、乳管内乳头状瘤护理措施

1. 向病人解释乳头溢液的病因、手术治疗的必要性，减轻焦虑心理。
2. 术后保持切口敷料清洁干燥。
3. 定期复查。

第七章 乳腺疾病

第一节 急性乳腺炎（乳痈）

一、概述

急性乳腺炎是指乳房的急性化脓性感染，多发生在产后哺乳期妇女，以初产妇最为常见，好发于产后3~4周。致病菌主要为金黄色葡萄球菌，少数为链球菌。中医称之"乳痈"，是由热毒侵入乳房所引起的一种急性化脓性病证，其特点是乳房局部结块，红肿热痛，伴有全身发热，且容易"传囊"。

二、病因和病机

1. 乳汁淤积。
2. 细菌入侵。

三、临床表现

（一）症状体征

病人感觉乳房疼痛、局部红肿、发热。随着炎症的进展，可出现寒战、高热、脉搏加快，常有患侧淋巴结肿大、压痛，白细胞计数明显增高。

局部表现可有个体差异。一般起初呈蜂窝织炎样表现，数天后可形成脓肿，脓肿可以是单房或多房性。脓肿可向外溃破，深部脓肿还可穿至乳房与胸肌间的疏松组织中，形成乳房后脓肿。感染严重者，可并发脓毒症。当局部有波动感或超声证明有脓肿形成时，应在压痛最明显的炎症区或超声定位下进行穿刺，抽到脓液表示脓肿已形成，脓液应作细菌培养及药物敏感试验。

（二）常见证型

1. 气滞热壅　乳汁郁积结块，皮色不变或微红，皮肤不热或微热，脚掌疼痛，或伴有恶寒发热，头痛，全身感觉不适，口渴，便秘，苔薄，脉数。

2. 热毒炽盛　患乳肿块不消或逐渐增大，乳房肿痛加重，皮肤焮红灼热，肿块变软，有应指感，或脓出不畅，红肿热痛不消，有"传囊"现象，壮热，口渴，便秘溲赤，舌红，苔黄腻，脉洪数。

3. 正虚毒恋 溃脓后乳房肿痛虽轻，但疮口脓水不断，脓汁清稀，愈合缓慢或形成乳漏，全身乏力，面色少华，或低热不退，饮食少，舌淡，苔薄，脉弱无力。

四、诊断

1. 实验室检查 血常规检查示血白细胞计数及中性粒细胞比例升高。

2. 诊断性穿刺 在乳房肿块波动最明显的部位或压痛最明显的区域穿刺，抽到脓液表示脓肿已形成，脓液应作细菌培养及药物敏感试验。

3. 鉴别诊断 急性乳腺炎与炎性乳癌两者均多发于妇女哺乳期，均可见乳房肿大，腋下可有核肿大。两者不同点见表7-1。

表7-1 急性乳腺炎与炎性乳癌的区别

病名	好发人群	主要症状	全身症状	转归
急性乳腺炎	哺乳期妇女	乳房红肿疼痛	恶寒发热、头痛、周身不适等	预后良好
炎性乳癌	妊娠期或哺乳期妇女	乳房逐渐增大，并波及对侧，局部皮肤呈暗红色或紫红色，毛孔深陷呈橘皮样改变，患乳迅速肿胀变硬，常累及整个乳房的 1/3 以上，有轻触痛	较轻	预后不良

五、常见并发症

1. 脓毒血症和菌血症 病程进入急性化脓性乳腺炎阶段，病人可并发脓毒血症和菌血症。此时病人持续高热、面色潮红、谵妄。可出现转移性脓肿。

2. 乳房瘘管 脓肿形成期，脓肿可向内或向外破溃，形成皮肤破口和乳腺瘘管。如处理不当可形成长期不愈的脓瘘或乳瘘管，临床可见从瘘管排出乳汁及脓液。

六、治疗原则

（一）西医治疗原则

消除感染、排空乳汁。一般不停止哺乳，因停止哺乳不仅影响婴儿喂养，且提供乳汁淤积的机会。但患乳应停止哺乳，以吸乳器吸尽乳汁，促使乳汁通畅排出。若感染严重或脓肿引流后并发乳腺炎，应停止哺乳。

（二）中医治疗原则

以疏肝清热、通乳散结为原则。强调及早处理，以消为贵。注重通络下乳，避免使用寒凉药物。"内吹乳痈"和"外吹乳痈"在治疗上需兼顾患者孕期和产后的不同体质。

七、护理评估

1. 按中医整体观念运用望、闻、问、切的方法评估病证、舌象、脉象及情志状态。

2. 肿痛程度、心理状态。

3. 有无发热。

八、一般护理

1. 按外科系统及本系统疾病一般护理常规执行

2. 保持病室的空气新鲜，环境安静整洁，光线柔和。

3. 鼓励患者保持足够的休息和睡眠，避免劳累。

4. 保持口腔、皮肤清洁，可用淡盐水或金银花煎水漱口，多食含纤维素较多的蔬菜，如芹菜、韭菜、菠菜、白菜等；食多汁水果，如西瓜、梨等。

5. 密切观察疮形、肿势、色泽、脓液、疼痛和全身症状的变化，定时测量体温，做好记录，观察患者呼吸情况。

6. 用药护理，如服用中药断乳时，记录断乳时间。

7. 保持心情舒畅，使肝气调达，避免精神过度紧张。

九、症状和证候施护

（一）气滞热壅

1. 病室宜通风，凉爽。忌直接吹风。

2. 饮食宜清淡、易消化，如蔬菜粥、鸡蛋羹等，忌油腻及刺激之品，如肥肉、葱蒜等。

（二）热毒炽盛

1. 病室温度宜稍低。

2. 饮食稍偏凉，多饮水。宜食清热生津之品，如蔬菜、瓜果、清凉饮料等。忌辛辣刺激之品，如葱、蒜、姜、花椒、烧烤等。

（三）正虚毒恋

1. 宜多休息，无劳累，注意防寒保暖。

2. 给予营养丰富之品补益身体。

十、健康教育

1. 保持乳头、乳晕清洁。在孕期经常用肥皂及温水清洗两侧乳头，妊娠后期每日清洗一次；产后每次哺乳前、后均需清洗乳头，保持局部清洁和干净。

2. 纠正乳头内陷。乳头内陷者于妊娠期经常挤捏、提拉乳头。

3. 养成良好的哺乳习惯。定时哺乳，每次哺乳时应尽量让婴儿将乳汁吸净，如有乳汁淤积，应及时用吸乳器或手法按摩帮助排空乳汁。养成婴儿不含乳头睡眠的良好习惯。

4. 保持婴儿口腔卫生，及时治疗婴儿口腔炎症。

5. 及时处理乳头破损。乳头、乳晕处有破损或皲裂时暂停哺乳，每日定时用吸乳器吸出乳汁哺乳婴儿；局部用温水清洗后涂以抗菌药软膏，待愈合再行哺乳；症状严重时应及时就诊。

十一、药食疗方

1. 蒲公英60g，金银花30g，粳米50～100g，先煎蒲公英、金银花，去渣取汁，再入粳米煮作粥。任意服食。

2. 气滞热可用厚朴花3～5g泡水代茶饮以行气消肿止痛。热毒炽盛食疗可饮蒲公英茶，其制法是将干燥蒲公英75g洗净，放入锅中，加入1000ml水煎煮后，滤除茶渣，待凉后即可饮用，取其清热解毒、消肿散结之效。

第二节　乳腺囊性增生病（乳癖）

一、概述

乳腺囊性增生病亦称乳腺病，常见于中年妇女。由于对本病的不同认识，有多种命名，如乳腺小叶增生症、乳腺纤维囊性病等。其病理形态呈多样性表现，增生可发生于腺管周围并伴有大小不等的囊肿形成，囊内含淡黄色或棕褐色液体；或腺管内表现为不同程度的乳头状增生，伴乳管囊性扩张，也有发生于小叶实质者，主要为乳管及腺泡上皮增生。中医称之为乳癖，是以乳房出现肿块，且肿块和疼痛与月经周期相关为主要表现的一种病证。

二、病因和病机

西医认为体内雌、孕激素比例失调，使乳腺实质增生过度和复旧不全；中医认为与肝郁气滞、冲任失调有关。

三、临床表现

（一）症状体征

一侧或双侧乳房胀痛和肿块是本病的主要表现，部分病人具有周期性。乳房胀痛一般于月经前明显，月经后减轻，严重者整个月经周期都有疼痛。体检发现一侧或双侧乳房内可有大小不一，质韧的单个或为多个的结节，可有触痛，与周围分界不清，亦可表现为弥漫性增厚。少数病人可有乳头溢液，多为浆液性或浆液血性液体。本病病程较长，发展缓慢。

（二）常见证型

1. 肝郁痰凝　多见于青壮年妇女，乳房肿块质韧不坚，胀痛或刺痛，随喜怒消长，伴有胸闷胁胀，善郁易怒，失眠多梦，心烦口苦，苔薄黄，脉弦滑。

2. 冲任失调　多见于中年妇女，乳房肿块月经前加重，经后缓减，伴有腰酸乏力，神疲倦怠，月经失调，量少色淡，或闭经，舌淡，苔白，脉沉细为气血不足之象。

四、诊断

1. 乳房肿痛以胀痛为主，也有刺痛或牵拉痛。乳房疼痛主要以乳房肿块处为甚，常涉及胸胁部或肩背部，少数患者可出现乳头溢液。

2. 乳房肿块可发生于单侧或双侧，大多位于乳房的外上象限，也可见于其他象限。

3. 好发年龄为20～45岁妇女。

4. 本病与乳腺癌有同时存在的可能，应嘱病人每隔3～6个月复查。当局限性乳腺增生肿块明显时，尤其要加以区别。后者肿块更明确，质地坚硬，与周围乳腺有较明显区别，有时伴腋窝淋巴结肿大，钼靶和超声检查有助于两者的鉴别。

五、治疗原则

（一）西医治疗原则

1. 非手术治疗　主要是观察和药物治疗。观察期间可用中医中药调理，或口服乳康片等；抗雌激素治疗仅在症状严重时采用，可口服他莫昔芬。由于本病有恶变可能，应嘱病人每隔2～3个月到医院复查，有对侧乳腺癌或有乳腺癌家族史者应密切随访。

2. 手术治疗　若肿块周围乳腺组织局灶性增生较为明显、形成孤立肿块，或B超、钼靶X线摄片发现局部有沙粒样钙化灶者，应尽早手术切除肿块并作病理学检查

（二）中医治疗原则

止痛与消块是治疗本病之要点。疏肝活血、消滞散结以治标，调摄冲任以治本，经前治标。对于长期服药而肿块不消反而增长，且质地较硬，边缘不清，疑有恶变者，应手术切除。

六、护理评估

1. 按中医整体观念运用望、闻、问、切的方法评估病证、舌象、脉象及情志状态。

2. 有无疼痛及疼痛程度、时间。

3. 病人对疾病的认知程度。

七、一般护理

1. 按外科系统及本系统疾病一般护理常规执行。

2. 保持病室的空气新鲜，环境安静整洁，温湿度适宜。

3. 起居有常，适当进行体育锻炼，以使气血条达，脏腑气机通畅。

4. 给予清淡、低脂肪、低蛋白、易消化的饮食，多吃绿色蔬菜、水果。忌食咖啡、可可、巧克力等含黄嘌呤的食物及雌激素、催乳素含量较高之品。

5. 病情观察，如观察患者的乳房疼痛情况。乳房疼痛以胀痛为主，也有刺痛或牵拉痛。随情绪波动而变化；观察患者的乳房肿块情况；观察患者是否伴有月经不调、乳房溢液等症状。

6. 用药护理。本病疗程较长，要督促患者按时服药；活血化瘀药物在月经期间暂停服用，经后可继续服用。

7. 本病与情志关系密切，情志抑郁不畅则会加重病情，不利于康复，因此应鼓励患者保持心情舒畅，避免精神过度紧张，使肝气条达。

八、证候施护

1. 肝郁痰凝　疏肝解郁，化痰散结。

2. 冲任失调　调摄冲任。

九、健康教育

1. 起居有常，劳逸适度，调整生活节奏，避免压力过大。

2. 调畅情志，保持心情舒畅，避免不良情绪的干扰。

3. 注意防止乳房外伤。

4. 养成低脂饮食的好习惯，忌烟酒。

5. 应在专科医生指导下进行治疗，定期复查，病重者可考虑手术治疗。

6. 指导患者经常自我检查乳房，宜选择在月经干净后排卵前检查，以便早期诊治。

7. 及时治疗月经失调等妇科疾病。

十、药膳食疗方

（一）食疗

1. 肝郁痰凝　可用佛手3～5g泡水代茶饮，以理气化痰；亦可经常含服金橘饼（或九制陈皮），有疏肝理气作用。

2. 冲任失调　可常食白菜、豆制品、海带、鱼类、乌鸡、黑豆、何首乌等补益肝肾、调补冲任之品；气血不足者可食大枣、瘦肉、牛奶等补益气血之品。

148

第三节　乳腺纤维腺瘤（乳核）

一、概述

乳腺纤维腺瘤是女性常见的良性肿瘤，发病率高，好发于20～25岁女性。乳中结核，形如丸卵，边界清楚，表面光滑，推之活动。历代文献将本病归属"乳癖""乳中结核"的范畴。

二、病因和病机

1. 情志内伤，肝气郁结，或忧思伤脾，运化失司，痰湿内生，气滞痰凝而成。
2. 冲任失调，气滞血瘀痰凝，积聚乳房胃络而成。

三、临床表现

（一）症状体征

主要为乳房肿块。肿块好发于乳房外上象限，多为单发，约占75％，少数属多发。肿块增大缓慢，质地韧实，按之有硬皮球之弹性，表面光滑，易于推动。月经周期对肿块大小的影响不大。除肿块外，病人常无自觉症状，多为偶然扪及。

（二）中医证型

1. 肝气郁结　乳房肿块较小，生长缓慢，不红不热，不觉肿痛，推之可移，伴胸闷叹息；舌质正常，苔薄白，脉弦。
2. 瘀血痰凝　乳房肿块较大，坚硬木实，乳房重坠不适，伴胸闷牵痛，烦闷急躁或月经不调、痛经等。舌质黯红，苔薄腻，脉弦滑或弦细。

四、诊断

1. 多发于20～25岁女性，其次是15～20岁和25～30岁年龄段者。
2. 一般无乳房疼痛，少数可有轻微胀痛，但与月经无关。
3. 肿块常为单发，也可见多个肿块在单侧或双侧乳房内同时或先后出现。形状呈圆形或椭圆形，直径大多在2～3cm以下，边界清楚，质地中等或偏硬，表面光滑，按之有硬橡皮球之弹性。
4. 年轻病人首选B超检查。可见肿块边界清楚，有一层光滑完整的包膜，内部回声分布均匀，后方回声增强。40岁以上患者可考虑靶X线摄片，可见边缘整齐的圆形或椭圆形致密肿块影，边缘清楚四周可见透亮带，偶见规整粗大的钙化点。本病与乳腺癌、乳腺增生症相鉴别。

五、治疗原则

（一）西医治疗原则

手术切除是首选的治疗方法，手术切除的肿块必须常规做病理学检查。

（二）中医治疗原则

对多发或复发者采用中药治疗，可起到控制肿瘤生长，减少肿痛复发，甚至消除肿块的作用。

六、护理评估

1. 按中医整体观念运用望、闻、问、切的方法评估病证、舌象、脉象及情志状态。

2. 病人对疾病的认知程度。

七、一般护理

1. 按外科系统及本系统疾病一般护理常规执行。

2. 保持室内空气新鲜，温湿度适宜。

3. 饮食宜清淡、低脂肪、低蛋白、易消化。多吃绿色蔬菜、水果。忌食咖啡、可可、巧克力等含黄嘌呤的食物及雌激素、催乳素含量较高之品。

4. 调摄情志，避免郁怒。

八、症状和证候施护

（一）肝郁痰凝

1. 调畅情志，保持心情舒畅，避免不良情绪的干扰。

2. 饮食宜清淡、低脂肪、低蛋白、易消化，多吃蔬菜、水果。

（二）冲任失调

1. 可常食白菜、豆制品、海带、鱼类等补益肝肾、调补冲任之品。

2. 起居有常，适当进行体育锻炼，以使气血条达，脏腑气机通畅。

九、健康教育

1. 告之病人乳腺纤维瘤的病因及治疗方法。

2. 行肿瘤切除术后，嘱病人保持切口敷料清洁干燥。

3. 暂不手术者应密切观察肿块的变化，明显增大者应及时到医院诊治。

十、药膳食疗方

1. 肝气郁结　逍遥散加减。柴胡、白芍、当归、白术、茯苓、炙草、生姜、薄荷等。乳房肿块日久者加石见穿、白芥子、全瓜、制半夏。

2. 血瘀痰凝　逍遥散合桃红四物汤加减。常用柴胡、白芍、当归、白术、茯苓、炙草、生姜、桃仁、红花、熟地、川芎等。肿块质硬者加慈菇、海藻等；月经不调者加淫羊藿、仙茅等。

3. 山药龙眼炖甲鱼　山药200g，龙眼肉25g，甲鱼1只（约重500g）。先将处理好的甲鱼洗净，切成1厘米见方的小块，备用。将山药放入清水中洗净，刨去薄层外表皮，剖开，切成薄片，与洗净的龙眼肉、甲鱼小方块一同放入炖盅内，加鸡汤（或鲜汤）适量，并加料酒、葱花、姜末，上笼，用大火炖至甲鱼肉熟烂如酥，取出，加精盐、味精、五香粉及麻油各适量，拌匀即成。佐餐当菜。吃甲鱼肉，饮汤汁，嚼食山药、龙眼肉。

第四节　乳管内乳头状瘤

一、概述

乳管内乳头状瘤是发生于乳腺导管上皮的良性肿瘤。多见于经产妇，40~50岁为多。75%病例发生在大乳管近乳头的壶腹部，瘤体很小，带蒂而有绒毛，且有很多壁薄的血管，故易出血。发生于中小乳管的乳头状瘤常位于乳房周围区域。

二、病因和病机

本病的发生主要与雌激素水平增高或相对增高有关。

三、临床表现

一般无自觉症状，常因乳头溢液而引起注意。溢液可为血性、暗棕色或黄色液体，可在挤压乳房时出现，因瘤体小，常不能触及；偶可在乳晕区扪及直径为数毫米的小结节，多呈圆形，质软，可推动。轻按此肿块时，常可见乳头溢出血性液体。

四、诊断

1. 乳腺导管造影　可明确乳管内肿瘤的大小和部位。

2. 乳管内镜检查　即将一根内径小于1mm的光导管自乳头的溢液管口插入，通过内镜成像技术观察乳腺导管内的情况。

3. 细胞学检查　乳头分泌物细胞学检查有助于明确诊断。

五、治疗原则

诊断明确者以手术治疗为主，切除病变乳管，并做病理学检查。若有癌变，应施行乳腺癌根治术。

六、护理评估

1. 按中医整体观念，运用望、闻、问、切的方法评估病证、舌象、脉象及情志状态。

2. 查看溢液颜色、性质、量。

3. 查看有无肿块，肿块形状、是否可推动。

七、一般护理

1. 按外科及本系统疾病一般护理常规执行。

2. 保持病室环境干净、舒适、整洁、安静、温湿度适宜。

3. 观察患者乳头溢液情况，告之病人乳头溢液的病因、手术治疗的必要性，解除病人的思想顾虑。

八、健康教育

1. 告之病人乳头溢液的病因、手术治疗的必要性，解除病人的思想顾虑。

2. 术后保持切口敷料清洁干燥，按时回院换药。

3. 定期复查。

第五节　乳腺癌（乳岩）

一、概述

乳腺癌是女性最常见的恶性肿瘤之一。在我国占全身各种恶性肿瘤的7%～10%，呈逐年上升趋势。部分大城市报告乳腺癌占女性恶性肿瘤之首位。中医称之为"乳岩"。

二、病因和病机

总由六淫侵袭，肝脾气部，冲任不和，脏腑功能失调，以致气滞、血瘀、痰凝、邪毒结于乳络而成。

1. 忧思郁怒，七情内伤，则肝脾气逆。肝郁则气血瘀滞，脾伤则痰浊内生，痰瘀互结，经络阻塞，结滞于乳房而成。

2. 肝肾不足，冲任失调，脏腑及乳房的气血失和，气滞、痰凝、血瘀互结而发病。

3. 六淫邪毒乘虚入侵，与痰、瘀互结，蕴阻于乳络而成。

4. 肝肾阴虚，阴虚则火旺，火旺则灼津炼痰，痰毒淤血互结乳房而成。

5. 手术或放疗、化疗在治疗疾病的同时，也会耗伤气血，或影响脏腑功能而导致痰浊淤血内生。若正气亏虚，或邪毒炽盛，四处旁窜，可产生多种变证。

三、临床表现

（一）症状体征

早期乳腺癌往往不具备典型的症状和体征，不易引起重视，常通过体检或乳腺癌筛查发现。以下为乳腺癌的典型体征。

1. 乳腺肿块　80%的乳腺癌患者以乳腺肿块首诊。患者常无意中发现乳腺肿块，多为单发，质硬，边缘不规则，表面欠光滑。大多数乳腺癌为无痛性肿块，仅少数伴有不同程度的隐痛或刺痛。

2. 乳头溢液　非妊娠期从乳头流出血液、浆液、乳汁、脓液，或停止哺乳半年以上仍有乳汁流出者，称为乳头溢液。引起乳头溢液的原因很多，常见的疾病有导管内乳头状帽、乳腺增生、乳腺导管扩张症和乳腺癌。单侧单孔的血性溢液应进一步检查，若伴有乳腺肿块更应重视。

3. 皮肤改变　乳腺癌引起皮肤改变可出现多种体征，最常见的是肿瘤侵犯了连接乳腺皮肤和深层肌筋的 cooper韧带，使其缩短并失去弹性，牵拉相应部位的皮肤，出现"酒窝"，即乳腺皮肤出现一个小凹陷，像小酒窝一样。若癌细胞阻塞了淋巴管，则会出现"橘皮样改变"，即乳腺皮肤出现许多小点状凹陷，就像橘子皮一样。乳腺癌晚期，癌细胞沿淋巴管、腺管或纤维组织浸润到皮内并生长，在原发癌灶周围的皮肤形成散在分布的质硬结节，即所谓"皮肤卫星结节"。

4. 乳头、乳晕异常　肿瘤位于或接近乳头深部，可引起乳头回缩。肿瘤距乳头较远，乳腺内的大导管受到侵犯而短缩时，也可引起乳头回缩或抬高。乳头湿疹样癌，即乳腺Paget's病，表现为乳头皮肤瘙痒、糜烂、破溃、结痂、脱屑伴灼痛，以致乳头回缩。

5. 腋窝淋巴结肿大　医院收治的乳腺癌患者1／3以上有腋窝淋巴结转移。初期可出现同侧腋窝淋巴结肿大，肿大的淋巴结质硬、散在、可推动。随着病情发展，淋巴结逐渐融合，并与皮肤和周围组织粘连、固定。晚期可在锁骨上和对侧腋窝摸到转移的淋巴结。

（二）常见症型

1. 肝郁痰凝　情志抑郁，或性情急躁，胸闷胁胀，或伴经前乳房作胀，或少腹作胀，乳房部肿块皮色不变，质硬而边界不清。舌苔薄，脉弦。

2. 冲任失调　月经紊乱，素有经前期乳房胀痛，或婚后未育，或有多次流产史。乳房结块坚硬，或术后病人伴对侧乳房多枚质软片状结块。舌质淡，苔薄，脉弦细。

3. 正虚毒炽　乳房肿块扩大，溃后愈坚，渗流血水，不痛或剧痛。精神萎靡，面色晦暗或苍白，纳食量少，心悸失眠。舌质紫或有瘀斑，苔黄，脉弱无力。

4. 气血两亏　多见于晚期或手术，或放疗、化疗后，形体消瘦，面色萎黄或苍白，头晕目眩，神倦乏力，少气懒言，术后切口色黑或流脓，日久不愈。舌质淡，苔薄白，脉沉细。

5. 脾胃虚弱　手术或放疗、化疗后，神疲肢软，食欲缺乏，恶心欲呕，肢肿倦怠。舌质淡，苔薄白或腻，脉细。

6. 气阴两虚　多见于手术、放疗，或化疗后，形体消瘦，短气自汗或潮热盗汗，口干欲饮，纳谷不馨，夜寐易醒。舌红少苔，脉细或细数。

7. 邪毒旁窜　多见于晚期或手术、放疗，或化疗后，形体消瘦，神疲乏力。局部或对侧乳房皮肤结节，质硬不移；或骨骼持续疼痛，如针扎锥刺，行动不便；或胸痛，咳嗽，痰中带血或咯血；或鼓胀，面目俱黄，胁痛腹胀，纳少呕恶，溲赤便结；或头痛，呕吐，神昏目糊，抽搐，甚者昏迷。

四、诊断

1. 乳腺钼靶X线摄片　可作为乳腺癌的普查方法，是早期发现乳腺癌的最有效方法，可发现较小的肿块及细小钙化灶，还可显示腋窝淋巴结情况。

2. 乳腺B超　能清清楚楚显示乳腺各层次软组织结构及肿块的质地和形态，能显示直径在0.5cm以上的肿块，属无损伤性检查，主要用于鉴别囊性肿块与实质性肿块。

3. 乳腺干板静电摄影　具有边缘效应，可产生较明显的浮雕感，增强影像的对比性。肿块边缘比乳腺钼靶X线摄片更清晰，同时设备简单，费用低廉，不需洗片，但细致结构有失真现象。两者可结合使用。

4. 乳头溢液涂片细胞学检查。

5. 乳腺肿物细针穿刺细胞学诊断。

6. 活组织切片病理学检查有助于确诊。

五、常见并发症

1. 患侧上肢肿胀　乳腺癌根治术后较常见。主要原因是患侧腋窝淋巴结切除、头静脉被结扎、腋静脉栓塞、局部积液或感染等因素导致上肢淋巴回流不畅静脉回流障碍所致。

2. 气胸　乳腺癌扩大根治术后有损伤胸膜的可能，术后应观察呼吸情况。病人若感胸闷、呼吸困难，应立即检查胸部，包括肺部听诊、叩诊和X线检查，以判断有无因胸膜损伤而引起的气胸。若并发气胸，应立即处理。

六、治疗原则

（一）西医治疗原则

主张以手术为主的综合治疗。对早期乳腺癌病人，手术治疗是首选。全身情况差、主要脏器有严重疾病、年老体弱不能耐受手术者属手术禁忌。

（二）中医治疗原则

宜中西医结合综合治疗。中医药治疗对手术后患者有良好的调治作用，对放疗、化疗有减毒增效作用，可提高病人生命质量，有助于控制转移或复发，或延长生存期。

七、护理评估

1. 按中医整体观念，运用望、闻、问、切的方法评估病证、舌象、脉象及情志状态。

2. 了解病人健康史、家族史。

3. 体格检查乳房肿块质地、大小、活动度，肿块与深部组织的关系，表面是否光滑、边界是否清楚；乳头和乳晕有无糜烂等。

4. 了解患者对疾病的认知程度，心理和社会支持状况。

八、一般护理

1. 按外科及本系统疾病一般护理常规执行。

2. 保持病室内温湿度适宜。

3. 术前护理

（1）做好病人的心理护理，使病人正确对待手术引起的自我形象改变。

（2）术前严格备皮，对手术范围大、需要植皮的病人，除常规备皮外，同时做好供皮区的皮肤准备。乳房皮肤溃疡者，术前每天换药至创面好转，乳头凹陷者应清洁局部。

4. 术后护理

（1）病人术后麻醉清醒、血压平稳后取半卧位，以利于引流和改善呼吸功能。

（2）术后6小时如无麻醉反应可给予正常饮食，注意营养补充。术后应多食富含维生素A、维生素C的食物，并保证足够的热量，以利康复。

（3）术后密切观察病人生命体征的变化，乳腺癌扩大根治术应注意观察病人呼吸情况；观察患侧肢体远端的血液供应情况，伤口敷料渗血、渗液情况，以及引流液的量和性质，并予以记录。乳腺癌扩大根治术有损伤胸膜可能，病人若感胸闷、呼吸困难，应及时报告医师，以便早期发现和处理肺部并发症，如气胸等。

（4）加强伤口护理：

1）手术部位用弹力绷带加压包扎，使皮瓣紧贴胸壁，防止积液积气、皮瓣移动。包扎松紧度以能容纳一手指、能维持正常血运、不影响病人呼吸为宜。

2）观察皮瓣颜色及创面愈合情况，正常皮瓣的温度较健侧略低，颜色红润，并与胸壁紧贴。

3）观察患侧上肢远端血循环情况，若手指发麻、皮肤发绀、皮温下降，动脉搏动不能扪及，提示腋窝部血管受压，应及时调整压脉带的松紧度。

4）带加压包扎一般维持7～10日，包扎期间告知病人不能自行松解绷带，瘙痒时不能将手指伸入敷料下抓搔。

5）保持有效地负压吸引，妥善固定引流管，防止引流管受压和扭曲，观察引流液的颜色和量。

6）预防患侧上肢肿胀，勿在患侧上肢测量血压、抽血、静脉或皮下注射等，按摩患侧上肢或进行握拳、屈、伸肘运动，以促进淋巴回流。

九、证候施护

（一）肝郁痰凝

1. 宜多吃水果如苹果、香蕉之类，忌食烟、酒、葱、椒、蟹、猪头肉等刺激性荤腥发物。

2. 避免郁怒，保持精神愉快。

（二）冲任失调

多食滋阴类食物，如甲鱼、黑木耳等，忌食辛辣动火之品。

（三）正虚毒炽

可选新鲜水果蔬菜、乳类、蛋类、瘦肉等，忌鱼腥、肥厚之品。

（四）气血两亏

补益气血，养心安神。

（五）脾胃虚弱

病室空气新鲜，注意保暖，以卧床静养为主。

（六）气阴两虚

疏导情志，消除悲观失望情绪，正确对待疾病。家人多陪伴，帮助病人树立战胜病魔信心。

（七）邪毒旁窜

晚期极度衰弱，随时有危症出现的可能，要注意仔细观察、及时反应和处理，做好记录。

十、健康教育

1. 早期活动　早期活动是减少瘢痕牵拉、恢复患侧上肢功能的重要环节，术后近期应避免用患侧上肢搬动、提拉过重物体，注意患肢的功能锻炼及保护。

2. 预防患侧上肢肿胀

（1）术后在患侧上肢测血压、抽血、静脉注射等。

（2）指导病人保护患侧上肢，平卧时抬高患侧上肢，下床活动应用吊带托付或用健侧手将患肢抬高于胸前，以利于静脉血、淋巴液回流，必要时给予按摩或使用弹力绷带包扎患肢。需他人扶持时只能扶健侧，以防腋窝皮瓣滑动而影响愈合，并避免患肢下垂过久。

（3）按摩患侧上肢或进行适当的功能锻炼，如握拳、屈、伸肘运动，以促进淋巴回流，但应避免过劳。

（4）肢体肿胀严重者，可戴弹力袖促进淋巴回流。

（5）局部感染者，遵医嘱及时应用抗菌药治疗。

3. 功能锻炼　功能锻炼对患侧上肢功能的恢复起着重要的作用，无特殊情况应早期进行功能锻炼，鼓励和协助病人进行患侧上肢的功能锻炼，可加强肩关节活动，以增强肌肉力量和预防粘连，最大限度地恢复肩关节的活动范围。

（1）术后24小时内：开始活动手指及腕部，可做手指的主动和被动活动，握拳、屈腕等活动。

（2）术后3天内：可进行上肢肌肉的等长收缩，以促进患侧上肢的血液、淋巴回流；可用健侧上肢或他人协助患侧上肢进行屈肘、伸臂等锻炼，逐渐过渡到肩关节的小范围前屈、后伸运动。

（3）术后4～7天：鼓励病人用患侧上肢洗脸、刷牙、进食，并指导病人用患侧上肢触摸对侧肩部及同侧耳郭的锻炼。下床活动时患侧上肢用吊带托扶。

（4）术后1周：待皮瓣基本愈合后可进行肩部运动，以肩部为中心，前后摆臂，并逐渐增加活动范围。

（5）术后2周：皮瓣与胸壁黏附已较牢固，可循序渐进地做抬高患侧上肢、手指爬墙、画圈、滑轮运动、梳头等锻炼，直至患侧手指能高举过头顶，能自行梳理头发，并能触及对侧耳郭。

（6）功能锻炼时应注意：①功能锻炼应循序渐进，根据自身的实际情况而定，一般3～4次、每次20～30分钟为宜。②不要以患侧肢体支撑身体，以防皮瓣移动而影响创面愈合。③活动的原则：上肢肩关节活动应在7天以后，7天以内勿上举，10天之内勿外展，且上肢负重不宜过大过久（不应大于5kg）。

4. 遵医嘱坚持放疗或化疗　化疗期间应定期复查血常规，一旦出现骨髓抑制现象（血白细胞计数 $< 4 \times 10^9 / L$），应暂停化疗。放疗期间应注意保护皮肤，如出现皮肤红斑、灼痛及瘙痒等症状应及时就诊。放疗、化疗期间应加强营养，多食高蛋白、高热量、高维生素、低脂肪的清淡食物，以增强机体的抵抗力。应少到公共场所，以减少感染机会。

5. 避孕　手术后5年之内应避免妊娠，以免促使乳腺癌复发。

6. 义乳或假体　佩戴义乳和假体是病人改善自我形象的方法，应向病人介绍其作用和使用方法。病人出院时可暂佩戴无重量的义乳，有重量的义乳在治愈后佩戴，并避免衣着过度紧身。根治术后3个月可行乳房再造术，但有肿瘤转移或乳腺者，严禁假体植入。

7. 乳房自我检查（breast self examination） 由于大部分乳腺癌是病人无意中发现的，且定期的乳房自查有助于及早发现乳房的病变，故应普及乳房自查技术，宜在月经后1~7天进行。乳腺术后病人应每年行钼靶X线摄片检查，以便及早发现乳腺的复发征象。乳腺癌的同胞姐妹和女儿是乳腺癌的高危人群，更要提高警惕。乳房的自查方法如下。

（1）视诊：脱去上衣，站在镜前以各种姿势（两臂放松垂于身体两侧、双手叉腰、向前弯腰或双手高举置于头后）观察双侧乳房的大小和外形是否对称、轮廓有无改变、有无乳头回缩或抬高、有无皮肤凹陷或皮肤橘皮样改变。

（2）触诊：于不同体位（平卧或侧卧位），肩下垫软薄枕，被查的手臂枕于头下，对侧手指平放于乳房上，从乳房外上象限开始检查。检查乳头、乳晕。检查患侧腋窝有无肿块。用拇指及食指轻轻挤压乳头检查有无溢液。然后用同样的方法检查另一侧乳房。如发现肿块或乳头溢液，应及时到医院进一步检查，以便明确诊断。

十一、药膳食疗方

1. 肝郁痰凝 瓜蒌皮散合开郁散加减。常用瓜蒌，当归，甘草、没药、乳香、柴胡、当归、白芍、白芥子、白术、金蝎、郁金、天葵子、炙甘草等。经前乳痛者加八月札、石见穿

2. 冲任失调 二仙汤合开都散加减。常用仙茅、淫羊藿、黄柏、知母、柴胡、当归、白芍、白芥子、白术、全蝎、郁金、茯苓、香附、天葵子、炙甘草等。乳房结块坚硬者加山慈菇制南星、鹿角片。

3. 正虚毒炽 八珍汤加减。常用人参、白术、茯苓、甘草、当归、白芍、地黄、川芎、半枝莲、白花蛇舌草、石见穿、露蜂房等。

4. 气血两亏 香贝养荣汤加减。常用香附、贝母、人参，茯苓、陈皮、熟地、川芎、当归、白芍，白术、桔梗、甘草、大枣等。切口色黄者加生黄芪、党参。

5. 脾胃虚弱 参苓白术散加减。常用白扁豆、人参、白获菱、炙甘草、山药、莲子肉、桔梗、薏苡仁、砂仁等。食欲缺乏者加炒麦芽、鸡内金、炒山楂；恶心呕吐者加姜半夏、姜竹茹、陈皮；口腔黏膜糜烂，牙龈出血等着加麦冬、知母、一支黄花。

6. 气阴两虚 四君子汤合知柏地黄汤加减。常用党参、白术、茯苓、甘草、知母、黄柏、生地、怀山药、山萸肉、泽泻、茯苓、牡丹皮等。口干欲饮者加天花粉、天冬；纳谷不馨者加炒麦芽、鸡内金、炒山楂

7. 邪毒旁窜 随证选用调元肾气丸加减。六味地黄汤合百合固金汤加减；茵陈蒿汤合归芍六君汤加减；羚羊钩藤饮加减。常用党参、当归、熟地、怀山药、山萸肉、泽泻、茯苓、牡丹皮、黄柏、知母等。常加半枝莲、蛇舌草、蛇六谷、龙葵、干蟾皮等。

8. 气滞血淤 紫茄子瘦猪肉汤。紫茄子2个（切片），瘦猪肉60g，鸡蛋1个，盐、

味精、植物油适量。将紫茄子与瘦猪肉放入锅中煎汤，然后将鸡蛋打入汤中调匀散开，熟时加入盐、味精、植物油即可食用。

9. 气血虚弱　莲子薏苡仁炖牡蛎肉。将莲子20g（去芯），薏苡仁20g，牡蛎肉100g，一起放入锅内，加适量水和少许姜丝、油、盐，煮沸后转文火炖50分钟，即可食用。

10. 手术后饮食应以粥类为主。如排骨海带汤、乌鸡滋补粥、莲子百合桂圆、山药薏米红枣粥、红枣银耳羹。

第八章　泌尿系统疾病常识

第一节　泌尿系统疾病的主要症状

一、尿频

正常成人白天排尿4～6次，夜间0～1次，不超过2次，次数逐渐增多称尿频。

二、尿急

尿急是指不能自控排尿或排尿有急迫感。

三、尿痛

尿痛是指患者排尿时尿道或伴耻骨上区、会阴部位疼痛。

四、排尿困难

排尿困难是指排尿时须增加负压才能排出，病情严重时膀胱内有尿而不能排出称为尿潴留。排尿困难可分功能性和阻塞性两大类，表现为排尿延后，射程短，费力，尿线无力、变细，滴沥等。

五、排尿困难的常见原因

1. 阻塞性排尿困难　膀胱颈部病变，后尿道疾患，前尿道疾患。

2. 功能性排尿困难　见于脊髓损害，隐形脊柱裂等器质性病变，也见于糖尿病神经源性膀胱。

六、排尿困难的护理措施

1. 评估尿潴留的原因及程度，做好心理护理，减少不利因素的影响。

2. 提供患者一个隐蔽的环境，注意保护患者隐私，使其感到安全。

3. 诱导排尿　护士可让患者听流水声，反射性引起排尿。若仍然无效，可用温开水冲外阴或热水熏外阴部，以缓解尿道括约肌痉挛或用温热毛巾拧干后敷在膀胱区，促进排尿。

4. 手掌按摩　用手掌放在膀胱区，轻轻左右按摩1～2分钟，使腹肌放松，排尿同时再用手掌自膀胱底部向下推移按压1～3分钟，注意用力要均匀。

5. 红外线灯热烤法　用红外线灯在患者膀胱区照射20分钟以促进排尿。

6. 饮水通便排尿法　患者饮水11000ml后排尿，如果仍无效则用开塞露2支挤入肛门内或适当生理盐水灌肠，并按摩肛周以促进排尿。

采用以上措施仍不排者，可给予留置导尿，保持尿管固定通畅，多饮水，每隔4小时开放一次。

七、尿失禁

尿失禁是指由于膀胱括约肌损伤或神经功能障碍而丧失排尿自控能力，使尿液不自主的流出。

八、镜下血尿的标准

尿外观变化不明显，离心沉淀后，镜检时每高倍视野红细胞平均大于3个，称镜下血尿。

九、肉眼血尿

尿液中含有一定量的红细胞时称为血尿。肉眼看到血样或呈洗肉水样尿，称为"肉眼血尿"。

十、血尿的常见原因

（1）泌尿系统疾病，乳肾炎、结石、感染、结核、肿瘤、畸形、损伤等；

（2）尿路邻近器官病变，如前列腺炎、前列腺肥大、盆腔、阑尾炎等；

（3）全身性疾病，感染性疾病，血液性，心血管疾病等；

（4）药物性因素，服用磺胺药、抗凝剂或注射甘露醇。

十一、血尿患者护理

（1）观察血尿的颜色，是否伴随血凝块；是否伴随疼痛，何种疼痛；血尿发生的时间等。

（2）心理护理，说明1000ml尿中有1～3ml血就为肉眼血尿，使其了解出血的程度。

（3）嘱多饮水，多卧床休息，避免剧烈活动，避免憋尿。保护肾功能、避免肾损伤的因素，如避免劳累、感染、预防感冒等。

（4）遵医嘱使用止血药，观察用药的效果。避免应用肾毒性药物，如氨基糖苷类抗生素等。

（5）可采用微化复方中药渗透疗法辨证施治。

十二、脓尿

离心尿沉淀，每高倍野白细胞超过5个为脓尿。

十三、乳糜尿

尿中含有乳糜和淋巴液，呈乳白色，含有脂肪、蛋白质、凝血因子等，乳糜尿混有血液，尿呈现红褐色，称之为乳糜尿。

十四、少尿

正常人24小时尿量1000~2000ml。24小时尿量少于400ml，或每小时尿量少于17ml称为少尿。

十五、无尿

24小时尿量少于100ml，或12小时完全无尿称为无尿。

十六、无尿与尿潴留的区别

无尿是由于肾脏排出尿量减少引起，原因可能是肾前性、肾性或肾后性。无尿是膀胱空虚状态，而尿潴留是膀胱内有尿排不出。

十七、尿潴留

膀胱内积有大量尿液而不能排出，称为尿潴留。一般分为阻塞性和非阻塞性尿潴留两类。阻塞性尿潴留的原因有前列腺增生、尿道狭窄、膀胱或尿道结石、肿瘤等疾病阻塞膀胱颈或尿道而发生尿潴留。非阻塞性尿潴留即膀胱和尿道并无器质性病变，尿潴留是由神经或肌源性因素导致排尿功能障碍引起的。

十八、常见尿潴留的原因

1. 梗阻性因素　机械性梗阻，如尿道狭窄、血块或结石堵塞；动力性梗阻，如 α-肾上腺素能活性增加、前列腺炎症等均可导致的尿流阻力增加。

2. 神经性因素　膀胱感觉或运动神经受损，如盆腔手术、多发性硬化、脊髓损伤、糖尿病等引起。

3. 肌源性因素　膀胱过度充盈，如麻醉、饮酒过量。

十九、尿路刺激征主要症状

尿频，尿急，尿痛合称尿路刺激征。主要症状为排尿次数增多但尿量减少，有尿意就迫不及待地排尿，而不能自控，排尿时感到疼痛，可表现为刀割样疼痛，可发生在排尿初，排尿中，排尿末，排尿后。

二十、诊断尿潴留的病因鉴别诊断

尿道狭窄会出现排尿滴沥、费力；既往有外伤史、先天性尿道狭窄病史、膀胱结石会出现排尿中断；前列腺增生会常见于年纪较大的男性，出现尿频、尿急、夜尿增多等；膀胱感觉或运动神经受损常见于盆腔手术、脊髓损伤等。

二十一、尿频成因

1. 生理性 饮水过多、精神紧张、气候改变、食用利尿食品等。
2. 病理性

（1）排尿次数增多而每次尿量正常，全天总尿量增多，见于糖尿病、尿崩症、急性肾功能衰竭多尿期。

（2）排尿次数增多而每次尿量减少，或仅有尿意并无尿液排出，常见于泌尿、生殖道炎症，膀胱结石，肿瘤，前列腺增生和各种原因引起的膀胱容量减少。

第二节　泌尿系统疾病的常用检查和护理

一、尿液常规检查

尿液常规检查包括颜色、透明度、pH值、比重、蛋白、糖定性及纤维镜检查。

二、尿常规检查注意事项

清晨患者首次尿液较浓，不受运动与饮食的影响，是收集尿液送检的理想时间。可取任意一次尿液做常规检查。留尿前需清洗外阴，包皮过长者应翻开包皮清洗，留中段尿，要注意收集容器的清洁，收集的标本应尽快送检。

三、需做尿常规检查的症状

泌尿道症状如尿频、尿急、尿痛、血尿等需要检查尿常规。

四、留取尿三杯试验

清洗外阴及尿道口，将最初10～20ml尿留于第一杯，中间30～40ml尿留于第二杯中，终末5～10ml留于第三杯中。

五、尿三杯试验意义

若第一杯尿液异常，且程度最重，病变可能在前尿道；若第三杯异常，且程度最重，病变在膀胱颈或后尿道；若三杯均异常，病变在膀胱颈以上。

六、尿抗酸杆菌的意义

尿抗酸杆菌检查对尿路感染致病菌的鉴别有重要意义，为肾结核的临床诊断与治疗提供了可靠的依据。此方法的优点是较为简便而快速，但其阳性率不高。尿内寻找结核杆菌，留24小时尿或留取一部分新鲜尿液（最好是清晨尿液），经沉淀后做涂片抗酸染色检查，一般可获得70%～75%的阳性率。

七、正确留取尿进行脱落细胞学检查的方法

收集尿液标本的原则是要新鲜，要收集近似生活状态的细胞，早晨第一次尿比较浓缩，细胞受浓缩作用可发生变化，故不采用，收集尿液应及时离心，沉淀物图片必须在尿液排出后1~2小时内完成，如不能及时涂片，可在尿液中加入十分之一尿量的浓甲醛或95%乙醇溶液固定。

八、尿液生化检查意义

尿生化包括葡萄糖、尿胆原、胆红素、pH值、酮体、白细胞、红细胞、比重、结晶上皮、细菌、亚硝酸盐等。可以检查有无泌尿系统感染，作为肾病综合征的辅助诊断。

九、尿比重测定意义

尿比重测定是检查肾功能简单而可重复的方法。随着肾功能减退，肾脏浓缩尿的功能减退。通常以晨尿的比重大于1.020作为尿浓缩能力良好的标志。肾功能减退时稀释功能比浓缩功能后受影响。当肾功能进一步受损，尿比重范围逐渐缩小固定在1.010，成为等渗尿，提示浓缩、稀释功能丧失。

十、尿培养标本采集注意事项

最好在用药前或停药2天后，用肥皂水、1∶1000新洁尔灭、无菌水清洗外阴及尿道口，留取中段尿于无菌容器，防止无菌容器被污染，及时送检。

十一、留取尿培养菌落数意义

常采用定量培养以区别是污染菌还是感染菌。每毫升尿内菌落数超过100 000个，提示为尿路感染；每毫升尿内菌落数小于10 000个，可能为污染，应重新留取；每毫升尿内菌落数在10 000~100 000，可能为可疑，必要时复查。凡尿液培养为阴性，且细菌数超过100 000个 / ml的标本，应常规做药物敏感试验。真菌、衣原体或某些特殊细菌，如淋病奈瑟菌、伤寒沙门氏菌、结核杆菌及厌氧菌等，需要做特殊培养。

十二、导尿检查的目的

探测尿道有无狭窄或梗阻；采取无污染的尿标本做各种检查；测定膀胱容量、压力、残余尿量和对冷、热的感觉；解除各种原因所致的尿潴留；注入造影剂进行造影和灌注药物治疗。急性尿道炎禁忌导尿术。

十三、尿流率测定的适应证

前列腺增生，尿道狭窄，尿失禁，神经源性膀胱尿道功能障碍，夜尿增多，尿流中断，急性尿潴留，膀胱残余尿量增多。

十四、泌尿系统B超检查要求

泌尿系统B超检查常包括双侧肾脏、肾上腺、输尿管、膀胱及前列腺。由于肾脏有足够的体积，特有的形态，良好的透声性能和清晰的边界，是超声探测的良好脏器。因肾是一对腹膜后器官，肠道的积气等腹腔内杂影对其影响不大，因此，肾脏B超检查前，患者不必禁食和内服肠道清洁剂。正常成人肾盂容量3～10ml，膀胱为贮尿器官，当其充盈时含有大量尿液，能为超声反射提供良好的界面，因此，患者查膀胱、前列腺前应先饮水300～500ml，最好2～3小时内不要排尿，让膀胱充盈，尿液成为天然的造影对比剂，以便超声波能清楚分辨出膀胱内异常回声影。

十五、膀胱造影

膀胱造影可经导管或耻骨上膀胱造瘘管将造影剂注入膀胱后行X线下造影、摄片，可观察膀胱形态、大小，是否存在输尿管反流及膀胱与邻近器官的关系。

十六、膀胱造影适应证

（1）膀胱形态异常，其他检查效果显示不佳时，膀胱功能性病变，膀胱破裂时急诊造影。

（2）膀胱的邻近器官病变，膀胱与邻近器官异常通道。

（3）膀胱镜检查有困难或不适合做膀胱镜检查者。

十七、膀胱镜适应证

（1）经过一般检查、B超及X线检查等手段检查仍不能明确诊断的膀胱、尿道及上尿路疾患。

（2）欲了解泌尿系统以外疾病对泌尿系统的影响。

（3）确定血尿原因及出血部位时。

（4）欲行逆行造影时。

（5）确定膀胱肿瘤的部位及确诊大小时。

（6）确诊及取出膀胱异物或结石。

十八、经皮肾镜常见并发症

血尿、出血、感染、腹膜后血肿穿破周围脏器，水和电解质失衡，肾周围积聚尿液。

十九、膀胱镜检查后的护理观察

（1）观察尿液的颜色，如有轻微血尿告知患者多饮水可减轻症状，如严重则应用止血药物，卧床休息。

（2）遵医嘱服用抗生素，忌辛辣刺激食物，进食易消化、营养丰富的食物，避免重体力劳动。

（3）疼痛严重者适当止痛。

（4）观察排尿情况，如有膀胱内血块堵塞尿道等引起排尿困难者，应及时行导尿术。

二十、肾穿刺术后的护理要点

（1）患者肾穿刺后，局部伤口按压数分钟后，平车推入病房。

（2）平卧20小时后，若病情平稳、无肉眼血尿，可下地活动。若患者出现肉眼血尿，应延长卧床时间至肉眼血尿消失或明显减轻。必要时给静脉输入止血药或输血。

（3）术后嘱患者多饮水，以尽快排出少量凝血块。

（4）卧床期间，嘱患者安静休息，减少躯体的移动，避免引起伤口出血，同时应仔细观察患者伤口有无渗血并加强生活护理。

（5）应密切观察患者生命体征的变化，询问有无不适，发现异常及时处理。如有发热，及时报告医生。

（6）观察患者有无腰痛或腰部不适，防止肾周血肿，疼痛厉害者可使用止痛药减轻疼痛。

二十一、留置导尿管的目的

（1）术前导尿可以防止术中麻醉会导致平滑肌和括约肌不能及时收缩和舒张，引起尿失禁和尿潴留，也可以保持膀胱空虚，以免术中误伤膀胱。

（2）解除尿路梗阻，如前列腺增生、尿道狭窄等。

（3）泌尿系统疾病术后留置尿管，可便于引流和冲洗，并减轻手术切口的张力，促进伤口愈合。

（4）对于瘫痪、昏迷、会阴部有伤的患者，留置导管可引流尿液，以保持会阴部清洁、干燥，预防压疮，对尿失禁患者还可进行膀胱功能的训练。

（5）用于抢救危重、休克患者时能准确记录尿量、测量尿比重，以观察病情变化。

二十二、留置导尿管患者的护理要点

（1）保持尿道口清洁，女患者用消毒液棉球擦拭外阴及尿道口，男患者用消毒液棉球擦拭尿道口、阴茎头及包皮，每天1~2次。

（2）保持尿道固定通畅，防止弯曲打折，如有堵塞应及时进行膀胱冲洗以保持通畅。

（3）保持引流的密闭性，保持尿管与引流袋连接处的清洁，尿袋高于地面，定时更换集尿袋，及时排空。

（4）观察尿液的颜色、性质和量，有异常时及时报告医生。

（5）一般导尿管每月更换一次，硅胶导尿管可酌情适当延长更换时间。

（6）患者离床活动时，引流管和集尿袋应安置妥当，不可高于耻骨联合，以防尿液逆流。

（7）如病情允许，应鼓励患者多饮水，勤更换卧位，通过增加尿量，达到自然冲洗尿道的目的。

二十三、膀胱造瘘的护理要点

（1）保持引流管通畅，防止弯曲打折，妥善固定，活动时避免牵拉，引流袋高度不能超过膀胱高度。

（2）观察尿液颜色，性质及量。

（3）保持切口辅料干净，如有渗出时及时更换。

（4）观察造瘘口皮肤有无异常，避免药液渗出刺激皮肤。

二十四、肾造瘘管的患者的护理

（1）保持引流管的固定，翻身及活动时避免管道脱出，如脱出应及时报告医护人员。

（2）保持引流通畅，防止管道弯曲打折，如发现不通畅，可轻轻挤压造瘘管几次，必要时在医生指导下用少量生理盐水低压冲洗造瘘管，定期更换引流袋，引流袋位置不可高于造瘘口。

（3）观察引流液的量、性质及颜色，若颜色鲜红应及时报告医生，指导患者尽量卧床休息，指导患者每天多饮水，以减少血尿。

（4）保持切口敷料干净，如有渗出应及时更换，观察造瘘口周围皮肤有无红肿热痛。

第三节　肾脏疾病

一、肾脏的解剖位置

肾是实质性器官，外形似蚕豆，分为上下两端，内外两侧缘和前后两面。上端宽而薄，下端窄而厚。肾的前面较凸，朝向前外侧；肾的后面较平，紧贴腹后壁。外侧缘凸隆；内侧缘中部凹陷，是肾血管、神经及淋巴管出入之地，称为肾门，其排列顺序为肾静脉在前、肾动脉居中、输尿管在后，该处合称为肾蒂。肾门向肾内延续为肾实质围成的肾窦，窦内含有肾动脉、肾静脉的主要分支和属支、肾小盏、肾大盏、肾盂和脂肪组织等。两肾的形态、大小、质量大致相同，其大小为11.0cm×6.0cm×2.5cm，质量100～150g。肾位于腰部脊柱两侧，左右各一，肾贴膜后壁的上部，位于腹膜后间隙内。左肾上极平第11胸椎，其后方有第11、12肋斜行跨过，下端与第2腰椎齐平。右肾上方与肝相邻，位置比左肾低半个到一个椎体，右肾上极平第12胸椎，下极平第3腰椎，第12肋斜行跨过其后方。在竖脊肌的外侧缘与12肋之间的部位称为肾区，在有些肾病患者，叩击或触压此处还可引起疼痛。

二、肾脏的功能

肾脏的基本生理功能有生成尿液，维持水的平衡；排出人体的代谢产物和有毒物质；维持人体的酸碱平衡；分泌和合成一些物质，调节人体的生理功能。

三、成人型多囊肾

婴儿型多囊肾是指常染色体隐性遗传性多囊肾，成人型多囊肾为常染色体显性遗传，其特点为具有家族聚集性，男女均为可发病，两性受累机会相等，连续几代均可出现患者。患者常表现为双侧肾脏肿大，皮质、髓质有多个液性囊肿形成并不断增大，继发肾功能损害。可累及多个系统，如消化系统、心脑血管系统、中枢神经系统、生殖系统，形成肝囊肿、脾囊肿、颅内动脉瘤、心脏瓣膜异常等。此病常在30～50岁发病，因此又称"成人型多囊肾病"。

四、单纯性肾囊肿

单纯性肾囊肿是人类肾脏疾病中最常见的病变，是单侧或双侧肾出现一个或数个大小不等的、与外界不相通的囊腔，其内充满液体。

五、单纯性肾囊肿的病理改变

单纯性肾囊肿的囊壁薄而透明，内含淡黄色清亮液体，如有过炎症，囊壁可增厚，纤维化甚至钙化。囊肿与肾盂不相通，壁内衬以单层扁平上皮细胞。

六、肾囊肿的症状和体征

1. 肾囊肿的症状　疼痛常位于胁腹及背部，通常呈间歇性钝痛。当出血使囊壁扩张时，可出现突发性剧痛。胃肠道症状偶可出现，而疑为消化性溃疡或胆囊病。肾囊肿患者可自行发现腹部包块，尽管如此大的囊肿少见。当囊肿发生感染时，患者常诉胁腹疼痛，全身不适并伴有发热。

2. 肾囊肿的体征　体格检查多为正常，偶于肾区可触及或扣及一包块。若肾囊肿发生感染时，胁腹部可有压痛。

七、肾囊肿手术治疗的适应证

（1）囊肿合并感染，穿刺放液加抗生素治疗失败；

（2）囊肿恶性病变；

（3）穿刺加硬化剂治疗失败；

（4）巨大肾囊肿。

八、肾囊肿手术的禁忌证

严重心、肺、肝、肾功能障碍不能耐受手术，囊肿恶性变有远处转移者。

九、肾囊肿的手术方法

肾囊肿的手术方法有开放手术及腹腔镜手术，术式有以下两种选择。

1. 肾囊去顶术　适用于绝大多数肾囊肿患者。
2. 肾切除　适用于囊肿恶性变或囊性肾癌。

十、肾囊肿的并发症

肾脏癌肿、肾痛、肾积水、肾外肿瘤、肾包虫病。

十一、肾囊肿患者的健康宣教

（1）定期复查；

（2）指导患者预防外伤；

（3）指导患者应保持良好的饮食习惯。

十二、马蹄肾的病因

马蹄肾的病因病理：两侧肾的上或下极相融合成马蹄肾，马蹄肾发生在胚胎早期，是两侧肾脏胚胎在脐动脉之间被紧挤而融合的结果。

十三、马蹄肾主要的临床表现

马蹄肾主要的临床表现多因神经丛、血循环或输尿管受压迫而引发，有上腹部、脐部或腰部疼痛，慢性便秘及泌尿系统症状，如慢性肾炎、肾盂肾炎、肾积水和结石等。

十四、马蹄肾的并发症

马蹄肾易发生输尿管梗阻，因此，肾积水、结石和感染也就多见，占据骶骨凹面的巨大融合肾还可引起难产。

十五、肾脓肿

肾实质感染所致广泛的化脓性病变，或尿路梗阻后肾盂肾盏积水、感染而形成一个积聚脓液的囊腔称为肾积脓。致病菌有革兰阳性球菌和革兰阴性杆菌或结核杆菌，在肾结石、肾结核、肾盂肾炎、肾积水等疾病的基础上，并发化脓性感染而形成。

十六、肾脓肿的临床症状

1. 发热　突然发生寒战、高热，体温上升至39℃以上，伴有头痛、全身痛以及恶心、呕吐等。热型类似脓毒症，大汗淋漓后体温下降，以后又可上升，持续1周左右。

2. 腰痛　单侧或双侧腰痛，有明显的肾区压痛、肋脊角叩痛。

3. 膀胱刺激征状　由上行感染所致的急性肾盂肾炎起病时即出现尿频、尿急、尿痛、血尿，以后出现全身症状。血行感染者常由高热开始，而膀胱刺激征状随后出现。有时不明显。

十七、肾脓肿的病因

致病菌主要为大肠杆菌和其他肠杆菌及革兰阳性细菌。如副大肠杆菌、变形杆菌、粪链球菌、葡萄球菌、产碱杆菌、绿脓杆菌等。极少数为真菌、病毒、原虫等致病菌。多由尿道进入膀胱，上行感染经输尿管达肾，或由血行感染播散到肾。女性的发病率高于男性数倍。女性在儿童期、新婚期、妊娠期和老年时更易发生。尿路梗阻、膀胱输尿管反流及尿潴留等情况可以造成继发性肾盂肾炎。

十八、肾脓肿的治疗

肾脓肿治疗不及时，脓液可穿透肾包膜形成肾周围脓肿或尿源性败血症，同时应用足量抗生素，如果肾尚能保留，首先要解除病因，如取出梗阻的结石，或整复输尿管畸形术，行肾造口，引流脓液，保留肾功能，缓解症状；肾脏破坏严重，功能严重丧失，需行肾切除术。

十九、肾脓肿患者的起居保健

1. 衣着　肾脏病患者的卫生，当然要注意，如勤洗澡、勤换衣服等，有利于预防感染。避免穿着潮湿衣物。

2. 睡眠　生活起居宜根据病情减少活动或卧床、绝对卧床休息，并做到护理有计划、有秩序，减少不必要干扰。

3. 居室环境　病室宜清洁、通风、向阳、冷暖适宜。避免居住潮湿环境。

4. 口腔护理　对慢性肾衰患者尤其重要，每日可以用10%金银花水或板蓝根水漱口。有口腔溃疡者及时对症处理。昏迷者呼吸潮湿空气，有抽搐者用牙垫。皮肤要用温清水洗澡或擦浴，预防褥疮发生。夏季常以爽身粉擦涂，预防疮疖发生。

5. 运动　加强体育锻炼，增加机体的抵抗力。注意劳逸结合，每天可坚持散步，以自我不感觉疲劳为度，也可进行气功锻炼，打太极拳，做健身操，以增强体质，提高机体抵抗力，预防感冒，防止因呼吸道感染等诱因使病情加重。

6. 保持小便通畅　小便通畅说明肾脏的排泄功能正常，如果发生尿道阻塞，小便不通畅，就会增加肾盂和肾实质发炎的机会，加重肾脏负担，甚至发生尿中毒。常见小便不畅的原因有尿路结石、前列腺肥大、肿瘤、结核等。

7. 饮食　注意进食清淡易消化食物，忌违禁恣食。让患者了解正确饮食的重要性和必要性，忌食生硬冷物、暴饮暴食、过食肥甘之品。保护肾脏需要食用蛋白质和糖类，不宜吃含脂肪过高的饮食。膳食中脂肪过多，容易发生肾动脉硬化，使肾脏萎缩变性，引起动脉硬化性肾脏病。碱性食物对肾脏有利，可以防治尿路结石。还可适当吃些冬瓜、白茅根、赤小豆、绿豆等，对利尿清热，保护肾脏都有益处。

二十、肾结核

肾结核是由结核杆菌所引起的肾脏系统病变，并且造成肾脏系统器质和功能的损害，严重影响患者的身心健康。

二十一、肾结核好发人群

肾结核常发生于20～40岁的青壮年，男性较女性多见。儿童和老人发病较少，儿童发病多在10岁以上，婴幼儿罕见，约90%为单侧。

二十二、肾结核的病理类型

1. 病理肾结核　有结核感染，没有症状，在尿中能查到结核杆菌。

2. 临床肾结核　出现症状了，就是临床型的。

3. 肾自截　全肾广泛钙化时，肾功能完全丧失，输尿管常完全闭塞，含有结核杆菌的尿液不能流入膀胱，膀胱继发性结核病变逐渐好转和愈合，膀胱刺激征状也逐渐缓解甚至消失，尿液检查趋于正常，这种情况称之为肾自截，病灶内仍存有大量活的结核杆菌。

4. 膀胱挛缩　膀胱容量不足50ml，就是膀胱挛缩。

二十三、肾结核的临床表现

（一）膀胱刺激征

膀胱刺激征状是肾结核最重要、最主要也最早出现的症状。当结核杆菌对膀胱黏膜造成结核性炎症时，患者开始先有尿频，排尿次数在白天和晚上都逐渐增加，可以由每天数次增加到数十次，严重者每小时要排尿数次，直至可出现类似尿失禁现象。75%～80%的患者都有尿频症状。在尿频的同时，可出现尿急，尿痛、排尿不能等待，必须立即排出，难以忍耐。排尿终末时在尿道或耻骨上膀胱区有灼痛感觉。膀胱病变日趋严重，这些症状也越显著。

（二）血尿

血尿是肾结核的第二个重要症状，发生率为70%～80%。一般与尿频、尿急、尿痛等症状同时出现。血尿的来源大多来自膀胱病变，但也可来自肾脏本身。血尿的程度不等，多为轻度的肉眼血尿或为镜下血尿，但有3%的病例为明显的肉眼血尿并且是唯一的首发症状。多数为终末血尿，乃是膀胱的结核性炎症和溃疡在排尿时膀胱收缩引起出血。若血尿来自肾脏，则可为全程血尿。

（三）脓尿

由于肾脏和膀胱的结核性炎症，造成组织破坏，尿液中可出现大量脓细胞，同时在尿液内亦可混有干酪样物质，使尿液浑浊不清，严重者呈米汤样脓尿。脓尿的发生率为20%左右。

（四）腰痛

肾脏结核病变严重者可引起结核性脓肾，肾脏体积增大，在腰部存在肿块，出现腰痛。国内资料的发生率为10%。若有对侧肾盂积水，则在对侧可出现腰部症状。少数患者在血块、脓块通过输尿管时可引起肾部绞痛。

（五）全身症状

由于肾结核是全身结核病中的一个组成部分，因此可以出现一般结核病变的各种症状，如食欲减退、消瘦、乏力、盗汗、低热等，可在肾结核较严重时出现，或因其他器官结核而引起。

（六）其他症状

由于肾结核继发于其他器官的结核或者并发其他器官结核，因此可以出现一些其他器官结核的症状，如骨结核的冷脓肿，淋巴结核的窦道，肠结核的腹泻、腹痛，尤其是伴发男生殖道结核时附睾有结节存在。

二十四、肾结核的治疗

（一）药物治疗

主要用于早期，用抗结核药物治疗。首选的药物是：吡嗪酰胺、异烟肼、利福平和链霉素。

（二）手术治疗

肾切除术前，抗结核治疗不应少于2周。

1. 肾切除术

（1）一个肾广泛破坏，一个肾正常，应切除患肾。

（2）一个肾广泛破坏，一个肾衰或尿毒症，就不能切，要肾造瘘。

2. 保留肾的手术

（1）肾里有结核性脓肿，就用结核病灶清除术。

（2）肾部分切除术，适用病灶局限于肾的一极。

3. 解除输尿管狭窄的手术

（1）狭窄位于中上段者：切除狭窄段，输尿管对端吻合术。

（2）狭窄靠近膀胱者：切除狭窄段，输尿管膀胱吻合术。

4. 挛缩膀胱的手术治疗　在患肾切除及抗结核治疗3~6个月，待膀胱结核完全愈合后，对侧肾正常、无结核性尿道狭窄的患者，可行肠膀胱扩大术。

男性患者有前列腺、精囊结核引起后尿道狭窄者，不宜行肠膀胱扩大术，尤其并发对侧输尿管扩张肾积水明显者，为改善和保护积水肾仅有的功能，应施行输尿管皮肤造口或回肠膀胱／肾造口等尿流改道术。

第四节　尿石症疾病

一、泌尿系结石的分类

肾结石；输尿管结石；膀胱结石；尿道结石。其中肾和输尿管结石称为上尿路结石，膀胱和尿道结石称为下尿路结石。

二、尿石症成石因素

临床上通常把结石分为四大类，即含钙结石、感染性结石、尿酸结石和胱氨酸结石。80%左右的肾结石为含钙结石，主要为草酸钙、磷酸钙。感染性结石约占10%，主要成分为磷酸镁铵。尿酸结石约占10%，近年来尿酸结石的发生率有逐步升高趋势。胱氨酸结石只占全部结石的1%左右。此外，还有一部分药物性结石、基质结石等。临床上，大部分结石不止含有一种成分。与遗传性因素、代谢性因素、感染性因素、环境因素、饮食因素、解剖因素、药物因素等有关。

三、尿结石病因

性别和年龄；种族；职业，高温作业、飞行员、医生；地理环境，山区、沙漠、热带发病高，在我国南方＞北方；饮食和营养；水分的摄入；疾病，甲亢、痛风；长期卧床；用药。

四、上尿路结石的主要临床表现

肾和输尿管结石（renal and uretal calculi）的主要临床表现是与活动有关的血尿和疼痛。

五、上尿路结石肾绞痛特点

1. 性质　突发、阵发性刀割样绞痛。
2. 部位　腰部或上腹。
3. 放射　沿输尿管向下腹，外阴，大腿内放射。
4. 伴随症状　恶心，呕吐，面色苍白，出冷汗。

七、肾结石的主要临床表现

（一）肾绞痛

肾绞痛是肾结石的典型症状，通常在运动后或夜间突然发生一侧腰背部剧烈疼痛，因为太疼了常形容为"刀割样"疼痛，同时可以出现下腹部及大腿内侧疼痛、恶心呕吐、面色苍白等。

（二）血尿

约80%的结石患者出现血尿。

（三）无症状

不少患者在体检时偶然发现肾结石，没有任何症状。

（四）肾积水

结石堵塞了肾盂、输尿管，尿液排出不畅，造成肾积水。有的肾积水可以没有任何症状。长期肾积水，会造成患侧肾功能受损。双侧肾积水严重者可能导致尿毒症。

（五）发热

肾结石可以由细菌感染导致（感染性结石），也可以诱发细菌感染，导致发热。

八、肾结石的治疗方法

非手术治疗；体外冲击波碎石；经皮肾镜碎石取石、气压弹道碎石及激光碎石术；微创经皮肾穿刺取石及气压弹道碎石及激光碎石术；开放术手术。

九、上尿路结石保守治疗的适应证和方法

结石小于0.6cm并光滑，无尿路梗阻，无尿路感染者。

方法：大量饮水、饮食调节、控制感染、调节尿pH值，肾绞痛的治疗，中西医结合疗法。

十、体外冲击波碎石的适应证

（1）对小于2cm的肾盂结石以及肾内集合系统无扩展或轻度扩张的小容积鹿角样结石，采用单纯的体外冲击波碎石。

（2）对体积大的鹿角样结石，采用经皮肾镜碎石及气压弹道碎石加体外冲击波碎石。

（3）对输尿管结石，如结石较小且表面光滑，采用单纯的体外冲击波碎石。

十一、体外冲击波碎石的禁忌证及注意事项

结石远端尿路梗阻、妊娠、出血性疾病、严重心脑血管疾病、安置心脏起搏器者、急性尿路感染者、育龄女性输尿管下段结石、过度肥胖者。注意事项：限制次数；碎石后血尿；排石疼痛；石街现象，碎石过多积聚。

十二、双侧上尿路结石手术治疗原则

1. 双侧输尿管结石　先处理梗阻严重侧。条件许可，可同时取出双侧结石。

2. 一侧输尿管结石　对侧肾结石　先处理输尿管结石。

3. 双侧肾结石　根据结石情况及肾功能决定。原则上应尽可能保留肾。

十三、体外冲击波碎石的护理

1. 碎石前 健康教育，解释术中体位，术后暂时性肉眼血尿；镇静，术前3天禁食产气食物，胃肠道准备。

2. 碎石后 多饮水；止痛；观察排尿、排石情况；健康教育，定时X线检查，两次间隔时间大于7天。

十四、尿石症的饮食指导

1. 含钙尿路结石的预防 改变生活习惯和调整饮食结构开始，保持合适的体重指数、适当的体力活动、保持营养平衡和增加富含枸橼酸的水果摄入是预防结石复发的重要措施。

2. 尿酸结石的预防 预防尿酸结石的关键在于增加尿量、提高尿液pH值、减少尿酸的形成和排泄3个环节。必要时，口服别嘌呤醇300mg／d，减少尿酸的形成。

3. 感染结石的预防 推荐低钙、低磷饮食。可口服氢氧化铝或碳酸铝凝胶。对于由尿素酶细菌感染导致的磷酸胺镁和碳酸磷灰石结石，推荐根据药物敏感试验使用抗生素治疗感染，并尽可能用手术方法清除结石。

4. 胱氨酸结石的预防 注意大量饮水以增加胱氨酸的溶解度，保证每天的尿量在3000ml以上。可以服枸橼酸氢钾钠1～2g，3次／天，碱化尿液，使尿pH达到7.5以上。

十五、肾结石患者的健康教育

（一）饮水适量

教育患者掌握饮水量，在24小时内饮水量达到2000ml，如果在短时间内饮用过量的水，会加重肾脏的负担，造成肾功能损害；如果肾结石患者同时伴有高血压、肾功能不全、严重溃疡病或者慢性心肺疾病更不能多饮水。为此，泌尿系统疾病患者的门诊饮水干预已成为提高治疗有效率的重要手段。注意事项：碎石后的饮水应根据患者年龄的特点、排泄功能的强弱而定碎石后饮水量。老年人应酌情少喝，以免诱发其他疾病。成年人应以24小时内饮水量达2000～3000ml为宜，儿童应每天饮水1000ml为佳。饮水量以磁化杯装为好，由于静磁场处理后的磁化水对结石的草酸钙和碳酸钙成分进行分离，可促进钙离子的游离及钙结晶的松动，具有一定的排石作用。

（二）活动与休息

肾结石患者在碎石后24小时内应适当休息，24小时后运动以帮助排石，如爬楼梯、跳绳等。如结石在肾下极，碎石后应让患者采取头低臀高位，2～3天后开始跳跃运动。必要时应跟踪指导、督促，达到预期治疗目的。

（三）解除局部因素

尽早解除尿路梗阻、感染、异物等因素，可减少结石形成。

（四）饮食指导

根据患者结石成分调节饮食。含钙结石者宜食用含纤维丰富的食物，限制含钙、草酸成分多的食物，如牛奶、奶制品、豆制品、巧克力、坚果等含钙高，浓茶、菠萝、番茄、土豆、芦笋等含草酸高。避免大量摄入动物蛋白、精制糖和动物脂肪。尿酸结石者不宜食用含嘌呤高的食物，如动物内脏、豆制品、啤酒。

（五）药物预防

根据结石成分，血、尿钙磷，尿酸，胱氨酸和尿pH值，应用药物降低有害成分、碱化或酸化尿液，预防结石复发。维生素B_6有助于减少尿中草酸含量，氧化镁可增加尿中草酸溶解度。枸橼酸钾、碳酸氢钠等可使尿pH保持在6.5～7.0以上，对尿酸和胱氨酸结石有预防意义。口服别嘌醇可减少尿酸形成，对含钙结石有抑制作用。口服氧化铵使尿液酸化，有利于防止磷酸钙及磷酸镁铵结石的生长。

（六）预防骨脱钙

伴甲状腺功能亢进者，必须手术摘除腺瘤或增生组织。鼓励长期卧床者进行功能锻炼，防止骨脱钙，减少尿含钙量。

（七）复诊

定期进行尿液检查、X线或B超检查，观察有关复发及残余结石情况。若出现剧烈肾绞痛、恶心、呕吐、寒战、高热、血尿等症状，及时就诊。

十六、输尿管结石的临床症状

（一）肾绞痛

肾绞痛是输尿管结石的典型症状，通常在运动后或夜间突然发生一侧腰背部剧烈疼痛，常形容为"刀割样"疼痛，同时可以出现下腹部及大腿内侧疼痛、恶心、呕吐、面色苍白等。患者坐卧不宁，非常痛苦。有些患者表现为腰部隐痛、胀痛。疼痛之后，有些患者可以发现随尿排出的结石。

（二）血尿

约80%患者出现血尿，其中只有一部分为肉眼血尿，大部分为镜下血尿。

（三）无症状

不少患者在体检时偶然发现输尿管结石，没有任何症状。

（四）肾积水

结石堵塞输尿管，尿液排出不畅，造成肾积水。有的肾积水可以没有任何症状。长期肾积水，会造成患侧肾功能受损。双侧肾积水严重者可能导致尿毒症。

（五）发热

输尿管结石也可以诱发细菌感染，导致肾积脓、高热。因为结石阻碍了尿液的排出，细菌不能及时排出，严重时可导致败血症，危及生命。

（六）恶心呕吐

输尿管结石引起尿路完全性梗阻时，使输尿管管腔内压力增高，管壁局部扩张、痉挛和缺血。由于输尿管与肠有共同的神经支配而导致恶心、呕吐。

（七）膀胱刺激征

结石伴感染或输尿管膀胱壁段结石时，可有尿频、尿急、尿痛。

十七、输尿管镜下碎石取石术术后护理观察

1. 疼痛的观察　密切观察患者疼痛的部位、性质、程度、伴随症状有无变化及生命体征的关系。

2. 观察患者的排尿形态和功能　是否正常，遵医嘱应用止血药物。

3. 引流管的护理　保持通畅固定，观察尿液的颜色。

十八、膀胱结石的主要临床表现

典型症状为排尿突然中断，疼痛放射至远端尿道，伴排尿痛苦和膀胱刺激征。小儿常用手搓拉阴茎、跑跳或改变排尿姿势后，能使疼痛缓解，继续排尿。由于排尿费力，腹压增加，可并发脱肛。常有终末血尿。并发感染时，膀胱刺激症状加重，并有脓尿。若结石位于膀胱憩室内，仅表现为尿路感染。

十九、膀胱结石的主要治疗原则

膀胱结石的治疗必须遵循两个原则，即取出结石，纠正形成结石的原因和因素。

二十、膀胱切开取石术的临床适应证

较复杂的儿童膀胱结石；巨大结石；有严重的前列腺增生或尿道狭窄者；膀胱憩室内结石；膀胱内围绕异物形成的大结石；同时合并需开放手术的膀胱肿瘤。

二十一、膀胱切开取石术后的护理观察

1. 疼痛的观察　密切观察患者疼痛的部位、性质、程度、伴随症状有无变化及生命体征的关系。

2. 观察患者的排尿形态和功能　是否正常，遵医嘱应用止血药物。

3. 引流管的护理　保持通畅固定，观察尿液的颜色，遵医嘱应用抗菌药控制感染。

二十二、尿道结石分类

舟状窝内结石、前尿道结石、后尿道结石、尿道憩室合并结石。

二十三、尿道结石的临床表现

尿道结石的临床表现主要有尿痛和排尿困难。排尿时出现疼痛，前尿道疼痛局限于结石停留处，后尿道结石疼痛可放射于阴茎头部。尿道结石常阻塞尿道引起排尿困难，尿线变细、滴沥甚至急性尿潴留。有时出现血尿，合并感染时可出现膀胱刺激征状及脓尿。

第五节　泌尿系统梗阻疾病

一、良性前列腺增生症

良性前列腺增生症简称前列腺增生，亦称良性前列腺肥大，是老年男性常见病。

二、良性前列腺增生症的病因

35岁以上，前列腺均有不同程度的增生，50岁以后出现临床症状。病因尚不完全清楚。发病的基础（缺一不可），老龄和有功能的睾丸。

主要病因：随年龄增长，睾酮、双氢睾酮、雌激素的改变和失去平衡。

三、良性前列腺增生症病因生理

梗阻长期未解除；逼尿肌萎缩，失去代偿能力；出现残余尿，严重时出现充溢性尿失禁；可发生膀胱输尿管返流；最终引起肾积水和肾功能损害；可继发感染和结石。

四、前列腺增生患者的检查项目

B超、直肠指检、前列腺特异性抗原检查、尿流动力学检查。

五、良性前列腺增生症临床表现

1. 尿频　最常见的早期症状，夜间较明显。

2. 排尿困难　进行性排尿困难是最重要的症状。典型表现：排尿迟缓、断续、尿流细而无力、射程短、终末滴沥、排尿时间延长。

3. 尿潴留　可出现充盈性尿失禁、急性尿潴留。

4. 其他症状。

六、前列腺增生患者发生急性尿潴留的原因

饮酒、受凉、劳累、房事、憋尿等是使前列腺及膀胱颈部突然充血、水肿造成急性梗阻而不能自行排尿。

七、良性前列腺增生的处理原则

1. 等待观察　未引起梗阻者一般无须处理。

2. 药物治疗

（1）梗阻较轻或难以耐受手术治疗者。

（2）α受体阻滞剂（特拉唑嗪、阿呋唑嗪）。

（3）5α还原酶抑制剂，激素类药物，需长期服药。

3. 手术治疗

（1）前列腺增生梗阻严重、膀胱残余尿超过50ml。

（2）曾经出现过急性尿潴留者。

4. 其他疗法。

八、前列腺增生术后患者出院指导

1. 避免过度活动、增加腹压以及盆腔充血，以防止前列腺窝继发出血，主要包括以下方面。

（1）术后1~2个月内避免体育运动和剧烈活动，3个月后逐渐增加活动量。

（2）术后1个月内不要有性生活。

（3）术后3个月内忌酒及辛辣食物。

（4）多食新鲜水果及蔬菜或服用缓泻剂，以保持大便松软通畅。

2. 预防感染、促进体质恢复

（1）多饮水，日饮水量2000ml以上，达到尿路自洁的作用。

（2）注意休息，劳逸结合，保证睡眠充足。

（3）增加营养摄入，增强机体抵抗力。

（4）洗澡时请用淋浴，不要用盆浴。

（5）术后2周服用抗生素，预防尿路感染。

3. 需要观察的现象及随访须知

（1）术后会有轻度尿失禁，一般2周到1个月左右可以自行恢复，不需要特殊处理。个别患者尿失禁持续时间比较长，您可以进行提肛练习（吸气时缩肛，坚持5秒后呼气松肛为一次，每天150次，分早中晚三组进行，每组50次），锻炼尿道括约肌功能，一般在半年至一年多以后可恢复正常。

（2）如出现排尿困难逐渐加重、肉眼血尿、睾丸肿痛、尿痛伴高热等现象需及时来院就诊。

（3）术后3个月需来院复查膀胱镜、泌尿系B超，评估手术效果，防止并发症。

九、尿道下裂的临床表现

典型的尿道下裂有三个特点：

（1）异位尿道口，尿道口可出现在正常尿道口近段至会阴部尿道的任何部位。

（2）阴茎下弯，阴茎向腹侧弯曲。

（3）包皮异常分布，阴茎体头包腹侧包皮未能在中线融合，呈V型缺损，包皮系带缺如，全部包皮转至阴茎头堆积。

十、皮质醇症

皮质醇症亦称为库欣综合征，病理改变分为皮质增生和肿瘤两种类型。皮质增生是因垂体肿瘤或下丘脑功能异常，致腺垂体分泌过多促肾上腺激素所引起。肿瘤则为单个良性肿瘤，恶性少见。肿瘤分泌皮质激素是自主的，不受促肾上腺皮质激素（adrenocorticotropic hormone，ACTH）影响。皮质激素分泌过多，反馈抑制了垂体ACTH的分泌。因此，对侧和同侧正常肾上腺皮质都发生萎缩。

十一、皮质醇增多症的主要临床表现

皮质醇症多见于女性，发病年龄多在15～30岁，主要症状为向心性肥胖、满月脸；痤疮、多毛；颈短而粗，肩背丰满，呈水牛背；腹部肥硕，腹、股、臀部出现青紫；疲倦、衰弱；肌肉萎缩；高血压，低血钾，水肿；生长发育缓慢，少儿期患者可表现为生长停滞，青春期延迟；性征改变，月经减少或停经，性欲减退，男性出现阳痿等性功能障碍；骨质疏松，易发生病理性骨折；失眠、抑郁甚至精神失常；葡萄糖耐量降低或出现糖尿病；由于糖皮质激素抑制机体免疫系统对外来物，使免疫力低下，易发生感染。

十二、原发性醛固酮增多症术后护理要点

严密监测生命体征变化，注意有无呼吸困难、冷汗、血压下降、心动过速、胸闷、心悸、恶心、呕吐和高热等肾上腺危象表现，观察有无气胸。患者因病程较长，体质消瘦，蛋白质消耗多，易造成切口愈合不良，注意观察切口愈合情况。保持引流管固定通畅，注意无菌操作。

第六节　泌尿系统损伤

一、肾损伤的分类

肾损伤可分为闭合性和开放性损伤两大类，以闭合性损伤最为常见。

肾损伤临床上分为：肾挫伤、肾部分裂伤、肾全层破裂、肾蒂裂伤，以肾蒂裂伤最为凶险。

二、肾损伤

肾脏深藏于肾窝，受到肋骨、腰肌、脊椎和前面的腹壁、腹腔脏器、膈肌的保护，在正常情况下，肾脏有一定的活动度，故不易受损。但肾质地脆，包膜薄，周围有骨质结构，一旦受到暴力打击可引起肾损伤。

三、肾损伤的原因

1. 开放性肾损伤　多见于战时火器贯通伤或刀刃伤、平时戳刺伤，多合并有胸腹脏器损伤。

2. 闭合性肾损伤

（1）直接暴力：跌倒时腰部垫在硬物上，车辆的撞击。

（2）间接暴力：自高处跌落着地时，因腰背肌肉强烈收缩，肾脏受到剧烈震动。

（3）医源性损伤：进行肾囊封闭，肾穿刺活检或逆行插管时，可能造成肾损伤。

（4）自发破裂："自发性"的肾破裂常由于肾脏已有病变，如肾盂积水、肿瘤、结石和慢性炎症等所引起，轻微的创伤即可造成肾损伤。

四、闭合损伤的病理类型

1. 肾挫伤　损伤仅局限于部分肾实质，形成瘀斑或包膜下小血肿，可涉及肾集合系统而有少量血尿。甚少有尿外渗。

2. 肾部分裂伤　伴有肾包膜破裂，可致肾周血肿。如肾盂肾盏黏膜破裂，则可见明显的血尿。但一般不引起严重尿外渗。

3. 肾全层裂伤　时常伴有肾周血肿、血尿和尿外渗。

4. 肾蒂损伤　肾蒂血管撕裂时可致大出血、休克。对冲伤常使肾动脉在腹主动脉开口处内膜受牵拉而破裂，导致肾动脉血栓形成，使伤肾失去功能（多发于右肾）。

五、肾损伤的临床表现

（一）血尿

重度损伤可出现肉眼血尿，轻度损伤则表现为镜下血尿，若输尿管、肾盂断裂或肾蒂血管断裂时可无血尿。

（二）休克

严重肾损伤尤其合并有其他脏器损伤时，表现有创伤性休克和出血性休克，甚至危及生命。

（三）疼痛及腹部包块

疼痛由局部软组织伤或骨折所致，也可由肾包膜张力增加引起；有时还可以因输尿管血块阻塞引起肾绞痛。当肾周围血肿和尿外渗形成时，局部发生肿胀而形成肿块。

（四）高热

由于血、尿外渗后引起肾周感染所致。

（五）伤口流血

刀伤或穿透伤累及肾脏时，伤口可流出大量鲜血。出血量与损伤程度以及是否合并有其他脏器或血管损伤有关。

六、肾损伤的辅助检查

（一）CT检查

首选的检查。它不仅可以准确了解肾实质损伤的程度、范围以及血、尿外渗的情况，还可同时明确有无其他腹腔脏器的损伤。

（二）B超检查

可初步了解肾损伤的程度以及肾周围血肿和尿外渗的情况。

（三）尿常规检查

尿中含多量红细胞。

七、肾损伤的处理原则

（一）非手术治疗

适用于肾挫伤或部分肾裂伤患者。

1. 紧急处理　有休克表现者迅速给予输血、复苏，并确定有无其他脏器损伤，作好手术准备。

2. 一般护理

（1）绝对卧床：休息2~4周，3个月内不宜参加体力劳动。以免过早活动发生继发性出血。

（2）药物治疗：

1）止血：根据病情选择合适的止血药，如酚磺乙胺；

2）补充血容量：给予输液输血等支持治疗，可以选用羟甲淀粉扩容，必要时输全血，以补充有效循环血量；

3）抗感染：应用广谱抗生素类药物预防和治疗感染。

（二）手术治疗

适应证：

（1）经积极抗休克治疗后生命体征未见改善。

（2）血尿逐渐加重，血红蛋白和血细胞比容继续降低。

（3）腰、腹部肿块明显增大。

（4）有腹腔脏器损伤可能。

（5）严重肾裂伤、肾蒂损伤及肾开放性损伤。

（三）肾部引流

肾部引流必须彻底。术后引流至少留置7天，每日引流量少于10ml，连续3天后才能拔除。

（四）肾修补术或部分肾切除术

肾实质裂伤可用丝线缝合。修补集合系统裂口应用可吸收缝线。失去活力的破碎组织应清创。

（五）肾切除术

应尽一切力量保留伤肾。但肾切除术较修补术简易，既能解除出血原因和感染来源，亦可避免再度手术和晚期残疾的后患。在病情危重需行肾切除时，必须证实对侧肾功能良好后才能进行。

八、肾挫伤的护理诊断

（1）组织灌注量改变；
（2）有感染的可能；
（3）排尿形态异常；
（4）恐惧或焦虑；
（5）知识缺乏，对肾损伤有关知识的缺乏。

九、肾损伤非手术治疗患者的护理

（一）绝对卧床休息

卧床休息的时间因肾脏损伤的程度而异，血尿消失后才可以允许患者离床活动。肾脏裂伤应卧床休息4~6周，2~3个月不宜参加体力劳动和竞技运动。

（二）密切观察

定时测量血压、脉搏、呼吸、体温，注意腰、腹部肿块范围有无增大。观察每次排出尿液颜色深浅的变化。定期检测血红蛋白和血细胞比容。

（三）止血、镇静

应立即给予有效的止血药物，以减少继续出血的可能，由于肾损伤出血引起肾周血肿、肾纤维膜及肾周筋膜受牵拉而出现腰部胀痛或出血进入集合系统，血凝块引起输尿管梗阻，出现肾绞痛。故肾损伤患者多有明显的疼痛表现，而疼痛又会引起患者烦躁、不安，进而加重肾脏出血。因此，应给予必要的镇静处理。

（四）感染的防治及补液

应给予广谱抗生素，预防感染，防止血肿感染形成脓肿，并注意补入足够的能量、血容量，维持水、电解质平衡，及时补充机体在非常态下的代谢需要。

（五）保持二便通畅

严重肾损伤患者应立即给予保留导尿。

十、肾损伤手术治疗患者的护理

（一）术前护理

1. 病情观察 密切观察生命体征，每隔1～2小时测量血压脉搏呼吸一次，并注意患者全身症状。

2. 防治休克 保证休克患者输血、输液的通畅，补充血容量。

3. 术前准备 有手术指征者，在抗休克同时，积极进行各项术前准备。危急患者尽量少搬动以免加重损伤，预防休克。

4. 心理护理 关心帮助患者和家属了解治疗的方法，解释手术治疗的必要性和重要性，解除思想焦虑，以取得配合。

（二）术后护理

1. 一般护理 麻醉作用消失后血压平稳者，为利于引流和呼吸，可取半卧位。肾损伤修补、肾周引流术后患者需卧床2～4周，禁食2～3日待肠蠕动恢复后开始进食；

2. 预防感染 定时观察体温，了解血、尿白细胞计数变化，及时发现有无感染。严格无菌操作，加强损伤后局部的护理，早期应用广谱抗生素，预防感染。

3. 伤口护理 保持手术切口敷料干燥，换药时注意无菌操作。

4. 引流管的护理

（1）妥善固定肾周围引流袋及集尿袋，防止牵拉或滑脱，保持引流通畅，翻身活动时避免引流管被拉出，扭曲，引流袋接口脱落。

（2）观察引流物的量、颜色、性状和气味。

（3）引流管一般于术后3～4日拔除，若发生感染或尿瘘，则应延长拔管时间。

5. 心理护理 术后给予患者和家属心理上的支持，解释术后恢复过程，术后疼痛，胃肠功能不良多为暂时性，各种引流管安放的意义，以及积极配合治疗和护理对康复的意义。

十一、肾损伤手术后并发症

（一）近期并发症

（1）继发性出血；

（2）尿性囊肿；

（3）残余血肿并发感染；

（4）形成脓肿；

（5）特发性血尿。

（二）远期并发症

高血压和肾积水。

十二、单肾的保健常识

（1）避免今后再次受到肾脏创伤。

（2）在饮食方面避免进食刺激性强的食物。

（3）使用药物时选择对肾脏副作用小的药物。

（4）随时观察血压的变化。

（5）观察尿量变化，定期检查肾脏功能情况。对出现的泌尿系统症状如腰痛、血尿等及时就诊，及早治疗。再次手术时要提示医生曾经做过肾脏切除术。

十三、肾损伤健康教育

肾损伤修补术或肾部分切除术后，近1～3个月内避免剧烈活动，注意有无腰部胀痛、血尿及尿量改变等情况，有不适要及时就诊。

（1）多饮水，保持尿路通畅。

（2）经常注意观察尿液颜色、肾局部有无胀痛，发现异常及时就诊。

（3）手术后1个月内不能从事重体力劳动，不做剧烈运动。

（4）血尿停止，肿块消失，5年内定期复查。

第九章　泌尿系统疾病

第一节　肾小球疾病

一、急性肾小球肾炎

急性肾小球肾炎简称急性肾炎。临床上表现为急性起病，是以血尿、蛋白尿、水肿、高血压和肾小球滤过率一过性下降为特点的肾小球疾病，也常称为急性肾炎综合征或链球菌感染后急性肾炎。

二、急性肾小球肾炎的主要诊断依据

1. 病前1~3周有明显链球菌感染史，即有呼吸道感染或皮肤感染或扁桃体炎病史，临床出现典型血尿、蛋白尿、少尿、水肿、高血压等症状。

2. 链球菌培养及血清学检查咽部或皮肤脓痂分泌物培养示A族溶血性链球菌阳性，血清补体C_3下降，血清肌氨酸氧化酶（sarcosine oxidase，SAO）增高，即可确诊本病。

3. 肾活检病理类型为毛细血管内增生性肾炎。

三、急性肾小球肾炎的主要护理措施

1. 提供良好、舒适的休息环境，保持病室空气流通。急性期要绝对卧床休息，直至血尿消失、水肿消退、血尿实验室指标恢复正常方可逐渐活动，避免过度劳累。防止呼吸道感染，避免受凉，注意保暖。

2. 遵医嘱给予利尿药、抗高血压药，并观察药物疗效及不良反应。尽量避免肌肉或者皮下注射，注射后按压稍长时间，防止继发感染。

3. 穿舒适的全棉内衣。下肢水肿严重时抬高下肢。会阴部肿胀明显时应及时用纱布垫或水垫托起，防止擦伤皮肤或糜烂。

4. 准确记录24小时出入量，监测体重、血压。全身水肿明显，尿少时，应严格限制水、钠和钾的摄入。出现氮质血症时进低蛋白饮食，蛋白质摄入量为0.6~0.8g／（kg·d），给予富含丰富维生素的低盐、低钠饮食。

5. 向患者说明疾病过程及治疗方案，讲解定期复查的必要性，大部分预后良好，

个别患者可能会转化为慢性肾小球肾炎。女性患者近期不要妊娠，应定期门诊随访。

四、慢性肾小球肾炎

慢性肾小球肾炎可发生于任何年龄，但以中、青年男性为主。起病方式和临床表现多样。多数起病隐匿、缓慢，是以血尿、蛋白尿、高血压、水肿为临床表现的肾小球疾病。

五、慢性肾小球肾炎的主要临床表现

1. 蛋白尿　是本病的必有表现，尿蛋白定量常在1～3g／d。
2. 血尿　多为镜下血尿。
3. 水肿　由水钠潴留和低蛋白血症引起，多为眼睑肿和／或下肢轻中度凹陷性水肿。
4. 高血压　与水钠潴留、血中肾素和血管紧张素的增高有关。
5. 肾功能损害　呈慢性进行性损害，常出现贫血。

六、慢性肾小球肾炎诊断依据

1. 起病缓慢，临床表现可轻可重，病情迁延，病程在三个月以上。
2. 尿检异常，血尿、蛋白尿、轻度水肿、管型尿等，一项或者数项异常持续三个月以上。
3. 肾活检，明确肾小球病变程度和疾病病理类型。

七、慢性肾小球肾炎的治疗方法

（一）一般治疗

限制食盐的摄入，伴高血压患者应限盐<3g／d，钠摄入量也要控制，抗高血压药物应该在限制钠盐饮食的基础上进行；调整饮食蛋白质与含钾食物的摄入；戒烟、限制饮酒、减肥、适当锻炼等。

（二）药物治疗

常用的抗高血压药物有血管紧张素转换酶抑制剂（angiotensin converting enzyme inhibitors，ACEI）、血管紧张素Ⅱ受体拮抗药（Angiotensin Ⅱ receptorantagonists，ARB）、长效钙通道阻滞药（calcium channel blockers，CCB）、利尿药、β受体阻滞药等。由于ACEI与ARB除具有降低血压作用外，还有减少尿蛋白和延缓肾功能恶化的肾保护作用。应优选使用ACEI与ARB类药物，应定期测血压、肾功能和血钾，尤其注意防止高钾血症。少数患者应用ACEI有夜间干咳的不良反应，应换用ARB。有双侧肾动脉狭窄者禁用。

（三）减少尿蛋白并延缓肾功能的减退

蛋白尿与肾功能减退密切相关，因此应严格控制。ACEI与ARB具有降低尿蛋白的作用，其用药剂量常需要高于其降压所需剂量，但应预防低血压的发生。

（四）糖皮质激素和细胞毒性药物

由于慢性肾炎是包括多种疾病在内的临床综合征，其病因、病理类型及其程度、临床表现和肾功能等差异较大，是否应用应根据病因及病理类型确定。

（五）其他

抗血小板凝集药、抗凝血药、他汀类降脂药、中药。

八、慢性肾小球肾炎的主要护理措施

（一）饮食护理

限制食物中蛋白及磷的摄入，低蛋白与低磷饮食可以减轻肾小球高压、高灌注与高滤过状态，延缓肾小球硬化，根据肾功能的状况给予优质低蛋白饮食，保证进食优质蛋白质＞60％（以动物蛋白为主）。进食低蛋白饮食时，应适当增加糖类的摄入，以满足机体所需要的热量，防止负氮平衡。限制蛋白入量后同样可以达到低磷饮食的目的。宜给予优质低蛋白、低磷、高维生素的饮食。增加糖的摄入，以保证足够的热量，减少自体蛋白质的分解，如患者有水肿和／或高血压则应限制钠盐的摄入，合理科学饮食。

（二）药物护理

加强用药指导，避免加重肾损害的因素感染、低血容量，水电解质和酸碱平衡紊乱，妊娠及应用肾毒性药物（如氨基糖苷类抗生素、含有马兜铃酸中毒药、非甾体抗炎药、对比剂等）均可损伤肾脏，应避免使用或者慎用。

（三）其他

劳逸结合，增强体质，预防感染，定期门诊随访。

九、急性肾小球肾炎分类

1. 急性肾小球肾炎是一组表现为血尿、蛋白尿及进行性肾功能减退的临床综合征，是肾小球肾炎中最严重的类型，肾活检病理通常表现为新月体肾炎，故又称作新月体型肾小球肾炎。

2. Couser分类法

（1）Ⅰ型：伴肺部损害的肺出血-肾炎综合征。不伴肺部损害的抗GBM抗体型肾小球肾炎（无肺出血）。

（2）Ⅱ型：免疫复合物型。

（3）Ⅲ型：非免疫复合物型，近年研究表明，Ⅲ型中70％～80％患者血清中存在抗中性粒细胞胞质抗体（antineutrophil cytoplasmic antibodies，ANCA），故又称为ANCA相关性肾小球肾炎。

十、急性肾小球肾炎的主要诊断依据

1. 起病急，病情重，进展迅速，多在发病数周或数月内出现较重的肾功能损害。肾功能进行性恶化，严重贫血，少尿。

2. 明显水肿，血尿、蛋白尿、管型尿。

3. 肾活检病理类型，早期出现细胞性新月体，晚期纤维性新月体。

4. 血清ANCA阳性。

十一、急性肾小球肾炎鉴别诊断

（一）急性肾小管坏死

常有明显的病因，如中毒因素（药物、鱼胆中毒等）、休克、挤压伤、异型输血等，病变主要在肾小管，故见尿少、低比重尿及低渗透压尿，尿中有特征性的大量肾小管上皮细胞，一般无急性肾炎综合征表现。

（二）尿路梗阻性肾功能衰竭

常见于肾盂或双侧输尿管结石或一侧无功能肾伴另一侧结石梗阻、膀胱或前列腺肿瘤压迫或血块梗阻等。患者常突发或急骤出现无尿，有肾绞痛或明显腰痛史，但无急性肾炎综合征表现，B超、膀胱镜检查或逆行尿路造影可证实存在尿路梗阻。

（三）急性过敏性间质性肾炎

以急性肾功能衰竭起病，常伴发热、皮疹、嗜酸性粒细胞增高等过敏表现，尿中嗜酸性粒细胞增高。常可查出药物过敏的原因。

（四）双侧肾皮质坏死

高龄孕妇的妊娠后期，尤其合并胎盘早期剥离者，或各种严重感染及脱水之后亦有发生。本病由于反射性小动脉（尤其肾皮质外层的2／3小动脉）收缩所致，病史及肾活检有助鉴别。

上述疾病尿中均无变形红细胞，无肾性蛋白尿，血中无抗GBM抗体，ANCA阴性。

十二、急性肾小球肾炎的主要治疗措施

首选血浆置换，其他还有激素冲击疗法、糖皮质激素治疗、免疫抑制药及细胞毒性药物应用、血液透析或腹膜透析。

十三、狼疮肾炎

狼疮肾炎是系统性红斑狼疮（systemic lupus erythematosis，SLE）累及肾脏所引起的一种免疫复合物性肾炎，是系统性红斑狼疮严重的并发症。其血清具有以抗核抗体为主的大量不同的自身抗体。以女性多见，尤其以20～40岁的育龄女性。

十四、狼疮肾炎的主要治疗措施

（一）一般治疗

急性活动期应卧床休息，避免使用诱发或加重病情的药物，如青霉素类药物、普鲁卡因胺等。

（二）药物治疗

诱导缓解和维持治疗、免疫抑制治疗和针对相关表现和并发症的支持治疗。糖皮质激素是治疗的主要药物，能明显改善患者的临床和预后，具体用药应根据是否有SLE活动及病理类型遵循分级治疗和个体化原则。对于弥漫增殖型LN或激素疗效不佳者应加用细胞毒性药物，如环磷酰胺、硫唑嘌呤、霉酚酸酯、雷公藤总苷、环孢素、他克莫司、来氟米特等。

十五、肾病综合征

肾病综合征（nephrotic syndrome，NS）是指由各种肾脏疾病所致的，以大量蛋白尿、低蛋白血症、水肿和高脂血症为临床表现的一组综合征。

十六、肾病综合征的主要临床表现

1. 大量蛋白尿 > 3.5g／24h。
2. 高度水肿，水肿常为肾病综合征的首发症状，严重者常有浆膜腔积液。
3. 高脂血症、低蛋白血症，血浆清蛋白 < 30g／L。
4. 全身症状，如少尿、感染、血压升高、乏力、厌食。

十七、肾病综合征的主要治疗方法

（一）一般治疗

应卧床休息，给予优质蛋白、高热量饮食，水肿明显者应给予低盐饮食，少食动物油和含胆固醇高的食物，如蛋黄。

（二）对症治疗

利尿消肿，以噻嗪类加保钾利尿药并用效果好，效果不佳时，改用渗透性利尿药、清蛋白，并用袢利尿药（如呋塞类）。

（1）糖皮质激素：抑制炎症反应、免疫反应、醛固酮和抗利尿激素分泌，影响肾小球基底膜通透性等综合作用，发挥利尿作用。

（2）细胞毒性药物：适应证是激素治疗无效、患者对激素依赖、反复发作或重症患者。

（3）中药治疗：可减少激素和细胞毒性药物的不良反应，可选用中药免疫抑制药物如雷公藤总苷、昆明山海棠片等。

（4）替代治疗：血液透析或腹膜透析。

十八、肾病综合征患者护理注意事项

（一）休息

严重水肿和高血压时需卧床休息，一般无须严格限制活动，根据病情适当安排活动，使患者精神愉快。

（二）饮食

保证热量，蛋白摄入控制在1g／d为宜。明显水肿或高血压时短期限制钠盐。

（三）皮肤护理

保持皮肤清洁、干燥，避免擦伤和受压，定时翻身，被褥应松软，臀部和四肢可垫上橡皮气垫或棉圈，有条件者可用气垫床。水肿的阴囊可用棉垫或吊带托起，皮肤破裂处覆盖无菌敷料，以防感染。

（四）严重水肿者

应避免肌肉注射药物，因严重水肿可致药物滞留、吸收不良或药液外渗，导致局部潮湿、糜烂或感染。必须肌肉注射时，应严格消毒，注射后延长按压时间防止药液外渗。

（五）观察水肿变化

记24小时出入量，每天记录腹围、体重。

（六）防感染

避免受凉，不去人群拥挤的场所。

（七）观察药物疗效及不良反应

第二节　肾脏病的临床表现

一、尿量异常

尿量异常包括少尿、无尿、多尿和夜尿增多。

1. 少尿指24小时尿量少于400毫升或每小时少于17毫升。

2. 无尿指24小时少于100毫升。少尿和无尿多与肾功能衰竭有关。

3. 多尿指24小时尿量大于2500毫升或每分钟大于2毫升。

4. 夜尿增多指夜间（晚上6点至次日早晨6点）尿量超过全天尿量的一半，或夜间睡眠时尿量超过750毫升，大多与肾功能不全有关。心功能不全患者有些也有夜尿增多

的现象，某些精神因素也会引起，但仅排尿次数多而尿量不增加者，不属夜尿增多范畴。

二、排尿异常

正常情况下，排尿是很通畅、轻松的过程。临床常见的排尿异常指尿频、尿急、尿痛和尿意不尽的感觉，通常合并存在以下情况。

1. 尿频　排尿次数明显增多（分生理性和病理性，后者常伴尿急、尿痛）。
2. 尿急　尿意一来即需立即排尿的症状。
3. 尿痛　排尿时的疼痛，可出现于会阴部、耻骨上区和尿道内，痉挛性疼痛或烧灼痛。

以上都属于不正常现象，应及时就医。

三、白细胞尿

尿液里含大量白细胞时叫作白细胞尿。临床上指的脓细胞就是因炎症而变性的白细胞，白细胞尿和脓尿没有实质区别，正常人的尿液里只含少许白细胞，新鲜清洁的中段尿，经离心沉淀做镜检，通常＜5个／高倍视野，如果12小时尿白细胞计数＞100万个者为异常，1小时尿白细胞计数＞40万个者为白细胞尿。

四、蛋白尿

正常人每日滤过的原尿达180升之多，但经过肾小管重吸收、分泌最后浓缩，排出的终尿仅有1.5升左右，其中含蛋白为40～100毫克，用尿蛋白定性方法是测不出来的。蛋白尿并非都是病态，有功能性蛋白尿和病理性蛋白尿之分。

1. 功能性蛋白尿也称生理性蛋白尿，是指出现于健康人的暂时性蛋白尿，多见于青年人，在剧烈运动、发热、高温、受寒、精神紧张等因素影响下，正常孕妇尿中蛋白可轻度增加，功能性蛋白尿在诱因解除后会自行消失，又称为一过性蛋白尿。

2. 病理性蛋白尿是指人体某个系统或脏器发生病变所致的尿液持续出现蛋白，一般24小时尿蛋白定量超过150毫克，即为蛋白尿。

五、尿色异常

尿色异常是指尿液颜色的显著异常，正常尿色呈淡黄透明，在生理状态下，尿色的深浅与尿量、尿酸碱度、某些食物或药物有关；在病理状态下，如血尿、血红蛋白尿、脓尿、乳糜尿等，均可使尿色发生显著改变。

六、肾源性水肿

肾源性水肿是由于肾脏疾病导致体内钠、水潴留引起组织疏松部位不同程度的水肿，是肾小球疾病最常见的症状。

七、肾源性水肿的原因

产生水肿的主要因素为：钠和水的异常潴留、毛细血管滤过压升高、毛细血管渗透性增加、血浆胶体渗透压降低。

肾源性水肿可分为两类，即以蛋白尿导致的低蛋白血症为主的肾源性水肿和以肾小球滤过率明显下降为主的肾炎性水肿，水肿首先分布于组织间压力较低和皮下组织疏松的部位，早期以眼睑、颜面部水肿为主，以后再发展至全身。

八、肾源性水肿的护理

（一）休息

平卧可增加肾血流量，提高肾小球滤过率，减少水钠潴留。轻度水肿患者卧床休息与活动可交替进行，限制活动量，严重水肿者应以卧床休息为主。

（二）饮食护理

1. 水盐摄入　轻度水肿，尿量 > 1000mL／d，不用过分限水，钠盐限制在3g／d以内，包括含钠食物及饮料。严重水肿伴少尿，每天摄入量应限制在前天尿量再加500毫升以内，给予低盐饮食（每天主副食中含钠量 < 700毫克）。

2. 蛋白质摄入　严重水肿伴低蛋白血症患者，可给予蛋白质1g／（kg·d），其中60%以上为优质蛋白，轻、中度水肿蛋白质0.8～1.0g／（kg·d），给予蛋白质的同时必须要有充足热量摄入，每天摄入126～147kJ／kg（30～35kcal／kg）。

（三）病情观察

询问患者有无不适及进食情况。观察水肿部位及程度变化。有胸腔积液者注意呼吸频率，体位要舒适，有腹腔积液要测腹围，准确记录出入量，进行透析治疗者记录超滤量。隔日或每日测体重，体重变化能有效反映水肿消长情况。

（四）用药护理

按医嘱给予利尿药，常用氢氯噻嗪、氨苯碟啶、呋塞米，尿量增多时注意低钾血症。另外，要注意在提高血浆胶体渗透压后再用利尿药。

（五）保持皮肤、黏膜清洁

温水擦浴或淋浴，勤换内衣裤，饭前饭后用漱口液漱口，每天冲洗会阴1～2次。

（六）防止水肿皮肤破损

患者应穿宽松、柔软的棉织品衣裤，保持床单平整、清洁，要协助患者经常变换体位，避免骨隆起部位受压，并发压疮。肌肉及静脉注射时，要严格无菌操作，应将皮下水肿液推向一侧再进针，穿刺后用无菌棉球按压至不渗液。

（七）健康指导

向患者及家属讲解造成水肿的原因，使之与医护配合。慢性肾脏疾病常因感染、过度劳累、情绪变化、进食水盐过多而使病情加重，故避免上述原因极为重要。

九、肾性高血压

肾性高血压主要是由于肾脏实质性病变和肾动脉病变引起的血压升高。在症状性高血压中称为肾性高血压，是最常见的继发性高血压。在成人高血压发病率仅次于原发性高血压，为第二位，而在儿童高血压中占第一位。如不积极治疗控制高血压，将会引起严重的心脑血管并发症，并加重肾损害进展，促进慢性肾功能衰竭的发生。

十、肾性高血压的主要护理措施

（一）改善生活行为

1. 起床宜缓慢，早晨醒后不宜立即下床，先仰卧片刻，活动一下头颈部和上肢，以适应起床后的体位变化。晨练量力而行，不宜剧烈活动，轻度的活动有利于缓解动脉的紧张度，午餐后稍活动，然后小睡一会，以0.5小时~1小时为宜。

2. 戒烟少酒，有烟酒嗜好的高血压患者，会因烟酒过多引起心、脑、肾的损害。

3. 温水洗澡，用40℃左右的温水洗澡、洗脸、漱口为最佳选择。

4. 切忌屏气用力排便，坐便较适宜。

（二）肾性高血压患者的降压达标护理

慢性肾功能衰竭患者血压以控制在130/80mmHg（17.29/10.64kPa）以下为宜，密切观察抗高血压药物的疗效，降压幅度不宜过快，要及时发现抗高血压药物的不良反应，提高患者长期治疗的依从性。

（三）肾性高血压急性升高的护理

慢性肾功能衰竭患者短期内收缩压＞200mmHg（26.6kPa），舒张压＞130mmHg（17.29kPa）时要及时处理高血压危象。保持患者情绪稳定，密切观察其意识状态、瞳孔、呼吸及心率的变化。

（四）密切监测血压

对所有的慢性肾功能衰竭患者均应密切监测血压，有条件时应检测抗高血压药作用最弱时点的血压（晨起后血压）、最强时点的血压（傍晚血压）和临睡前血压。1天多次服药者还要测量服药前的血压，其他时间的血压根据需要随时测量，血压平稳控制者，最好每日测量晨起后和临睡前的血压。

（五）饮食护理

早餐宜清淡，晚餐宜少，以七成饱为宜，不要只吃米饭，应配些汤类或粥类。少油、少盐，食盐摄入量<3g/d；少吃甜食，甜食含糖量高，可在体内转换成脂肪，容易促进动脉硬化；少吃动物内脏，动物内脏含胆固醇高，可加速动脉硬化，如肝、肾、脑、心等应少吃。宜多吃含钾食物（注意：适用人群是肾功能正常者），钾在体内能缓冲钠的作用。宜多吃含优质蛋白和维生素的食物，如鱼、牛奶、瘦肉、鸡蛋、豆类及豆制品。宜多食含钙丰富的食物，含钙的食物很多，如奶制品、豆制品、芝麻酱、虾皮、海带、骨头汤、黑木耳、核桃、鸡蛋等均含钙丰富。

第三节　肾功能衰竭

一、急性肾功能衰竭

急性肾功能衰竭是由于各种病因引起的短时间内（数小时或数天）肾功能突然下降。表现为血肌酐和尿素氮升高，水电解质和酸碱平衡失调及全身各系统并发症，是一组临床综合征，简称急性肾功能衰竭。近年来，趋向于将急性肾功能衰竭改称为急性肾损伤（acute kidney injury，AKI），以强调对这一综合征早期诊断、早期处置的重要性。

二、急性肾功能衰竭的病因

急性肾功能衰竭病因多样，可分为肾前性、肾性、肾后性，但又常相继出现。

1. 肾前性原因　血容量不足、有效动脉血流量减少和肾内血流动力学改变。
2. 肾性原因　肾小球疾病、肾小管坏死、肾间质疾病、肾血管疾病。
3. 肾后性原因　由各种原因的急性尿路梗阻所致。常见尿路梗阻、双侧肾盂积液、前列腺增生症和肿瘤。

三、急性肾功能衰竭的表现

急性肾功能衰竭临床表现为肌酐、尿素氮及其代谢产物、体液的潴留，重要的临床表现为水钠潴留、容量超负荷、高血钾及酸中毒等。

四、急性肾功能衰竭疾病鉴别

1. 鉴别急性肾功能衰竭还是慢性肾功能衰竭。
2. 病因的鉴别，如肾前性、肾性、肾后性等因素。
3. 慢性肾功能衰竭基础上的急性肾功能衰竭。

五、急性肾功能衰竭的预后

急性肾功能衰竭愈后与原发病性质、患者年龄、肾功能受损程度、是否早期诊断和早期治疗、透析、有无多脏器衰竭等并发症有关。患者直接死亡于急性肾功能衰竭本身的少见，主要死因在于原发病和并发症，尤其是多器官功能衰竭、感染。

六、急性肾功能衰竭的治疗手段

1. 纠正可逆的病因，预防肾功能恶化。

2. 维持体液平衡。

3. 饮食调节和营养支持。

4. 对症治疗，及时处理高钾血症、代谢性酸中毒、感染、心力衰竭。

5. 血液净化治疗，如血液透析、腹膜透析或床边连续肾脏替代疗法（continuous renal replacement therapy，CRRT）治疗。

七、急性肾功能衰竭护理措施

1. 急性肾功能衰竭少尿期应卧床休息，增加肾血流量；严格限制水钠的摄入，液体摄入原则是前1天尿量加500毫升。

2. 准确记录24小时出、入量，特别是24小时尿量的记录。

3. 饮食指导，如予低盐、优质蛋白、高热量饮食。每天给予优质蛋白质（0.8~1.0）g/kg，如鸡蛋、鱼、牛奶和瘦肉。避免摄入含钾高的食物如香蕉、橘子、提子、橙子、菇类等，禁食阳桃。

4. 进入多尿期的患者应注意休息，逐渐增加活动量；及时调整饮食及水钠的摄入，指导患者根据前1天的排出量来制订当日的食谱，适当喝浓缩果汁、菇类、汤类、水果等含钾高的食物，适当补充水分及含钾的食物，防止脱水及低钾血症发生。

5. 避免使用肾毒性药物如庆大霉素、阿米卡星等。

6. 定期检测肾功能。

八、慢性肾功能衰竭

慢性肾功能衰竭（简称慢性肾衰）又称慢性肾功能不全，是发生在各种慢性肾脏病的基础上，缓慢地出现肾功能减退，最终以代谢产物潴留，水、电解质和酸碱平衡紊乱为主要表现的一组临床综合征。临床分四期：肾功能代偿期、肾功能失代偿期、肾功能衰竭期、尿毒症期。

九、慢性肾功能衰竭的病因

各种原发性和继发性肾脏疾病均可导致慢性肾功能衰竭。常见的主要病因如下：

1. 原发性肾小球肾炎　慢性肾小球肾炎，如IgA肾病、膜增生性肾小球肾炎、局灶节段性肾小球硬化和系膜增生性肾小球肾炎等。

2. 继发性肾小球肾炎　狼疮肾炎、血管炎肾脏损害、多发性骨髓瘤、糖尿病肾病及淀粉样变性肾病等。

3. 间质小管疾病　感染性肾病如慢性肾盂肾炎、肾结核等，药物及毒物中毒如马兜铃酸性肾病、镇痛药性肾病、重金属中毒性肾病等，其他如痛风等。

4. 肾血管性疾病　如高血压、肾小动脉硬化症等。

5. 遗传性肾病　如多囊肾、遗传性肾炎等。

6. 梗阻性肾病　如尿路结石、肿瘤、前列腺增生症等导致泌尿道梗阻。

十、慢性肾功能衰竭的表现

1. 水、电解质、酸碱平衡失调　水肿、代谢性酸中毒、高钾血症等。

2. 尿毒症毒素引起的各系统症状　高血压、左心室肥大、心力衰竭、心包炎、动脉硬化；尿毒症支气管炎、肺炎、胸膜炎等；胃肠道症状如恶心、呕吐、食欲下降、腹胀、腹泻、消化道出血等；感染如呼吸道感染、皮肤感染、尿路感染等；神经系统病变如疲乏、失眠、性格改变、尿毒症脑病等；贫血、出血倾向；皮肤瘙痒、尿毒症面容；肾性骨病。

十一、慢性肾功能衰竭的预后

慢性肾功能衰竭一般为不可逆转病变，病变可长达数年或是十几年，透析疗法或肾移植能显著延长患者的生活质量，预后差。

十二、慢性肾功能衰竭的保守治疗措施

1. 治疗原发病和纠正加重慢性肾功能衰竭的因素。

2. 缓解肾功能恶化的治疗措施有饮食治疗，如优质低蛋白、低盐、低磷饮食；应用必需氨基酸等；控制高血压；中医西医结合治疗；并发症的治疗，包括控制高血压、调整血糖、控制感染、纠正贫血、防止泌尿系结石。

十三、慢性肾功能衰竭营养护理措施

1. 饮食护理　肾功能衰竭患者，要坚持优质蛋白、低盐、低磷、高维生素、含铁丰富的饮食，适当限制植物蛋白摄入量，尿量减少者限水、钠、钾和盐的摄入量。

2. 热量　供给患者足够的热量，以减少体内蛋白的消耗。

3. 改善患者的食欲。

4. 必需氨基酸疗法。

5. 定期检测肾功能和营养状况，劳逸结合，保持良好心情。

十四、慢性肾功能衰竭的替代治疗手段

慢性肾功能衰竭的替代治疗的主要手段有血液透析、腹膜透析、肾移植。

十五、低盐饮食

低盐饮食，每天可食用盐不超过3克。

十六、低钠饮食

低钠饮食，控制摄入食物中自然存在的含钠量（每日控制在0.5克以下），慎用腌制食品，对无盐和低钠者，还应禁用含钠食物和药物，如发酵粉（油条、挂面）、汽水

（含小苏打）和碳酸氢钠、酱油和味精等调味品及药物。

十七、低蛋白饮食

低蛋白饮食指每日蛋白质摄入量≤0.8g／kg。饮食原则：应多补充蔬菜和含糖高的食物，补充必需氨基酸，同时保证足够能量摄入的饮食治疗方法。

十八、低磷饮食

低磷饮食指每日磷的摄入控制在＜600mg／d，低磷饮食后仍有高磷血症时，应加磷结合剂。

十九、低钾食物

含钾的食物有油菜心、小红萝卜、白萝卜、芹菜、南瓜、番茄、茄子、葱头、黄瓜、冬瓜、丝瓜、西葫芦、鸭梨、苹果、葡萄、菠萝等。

二十、高钾食物

含钾高的食物有鲜蚕豆、马铃薯、山药、菠菜、苋菜、海带、紫菜、黑枣、杏、杏仁、香蕉、核桃、花生、青豆、黄豆、绿豆、毛豆、羊腰、猪腰等。

第四节　血液净化疗法

一、血液透析

血液透析也称人工肾或洗肾，是最常见的肾脏替代治疗方法之一，主要用弥散、超滤、对流原理来清除血液中的有害物质和过多水分，达到替代部分肾功能的目的，也可以用于治疗药疗或毒物中毒等。

二、腹膜透析

腹膜透析是利用人体自身的腹膜作为半透膜，利用重力作用将配制好的透析液经导管灌入患者的腹膜腔，这样，在腹膜两侧存在溶质的浓度梯度差，高浓度一侧的溶质向低浓度一侧移动（弥散作用），水分则从低渗一侧向高渗一侧移动（渗透作用）通过腹腔透析液不断地更换，达到消除体内代谢产物、毒性物质及纠正水、电解质平衡紊乱的目的，即替代部分肾脏功能。

三、血液透析适合的患者

终末期肾病、急性肾损伤、急性药物或毒物中毒和严重水、电解质及酸碱平衡紊乱与其他疾病。

四、腹膜透析适合的患者

终末期肾病、急性肾损伤、急性药物或毒物中毒，严重水、电解质及酸碱平衡紊乱。如有以下情况更适合腹膜透析：年龄大于65岁的患者、原有心血管疾病或心血管功能不稳定的患者、儿童、反复血管造口失败者、有明显出血倾向不适于肝素化者。

五、腹膜透析患者的居家护理

1. 腹透患者应重视合理饮食，优质蛋白饮食，加强营养摄入，定期复查血常规、生化等，进行营养评估。

2. 密切观察水电解质平衡情况，如体重增加、明显水肿、血压升高，可能是脱水量不足。如出现体重明显下降、乏力、口渴、低血压，应警惕脱水过多，及时报告腹透中心护士和医生，及时处理。

3. 严格执行无菌技术，按正规操作程序执行，外接短管每3～6个月更换一次。

4. 准确记录每日超滤量及尿量，每日出量应保持1000～2000毫升，以量出为入原则来决定每日的液体入量，准确记录每日腹透超滤量、尿量、血压、体重、体温、脉搏、饮食自觉不适症状等。如有腹痛、发热、透析液浑浊等腹膜炎症状应及时到腹透中心处理和治疗等。

5. 做好出口护理，避免挠抓出口处，坚持每周换药2～3次，洗澡时注意透析管道的护理，禁止盆浴。

6. 透析管道的护理，避免过力牵拉透析管，防止管道扭曲。

7. 保持居家环境清洁，每日用紫外线灯消毒1～2次，每次60分钟。

8. 保持心情舒畅，可适当工作与学习，进行体育锻炼，增强抵抗力，避免过度劳累，多与腹透病友联系，乐观生活。

六、血液透析患者饮食注意事项

供给足够热量，以满足机体需要，少喝老火汤等。

1. 蛋白质的摄入　血液透析患者推荐蛋白摄入量为 > 1g／（kg·d），其中优质蛋白（如牛奶、鸡蛋、瘦肉、鸡肉等），应占蛋白质总摄入量的50%以上。

2. 当血清磷含量高时　适当限制含磷丰富食物的摄入，如蛋黄、内脏、豆类、菇类、茶叶、木耳等。

3. 钠的摄入　有水肿、高血压和少尿的患者应限制钠盐，每日应少于3克，并且少食或不食用咸菜、皮蛋、酱油、味精及含钠高的调味品。

4. 适当食用新鲜水果　补充维生素，每天约200克，最好在透析后当天或透析过程中食用，慎食含钾高的食物和水果，防止高血钾的发生，禁食阳桃。

5. 忌用一切中成药　临床上应用最普遍的含有关木通的中成药是龙胆泻肝丸，患者应避免使用。除此之外，中药含钾量高，服用后易引起血钾升高，慢性肾功能衰竭患者也不宜服用。

七、腹膜透析患者饮食注意事项

1. 饮食指导　腹透患者应注意合理饮食，应进优质蛋白饮食，即摄入蛋白质1.2~1.5g／（kg·d），如鸡蛋、牛奶、鱼、家禽类、瘦肉等。摄入足够热量146.44kJ／（kg·d），以糖类为主，如米粉、面食等。避免高磷食物，如动物内脏、老火汤、鲤鱼、虾米、蛋黄、紫菜等。根据化验血钾值调整含钾食物的摄入量，含钾高的水果及食物有葡萄、香蕉、橘子、蘑菇、榨菜等，禁食阳桃。

2. 水分的摄入标准　全日水分摄入量为前一天24小时透析超滤量加尿量。

八、肾功能衰竭患者不能吃阳桃的原因

肾功能衰竭患者不宜吃阳桃，以免其中的神经毒素导致恶心、呕吐、顽固性呃逆、低血压、嗜睡、昏迷等，严重者可导致死亡。

九、一体化治疗

一体化治疗是指肾脏病变在疾病不同阶段，其治疗方法各异，在疾病早期以治疗原发病、延缓肾脏进展、防止并发症为目标，一旦进展成终末期肾病，就要选择替代治疗方式，如腹膜透析、血液透析、肾移植，三种治疗方案之间可以互相转换。

第十章 常见危重症的急救护理

第一节 急性心肌梗死

急性心肌梗死（acute myocardial infarction，AMI）是在冠状动脉病变的基础上，发生冠状动脉血供急剧减少或中断，以致供血区域的心肌产生持久而严重的缺血性损害，心肌组织代谢和血液营养成分及氧的供需不平衡，形成不可逆坏死。临床表现为持久的胸骨后剧烈疼痛、发热、白细胞计数和血清心肌酶增高以及心电图进行性改变，可发生心律失常、休克或心力衰竭，属冠心病的严重类型，需进行特别护理。

一、概 述

（一）病因

冠状动脉粥样硬化造成管腔狭窄和心肌供血不足，而侧支循环尚未建立时，由于下述原因加重心肌缺血即可发生心肌梗死。

1. 冠状动脉完全闭塞　病变血管粥样斑块内破溃或内膜下出血，管腔内血栓形成或动脉持久性痉挛，使管腔发生完全的闭塞。

2. 心排血量骤降　休克、脱水、出血、严重的心律失常或外科手术等引起心排出量骤降，冠状动脉灌流量严重不足。

3. 心肌需氧需血量猛增　重度体力劳动、情绪激动或血压剧升时，左心室负荷剧增，儿茶酚胺分泌增多，心肌需氧需血量增加。

AMI亦可发生于无冠状动脉粥样硬化的冠状动脉痉挛，也偶有由于冠状动脉栓塞、炎症、先天性畸形所致。

心肌梗死后发生的严重心律失常、休克或心力衰竭，均可使冠状动脉灌流量进一步降低，心肌坏死范围扩大。

（二）症状

1. 梗死先兆　多数病人于发病前数日可有前驱症状，心电图检查，可显示ST段一时性抬高或降低，T波高大或明显倒置，此时应警惕病人近期内有发生心肌梗死的可能。

2. 症状

（1）疼痛：为此病最突出的症状。发作多无明显诱因，且常发作于安静时，疼痛部位和性质与心绞痛相同，但疼痛程度较重，持续时间久，有长达数小时甚至数天，用硝酸甘油无效。病人常烦躁不安、出汗、恐惧或有濒死感。少数病人可无疼痛，起病即表现休克或急性肺水肿。

（2）休克：20%病人可伴有休克，多在起病后数小时至1周内发生。病人面色苍白、烦躁不安、皮肤湿冷，脉搏细弱，血压下降<10.7kPa（80mmHg），甚至昏厥。若病人只有血压降低而无其他表现者称为低血压状态。休克发生的主要原因有：由于心肌遭受严重损害，左心室排出量急剧降低（心源性休克）；其次，剧烈胸痛引起神经反射性周围血管扩张；此外，有因呕吐、大汗、摄入不足所致血容量不足的因素存在。

（3）心律失常：约75%～95%的病人伴有心律失常，多见于起病1～2周内，而以24小时内为最多见，心律失常中以室性心律失常最多，如室性期前收缩，部分病人可出现室性心动过速或心室颤动而猝死。房室传导阻滞、束支传导阻滞也不少见，室上性心律失常较少发生。前壁心肌梗死易发生束支传导阻滞，下壁心肌梗死易发生房室传导阻滞，室上性心律失常多见于心房梗死。

（4）心力衰竭：梗死后心脏收缩力显著减弱且不协调，故在起病最初几天易发生急性左心衰竭，出现呼吸困难、咳嗽、烦躁、不能平卧等症状。严重者发生急性肺水肿，可有发绀及咳大量粉红色泡沫样痰，后期可有右心衰竭，右心室心肌梗死者在开始即可出现右心衰竭。

（5）全身症状：有发热、心动过速、白细胞增高和红细胞沉降增快等。主要由于坏死组织吸收所引起，一般在梗死后1～2天内出现，体温一般在38℃左右，很少超过39℃，持续约一周左右。

（三）检查

1. 心电图

（1）特征性改变：①在面向心肌坏死区的导联上出现宽而深的Q波；②在面向坏死区周围心肌损伤区的导联上出现ST段抬高呈弓背向上型；③在面向损伤区周围心肌缺血区的导联上出现T波倒置。心内膜下心肌梗死一般无病理性Q波。

（2）动态性改变：①超急性期：发病数小时内，可出现异常高大两肢不对称的T波；②急性期：数小时后，ST段明显抬高，弓背向上，与直立的T波连接，形成单向曲线，1～2天内出现病理性Q波，同时R波减低，病理性Q波或QS波常持久不退；③亚急性期：ST段抬高持续数日至两周左右，逐渐回到基线水平，T波变为平坦或倒置；④恢复期：数周至数月后，T波呈V形对称性倒置，此可永久存在，也可在数月至数年后恢复。

（3）判断部位和范围：可根据出现特征性改变的导联来判断心肌梗死的部位。如

V1、V2、V3和V4、V5、V6反映左心室前壁和侧壁，Ⅱ、Ⅲ、aVF反映下壁，I、aVL反映左心室高侧壁病变。

2. 超声心动图　可发现坏死区域心肌运动异常，了解心脏功能。

3. 血液检查

（1）血象：起病24～48小时后白细胞可增至10～20×10⁹／L，中性粒细胞增多，嗜酸性粒细胞减少或消失，红细胞沉降率增快，均可持续1～3周。

（2）血清酶：血清心肌酶升高。肌酸激酶（creatine kinase，CK）及同工酶MB（creatine kinase-MB，CK-MB）在3～6小时开始升高，24小时达最高峰，2～3天下降至正常。

（3）血清心肌特异蛋白的测定：血清肌钙蛋白T和I增高。

（四）治疗

治疗原则：保护和维持心脏功能，改善心肌血液供应，挽救濒死心肌，缩小心肌梗死范围，及时处理并发症防止猝死。

1. 监护和一般治疗

（1）监护；

（2）休息：卧床休息2周；

（3）吸氧。

2. 对症处理

（1）解除疼痛：应尽早解除疼痛，一般可静注吗啡3～5毫克。

（2）控制休克：有条件者应进行血流动力学监测，根据中心静脉压、肺毛细血管楔嵌压判定休克的原因，给予针对性治疗。

（3）消除心律失常：心律失常是引起病情加重及死亡的重要原因。

（4）治疗心力衰竭：除严格休息、镇痛或吸氧外，可先用利尿剂，常有效而安全。

（5）其他疗法：抗凝疗法、硝酸酯类药物、血管紧张素转化酶抑制剂（angiotensin converting enzyme inhibitors，ACEI）、β受体阻滞剂、葡萄糖-胰岛素-钾（极化液）、抗血小板药物、他汀类药物。

3. 挽救濒死心肌和缩小梗死范围

（1）溶血栓治疗：应用纤溶酶激活剂激活血栓中纤溶酶原转变为纤溶酶而溶解血栓。目前常有的药物有链激酶、尿激酶和组织型纤溶酶原激活剂（tissue plasminogen activator，TPA）等。

（2）冠状动脉内介入治疗。

4. 恢复期处理　可长期口服阿司匹林100mg／d，有抗血小板聚集，预防再梗死作用。广谱血小板聚集抑制剂噻氯匹定有减少血小板的黏附，抑制血小板聚集和释放凝血因子等作用，可预防心肌梗死后复发，剂量：250毫克，每天1～2次，口服。病情稳定并无症状，3～4个月后，体力恢复，可酌情恢复部分轻工作，应避免过重体力劳动或情绪紧张。

（五）院前急救

流行病学调查发现，AMI死亡的病人中约50％在发病后1小时内于院外猝死，死因主要是可救治的致命性心律失常。显然，AMI病人从发病至治疗存在时间延误。其原因有：①病人就诊延迟。②院前转运、入院后诊断和治疗准备所需的时间过长，其中以病人就诊延迟所耽误时间最长。因此，AMI院前急救的基本任务是帮助AMI病人安全、迅速地转运到医院，以便尽早开始再灌注治疗；重点是缩短病人就诊延误的时间和院前检查、处理、转运所需的时间。

应帮助已患有心脏病或有AMI高危因素的病人提高识别AMI的能力，以便自己一旦发病立即采取以下急救措施：①停止任何主动活动和运动。②立即舌下含服硝酸甘油片（0.5毫克），每5分钟可重复使用。若含服硝酸甘油3片仍无效则应拨打急救电话，由急救中心派出配备有专业医护人员、急救药品和除颤器等设备的救护车，将其运送到附近能提供24小时心脏急救的医院。随同救护的医护人员必须掌握除颤和心肺复苏技术，应根据病人的病史、查体和心电图结果做出初步诊断和急救处理，包括持续心电图和血压监测、舌下含服硝酸甘油、吸氧、建立静脉通道和使用急救药物，必要时给予除颤治疗和心肺复苏。尽量识别AMI的高危病人［如有低血压、心动过速（>100次／分）或有休克、肺水肿体征］，直接送至有条件进行冠状动脉血运重建术的医院。

AMI病人被送达医院急诊室后，医师应迅速做出诊断并尽早给予再灌注治疗。力争在10～20分钟内完成病史采集、临床检查和记录1份18导联心电图以明确诊断。对ST段抬高的AMI病人，应在30分钟内开始溶栓，或在90分钟内开始行急诊经皮冠状动脉腔内成形术（percutaneous transluminal coronary angioplasty，PTCA）治疗。在典型临床表现和心电图ST段抬高已能确诊为AMI时，绝不能因等待血清心肌标志物检查结果而延误再灌注治疗的时间。

二、护理措施

（一）一般护理

1. 迅速建立静脉通路　遵医嘱给予溶栓、扩冠、抗凝及镇静药物治疗，缓慢静脉滴注。24小时更换输液部位，防止静脉炎发生，准备好口服药物（如肠溶阿司匹林、卡托普利、硝酸异山梨酯等），并且预置一个静脉留置针，以备24小时之内抽血用，避免不必要反复穿刺。

2. 建立重症记录单　随时记录病人的体温、脉搏、呼吸、血压及用药情况，以及神志、心律、心音变化。做好多参数监护，备好抢救物品，除颤器、气管插管盘置于床旁，出现严重并发症如心律失常、心力衰竭、休克时立即抢救。

3. 供给足够量的氧气 一般先给3～4L／min，病情平稳后，可给予低流量持续吸氧1～2L／min，如有以下情况，应持续给予氧气吸入。①60岁以上的老年人。②有左心衰或肺水肿者。③有阵发性或持续性心前区疼痛者。④有血压偏低或心律失常者。

（二）病情观察

1. 急性心肌再梗死的早期发现

（1）突然严重的心绞痛发作或原有心绞痛程度加重，发作频繁，时间延长或含服硝酸甘油无效并伴有胃肠道症状者，应立即通知医师，并加以严密观察。

（2）心电图检查：S-T段一时性上升或明显下降，T波倒置或增高。

2. 并发症观察

（1）心律失常：①Ront现象：室性期前收缩即期前收缩出现在前一心搏的T波上。②频发室性期前收缩，每分钟超过5次。③多源性室性期前收缩或室性期前收缩呈二联律。以上情况有可能发展为室性心动过速或心室颤动，必须及时给予处理。

（2）心源性休克：病人早期可以出现烦躁不安，呼吸加快，脉搏细速，皮肤湿冷，继之血压下降，脉压变小。

（3）心力衰竭：心衰早期病人突然出现呼吸困难、咳嗽、心率加快、舒张早期奔马律，严重时可出现急性肺水肿，易发展为心源性休克。

（三）休息、饮食与环境

1. 环境 有条件的病人应置于单人抢救室或心血管监护室给予床边心电、呼吸、血压的监测，尤其在前24小时内必须连续监测，室内应配备必要的抢救设备和药物，如氧气装置、吸引装置、人工呼吸机、急救车，各种抢救机械包以及除颤器、起搏器等。

2. 休息 AMI病人一般应完全卧床休息3～7天，一切日常生活由护理人员帮助解决，避免不必要的翻动，并限制探视，防止情绪波动。从第二周开始，非低血压者可鼓励病人床上作四肢活动，防止下肢血栓形成。两周后可扶病人坐起，病情稳定后可逐步离床，在室内缓步走动，对有并发症者应适当延长卧床休息时间。

3. 饮食 不宜过饱，坚持少量多餐。第一日只进流质饮食。食物以易消化、低脂肪、低盐、低胆固醇、少产气者为宜。禁食刺激性食品，禁止吸烟和饮茶。

4. 其他 保持大便通畅，大便时避免过度用力，便秘时可给予通便药物。加强病人的口腔及皮肤护理，防止口腔感染及压疮发生。

（四）健康指导

1. 积极治疗高血压、高脂血症、糖尿病等疾病。

2. 合理调整饮食，适当控制进食量，禁忌刺激性食物及烟、酒，少吃动物脂肪及胆固醇较高的食物。

3. 避免各种诱发因素，如紧张、劳累、情绪激动、便秘、感染等。

4. 注意劳逸结合，当病程进入康复期后可适当进行康复锻炼，锻炼过程中应注意观察有否胸痛、呼吸困难、脉搏增快，甚至心律、血压及心电图的改变，一旦出现应停止活动，并及时就诊。

5. 按医嘱服药，随身常备硝酸甘油等扩张冠状动脉的药物，并定期门诊随访。

6. 指导病人及家属当病情突然变化时应采取简易应急措施。

（五）并发症护理

1. 疼痛病人绝对卧床休息，注意保暖，并遵医嘱给予解除疼痛的药物，如硝酸异山梨酯，严重者可选用吗啡等。

2. 心源性休克应将病人头部及下肢分别抬高30°～40°，高流量吸氧，密切观察生命体征、神志、尿量，必要时留置导尿管观察每小时尿量，保证静脉输液通畅，有条件者可通过中心静脉或肺微血管楔压进行监测。应做好病人的皮肤护理、口腔护理、按时翻身预防肺炎等并发症，做好24小时监测记录。

3. 加强心律失常与心力衰竭的护理。

4. 密切观察生命体征的变化，预防并发症，如乳头肌功能失调或断裂、心脏破裂、室壁瘤、栓塞等。

三、心律失常的护理

（一）发生机制

AMI心律失常的发生机制主要由于心肌供血中断，缺血坏死的心肌组织引起心房心室肌内受体的激活，增加了交感神经的兴奋性，使血液循环及心脏内神经末梢局部儿茶酚胺浓度升高，缺血心肌发生过度反应，同时心脏的交感神经刺激增加了浦肯野纤维的自律性，儿茶酚胺加快了由钙介导的慢离子流的反应传导，从而导致心律失常的发生。AMI并发心律失常可引起血流动力学改变，使心排血量明显下降，重者常危及生命。

（二）意义

心律失常是AMI严重并发症之一，发生率75%～95%，恶性心律失常即室性心动过速、心室颤动或心脏停搏在4～6分钟内就会出现不可逆性脑损害，如能早期发现早期救治，对降低死亡率至关重要。

这就要求护士应具有恶性心律失常的紧急判断能力，精湛的护理技术和熟练掌握各种异常心电图的识别，熟悉各种心律失常的抢救程序及用药特点，掌握各种抢救仪器的使用与保养，确保仪器处于完好状态，同时一旦确诊为急性心梗病人即入住监护室，并严密监测心电变化，准备充足的抢救药品与设备，以便及时发现，及时救治，降低病人死亡率，提高其生存质量。

（三）护理措施

1. 监护准备　病人入院后即行心电示波监测，并置于监护室专人看护，备好各种抢救仪器及设备，药品准备充分、齐全，除颤仪待机备用状态。

2. 掌握监护要领　护士要熟练掌握各异常心电图的特点，如出现窦性心动过缓，可用阿托品1毫克静脉点滴。维持心率60～80次／分为宜，以免增加心肌耗氧量。

3. 危险指征及救护　频发室早（每分钟超过5个）、多源性室早、成对室性期前收缩或连发室性期前收缩常预示着心室颤动。医生、护士要密切观察，发现异常迅速报告，并积极配合医生进行抢救。

出现Ⅱ度Ⅱ型及Ⅲ度房室传导阻滞伴有血流动力学障碍者，应迅速做好各项术前准备，及时安装人工心脏起搏器起搏治疗，以挽救病人生命。

四、早期活动的护理

AMI病人早期起床活动和早出院是近年的新趋势。早在1956年美国学者就提出，AMI后14天内进行早期活动，并对早期分级活动程度的有效性和安全性进行了评价。

近年来AMI的早期康复活动也越来越受到人们的注意，改变以往分段式的活动观念，主张在无严重并发症的情况下早期活动并逐渐发展成为有计划的康复活动疗法。

（一）意义

1. 缩短住院期　美国康复学会1990年建议将冠心病康复的不同发展阶段分4期，住院天数约1～2周。据国内对26所医院的调查结果表明：AMI病人在没有并发症的情况下最短住院21天，最长为74天，平均36天。由于美国在60年代就开始重视AMI病人的早期康复活动，到70年代中期，住院从14天降至10天，目前主张无并发症AMI病人的住院期可缩短至6～7天。平均住院天数比中国少2周。显然这对节省病人的医疗费用，提高医院的病床周转率都将是有益的。

2. 提高生活质量　AMI后病人将长期处在悲观的情绪中，部分病人恢复工作，造成职业残疾，严重影响了其生活质量。有报道对27例AMI恢复早期（2周左右）的病人进行运动负荷试验，病人生活质量得以明显改善。在精神上，病人因早期能够完成EEF而增加了自信心和安全感，减轻了心理负担。

3. 改善远期预后　早期康复训练可增加病人的运动耐量，改善心肌功能，提高心脏贮备和应激能力。AMI后1～2周参加体力活动和康复程序的病人，罕有发生严重并发症如心脏破裂、室壁瘤的形成及严重心律失常，3年内病死率和再发致命性心梗的危险性降低了25%。

（二）活动计划

任何康复活动计划都是根据病人具体情况制定，因人而异。首先制定一个普通康复计划，无并发症病人可执行这个计划，有并发症的病人应视具体情况先做被动活动或轻微活动，待并发症控制、消除后再执行普通康复活动计划。

1. 一般AMI病人早期活动的时间，各国、各医院制定的康复活动计划有所不同。

国内大多掌握的标准为：AMI病人绝对卧床休息1周，保持静态，避免搬动；第2周可坐起和离床站立，逐步室内行走。有的医院在心脏康复计划中，要求病人入院1~2天卧床，第4~5天采取坐位，第12~14天可以沐浴。在美国心梗病人的活动时间比中国要早，一般当心电图稳定、没有胸痛的第2天便可坐起，第3~4天就可以在室内散步。

2. AMI病人溶栓治疗后的活动时间，有学者提出AMI病人在溶栓后24小时开始活动为最佳康复时间。

3. 关于老年AMI病人的活动时间，多数学者认为过早下床活动是非常危险的，应绝对卧床1~2周或至少2周。

（三）影响因素

1. 心脏破裂常发生在AMI后1周内。心脏破裂常发生在冠状动脉引起阻塞尚没有充分时间形成侧支循环的情况。

2. 无痛性AMI的心衰和休克的发生率80%以上出现在发病36小时内。

3. 关于猝死的诱因，有学者分析了21例猝死AMI病人，发现17例有明显诱因；猝死发生在1周之内8例，其中5例发生在排便后数分钟，3例于病后2~3天自行下床活动，引起心律失常而致死。

（四）注意事项

AMI发病1周之内为并发症多发期，有随时发生意外的可能。在此时进行康复活动有一定危险性，因此活动量要在心电监护下逐步增加，活动前做好充分准备，活动中密切观察病情变化，活动后保证体力和精神上的休息是早期活动的关键。原则是从被动活动到自行活动，从半卧位到静坐位，并逐步增加每日活动量或延长每次活动的时间，循序渐进。

五、便秘的护理

AMI病人可因各种原因引起便秘，用力排便时可使腹内压猛增，增加心脏负荷，加重了心肌缺血和氧耗，导致严重的心律失常、室颤甚至猝死。因此，对AMI病人，尤其是急性期2~3周内的排便情况应引起高度重视，加强防止便秘和不可用力排便的宣传教育，指导正确排便，针对不同病人采取相应的措施，实施个体化护理。

（一）原因分析

1. AMI病人在急性期，由于绝对卧床休息，肠蠕动减慢，容易引起便秘。

2. 强烈疼痛和心肌梗死发生后的恐惧感，精神过度紧张，抑制了规律性的排便活动。

3. 排便方式的改变，大多数病人不习惯床上排便，有便意给予抑制，导致粪便在大肠内停留时间过长，水分被吸收过多，使大便干硬而引起便秘。

4. 进食过少，尤其是纤维素和水分摄入过少，肠腔内容物不足，不能有效刺激直肠黏膜引起排便反射。

5. 药物的应用，尤其吗啡、罂粟碱等药物的使用，抑制或减弱胃肠蠕动，促使排便困难。

（二）护理措施

1. 心理护理 AMI病人由于突然发病与剧烈疼痛，往往产生恐惧、紧张心理，又因进入监护病室，接触陌生的环境，高科技的仪器、设备，听见监护仪的报警声，而且没有家属陪护，会出现不可名状的焦虑。对此，应仔细观察病人的心理活动，主动介绍病室周围布局和疾病常识，耐心解答问题，使病人尽快适应环境，打消顾虑，树立信心和认识自我价值，以稳定的情绪、积极乐观的态度面对疾病，配合治疗，达到解除大脑皮层抑制排便动作的影响。

2. 加强宣传教育 向病人讲解AMI的相关知识，发生便秘的可能性，保持大便通畅的重要性和用力排便的危害性，帮助其建立正常的排便条件反射和排便功能。一般最适宜的排便应安排在早餐后15～30分钟，此时训练排便易建立条件反射，日久便可养成定时排便的好习惯。

3. 饮食指导 急性期饮食应以低脂、清淡、易消化食物为主，少食多餐为原则，避免过饱，选食纤维丰富的水果、蔬菜如芹菜、韭菜、香蕉等，食用鲜奶、豆浆、核桃、芝麻、蜂蜜等润肠食物，并保证每日饮水1000毫升左右，禁忌烟、酒、茶、辣椒、可乐等刺激性的食品饮料。

4. 排便方法指导 由于环境及排便习惯方式的改变，多数病人开始时不习惯卧床排便或有人在旁。此时，护理人员要耐心向病人反复说明在床上排便的重要性，以取得病人配合，一旦有便意及时告知护士，以便护士及时给予帮助和护理。床上排便时用屏风遮挡，病人应取较舒适的体位，如病人不能适应卧床排便，可将床头抬高20°～30°，以增加病人舒适感。排便时叮嘱病人放松情绪，张口哈气以减轻腹压，勿屏气和用力排便，必要时可预防性含服抗心肌缺血药物，并做好床边监护，以免发生意外。

5. 按摩通便 每日3次按摩病人腹部，将两手搓热放在以脐部为中心的腹壁上，由升结肠向横结肠、降结肠、乙状结肠做环行按摩，每次10分钟，以促进肠蠕动，促使粪便排出。

6. 缓泻剂的应用 根据病人便秘的程度给予相应的处理。可给予果导片、蓖麻油、麻仁润肠丸等药物，每晚服用。也可给予开塞露通便，每次1～2个。病人取侧卧位，把药物挤入直肠后嘱病人做深呼吸，放松腹肌，使药液在直肠中保留5～10分钟后再慢慢排便。用泻药后，密切观察病人的排便情况，防止因排便次数增多而致腹泻，引起脱水和电解质紊乱，同时对肛周皮肤变红时给予皮肤处理，避免压疮发生。

7. 顽固性便秘病人 可选用1∶2∶3灌肠液，行小剂量低位灌肠，可起到良好的润滑作用，促进顺利排便。一般不给老年人大剂量灌肠，以免因结肠突然排空引起意外。

第二节 急性冠状动脉综合征

急性冠状动脉综合征（acute coronary syndrome，ACS）是冠状动脉在原有病变的基础上，由于血栓形成或痉挛而极度狭窄甚至完全闭塞，冠脉血流急剧减少，心肌严重缺血，而导致的一组症候群。在临床上主要包括不稳定型心绞痛（unstable angina pectoris，UAP）、急性ST段抬高心肌梗死（ST segment elevation myocardial infarction，STEMI）、急性非ST段抬高心肌梗死（non-ST segment elevation myocardial infarction，NSTEMI）这三类疾病。急性冠脉综合征具有发病急、病情变化快、病死率高的特点，所以病人来诊后均需进行监护，以达到最大限度降低病人住院病死率，这对急诊护理抢救工作提出了新的挑战。

一、概 述

（一）概念

急性冠状动脉综合征（ACS）是指急性心肌缺血引起的一组临床症状。ACS根据心电图表现可以分为无ST段抬高和ST段抬高型两类。无ST段抬高的ACS包括不稳定型心绞痛（unstable angina pectoris，UAP）和无ST段抬高的心肌梗死（NSTEMI）。冠状动脉造影和血管镜研究的结果揭示，UAP、NSTEMI常常是由于粥样硬化块破裂，进而引发一系列导致冠状动脉血流减少的病理过程所致。许多试验表明溶栓治疗有益于ST段抬高型ACS，而无ST段抬高者溶栓治疗则未见益处。因此区别两者并不像以前那样重要了，而将两者一并讨论。

UAP主要有三种表现形式，即静息时发生的心绞痛、新发生的心绞痛和近期加重的心绞痛。新发生的心绞痛疼痛程度必须达到加拿大心脏学会（canadian cardiovascular society，CCS）心绞痛分级至少Ⅲ级方能定义为UAP，新发生的慢性心绞痛疼痛程度仅达CCS心绞痛分级Ⅰ～Ⅱ者并不属于UAP的范畴。

（二）病理生理

ACS的病理生理基础是由于心肌需氧和供氧的失衡而导致的心肌相对供血不足，主要由5个方面的原因所导致：

1. 不稳定粥样硬化斑块破溃后继发的血栓形成造成相应冠脉的不完全性阻塞，是ACS最常见的原因，由血小板聚集和斑块破裂碎片产生的微栓塞是导致ACS中心肌标志物释放的主要原因。

2. 冠脉存在动力性的梗阻，如变异性心绞痛，这种冠脉局部的痉挛是由于血管平滑肌和（或）内皮细胞的功能障碍引起，动力性的血管梗阻还可以由室壁内的阻力小血管收缩导致；另外一种少见的情况是心肌桥的存在，即冠脉有一段行走心肌内，当心肌收缩时，会产生"挤奶效应"导致心脏收缩期冠脉受挤压而产生管腔狭窄。

3. 由内膜增生而非冠脉痉挛或血栓形成而导致的严重冠脉狭窄，这种情况多见于进展期的动脉粥样硬化或经皮冠脉介入治疗（percutaneous coronary intervention，PCI）后地再狭窄。

4. 冠脉的炎症反应（某些可能与感染有关，如肺炎衣原体和幽门螺旋杆菌），与冠脉的狭窄、斑块的不稳定以及血栓形成密切相关，特别是位于粥样硬化斑块肩部被激活的巨噬细胞和T-淋巴细胞可分泌基质金属蛋白酶（matrix metalloproteinase，MMP），可导致斑块变薄和易于破裂。

5. 继发性UAP，这类病人有着冠脉粥样硬化导致的潜在狭窄，日常多表现为慢性稳定型心绞痛，但一些外来的因素可导致心肌耗氧量的增加而发生UAP，如发热、心动过速、甲亢、低血压、贫血等情况。

冠状动脉粥样斑块破裂、崩溃是ACS的主要原因。斑块破裂后，血管内皮下基质暴露，血小板聚集、激活，继而激活凝血系统形成血栓，阻塞冠状动脉；此外，粥样斑块在致炎因子作用下，可发生炎细胞的聚集和激活，被激活的炎细胞释放细胞因子，激活凝血系统，并刺激血管痉挛，其结果是使冠状血流减少，心肌因缺血、缺氧而损伤，甚至坏死。心肌损伤坏死后，一方面心脏的收缩、舒张功能受损，心脏的射血能力降低，易发生心力衰竭；另一方面，缺血部位心肌细胞静息电位和动作电位均发生改变，与正常心肌细胞之间出现电位差，同时因心梗时病人交感神经兴奋性增高，心肌组织应激性增强，极易出现各种期前收缩、传导阻滞甚至室颤等心律失常。

二、临床表现

（一）症状

UAP引起的胸痛的性质与典型的稳定型心绞痛相似，但程度更为剧烈，持续时间长达20分钟以上，严重者可伴有血流动力学障碍，出现晕厥或晕厥前状态。原有稳定型心绞痛出现疼痛诱发阈值的突然降低；心绞痛发作频率的增加；疼痛放射部位的改变；出现静息痛或夜间痛；疼痛发作时出现新的伴随症状如恶心、呕吐、呼吸困难等；原来可以使疼痛缓解的方法（如舌下含化硝酸甘油）失效，以上皆提示不稳定心绞痛的发生。

老年病人以及伴有糖尿病的病人可不表现为典型的心绞痛症状而表现为恶心、出汗和呼吸困难，还有一部分病人无胸部的不适而仅表现为下颌、耳部、颈部、上臂或上腹部的不适，孤立新出现的或恶化的呼吸困难是UAP中心绞痛等同发作最常见的症状，特别是在老年病人。

（二）体征

UAP发作或发作后片刻，可以发现一过性的第三心音或第四心音以及乳头肌功能不全所导致的收缩期杂音，还可能出现左室功能异常的体征，如双侧肺底的湿啰音、室性奔马律，严重左室功能异常的病人可以出现低血压和外周低灌注的表现，此外，体格检查还有助于发现一些导致继发性心绞痛的因素，如肺炎、甲亢等。

（三）心电图

在怀疑UAP发作的病人，心电图（electrocardiogram，ECG）是首先要做的检查，ECG正常并不排除UAP的可能，但UAP发作时ECG无异常改变的病人预后相对较好。如果胸痛伴有两个以上的相邻导联出现ST的抬高≥1毫米，则为STEMI，宜尽早行心肌再灌注治疗。胸痛时ECG出现ST段压低≥1毫米、症状消失时ST的改变恢复是一过性心肌缺血的客观表现，持续性的ST段压低伴或不伴胸痛相对特异性差。

相应导联上的T波持续倒置是UA的一种常见ECG表现，这多反映受累的冠脉病变严重，胸前导联上广泛的T波深倒（≥2毫米）多提示LAD的近端严重病变。因陈旧心梗ECG上遗有Q波的病人，Q波面向区域的心肌缺血较少引起ST的变化，如果有变化常表现为ST段的升高。

胸痛发作时ECG上ST的偏移（抬高或压低）和（或）T波倒置通常随着症状的缓解而消失，如果以上ECG变化持续12小时以上，常提示发生非Q波心梗。心绞痛发作时非特异性的。ECG表现有ST段的偏移≤0.5毫米或T波倒置≤2毫米。孤立的Ⅲ导联Q波可能是一正常发现，特别是在下壁导联复极正常的情况下。

在怀疑缺血性胸痛的病人，要特别注意排除其他一些引起ST段和T波变化的情况，在ST段抬高的病人，应注意是否存在左室室壁瘤、心包炎、变异性心绞痛、早期复极、预激综合征等情况。中枢神经系统事件以及三环类抗抑郁药或吩噻嗪可引起T波的深倒。

在怀疑心肌缺血的病人，动态的心电图检查或连续的心电监护至为重要，因为Holter显示85%～90%的心肌缺血不伴有心绞痛症状，此外，还有助于检出AMI，特别是在联合连续测定血液中的心脏标志物的情况下。

（四）生化标志物

既往心脏酶学检查特别是CK和CK-MB是区分UAP和AMI的手段，对于CK和CK-MB轻度升高不够AMI诊断标准的仍属于UA的范畴。新的心脏标志物TnI和TnT对于判断心肌的损伤，较CK和CK-MB更为敏感和特异，时间窗口更长，既往确诊为UA的病人，有1/5～1/4 TnI或TnT的升高，这部分病人目前属于NSTEMI的范畴，预后较真正的UA病人（TnI/TnT不升高者）要差。肌红蛋白检查也有助于发现早期的心梗，敏感性高而特异性低，阴性结果有助于排除AMI的诊断。

（五）核素心肌灌注显像

在怀疑UAP的病人，在症状持续期甲氧基异丁基异腈（methoxyisobutylisonitrile，MIBI）注射行心肌核素静息显像发现心肌缺血的敏感性及特异性均高，表现为受累心肌区域的核素充盈缺损，发作期过后核素检查发现心肌缺血的敏感性降低。症状发作期间行核素心肌显像的阴性预测值很高，但是急性静息显像容易遗漏一部分ACS病人（大约占5%），因此不能仅凭一次核素检查即做出处理决定。

三、诊 断

（一）危险分层

1. 高危病人　包括以下几种：

（1）心绞痛的类型和发作方式：静息性胸痛，尤其既往48小时内有发作者。

（2）胸痛持续时间：持续胸痛20分钟以上。

（3）发作时硝酸甘油缓解情况：含硝酸甘油后胸痛不缓解。

（4）发作时的心电图：发作时动态性的ST段压低≥1毫米。

（5）心脏功能：心脏射血分数<40%。

（6）既往患心肌梗死，但心绞痛是由非梗死相关血管所致。

（7）心绞痛发作时并发心功能不全（新出现的S3音、肺底啰音）、二尖瓣反流（新出现的收缩期杂音）或血压下降。

（8）心脏TnT（TnI）升高。

（9）其他影响危险因素：分层的因素还有高龄（>75岁）、糖尿病、C反应蛋白（C-reactionprotein，CRP）等炎性标志物或冠状动脉造影发现是三支病变或者左主干病变。

2. 低危病人　特征有：

（1）没有静息性胸痛或夜间胸痛。

（2）症状发作时心电图正常或者没有变化。

（3）肌钙蛋白不增高。

（二）UAP诊断

UAP诊断依据：

1. 有不稳定性缺血性胸痛，程度在加拿大心血管协会（canadian cardiovascular Society，CCS）Ⅲ级或以上。

2. 明确的冠心病证据，心肌梗死、经皮冠状动脉腔内成形术（percutaneous transluminal coronary angioplasty，PTCA）、冠脉搭桥、运动试验或冠脉造影阳性的病史；陈旧心肌梗死心电图表现；与胸痛相关的ST-T改变。

3. 除外急性心肌梗死。

四、治疗

（一）基本原则

首先对UAP／NSTEMI病人进行危险度分层。低危病人通常不需要做冠状动脉造影，合适的药物治疗以及危险因素的控制效果良好。治疗药物主要包括：阿司匹林、肝素（或低分子肝素）、硝酸甘油和β-受体阻滞剂，所有的病人都应使用阿司匹林。血小板膜糖蛋白Ⅱb／Ⅲa受体拮抗剂（glycoprotein，GPⅡb／Ⅲa受体拮抗剂）不适用于低危病人。低危病人的预后一般良好，出院后继续服用阿司匹林和抗心绞痛药物。

高危病人通常最终都要进入导管室，虽然冠脉造影的最佳时机还未统一。目前针对UAP／NSTEMI，存在两种不同的治疗策略，一种为早期侵入策略，即对冠脉血管重建术无禁忌证的病人在可能的情况下尽早行冠脉造影和据此指导的冠脉血管重建治疗；另一种为早期保守治疗策略，在充分的药物治疗的基础上，仅对有再发心肌缺血者或心脏负荷试验显示为高危的病人（不管其对药物治疗的反应如何）进行冠脉造影和相应的冠脉血管重建治疗。

近来多数学者倾向于早期侵入策略，其理由是该策略可以迅速确立诊断，低危者可以早期出院，高危则可以得到有效的冠脉血管重建治疗。没有条件进行介入治疗的社区医院，早期临床症状稳定的病人保守治疗可以作为UAP／NSTEMI的首选治疗，但对于最初保守治疗效果不佳的病人应该考虑适时地进行急诊冠状动脉造影，必要时需介入治疗。在有条件的医院，高危UAP／NSTEMI病人可早期进行冠状动脉造影，必要时行PCI／冠状动脉旁路移植术（coronary artery bypass graft，CABG）。在早期冠状动脉造影和PCI／CABG之后，静脉应用血小板GPⅡb／Ⅲa受体拮抗剂可能会使病人进一步获益，并且不增加颅内出血的并发症。

（二）一般处理

所有病人都应卧床休息，开放静脉通道并进行心电、血压、呼吸的连续监测，床旁应配备除颤器。对于有发绀、呼吸困难或其他高危表现的病人应该给予吸氧。并通过直接或间接监测血氧水平确保有足够的血氧饱和度。若动脉血氧饱和度降低至<90%时，应予间歇高流量吸氧。手指脉搏血氧测定是持续监测血氧饱和度的有效手段，但对于无低氧危险的病人可不进行监测。应定期记录18导联心电图以判断心肌缺血程度、范围的动态变化。酌情使用镇静剂。

（三）抗血栓治疗

抗血小板和抗凝治疗是UAP／NSTEMI治疗中的重要一环，它有助于改变病情的进展和减少心肌梗死、心肌梗死复发和死亡。联合应用阿司匹林、肝素和一种血小板Ⅱb／Ⅲa受体拮抗剂代表着最高强度的治疗，适用于有持续性心肌缺血表现和其他一些具有高危特征的病人以及采用早期侵入措施治疗的病人。

抗血小板治疗应尽早，目前首选药物仍为阿司匹林。在不稳定型心绞痛病人症状出现后尽快给予服用，并且应长期坚持。对因过敏或严重的胃肠反应而不能使用阿司匹林的病人，可以使用噻吩吡啶类药物（氯比格雷或噻氯吡啶）作为替代。在阿司匹林或噻吩吡啶药物抗血小板治疗的基础上应该加用普通肝素或皮下注射低分子肝素。有持续性缺血或其他高危的病人，以及计划行PCI的病人，除阿司匹林和普通肝素外还应加用一种血小板GPⅡb／Ⅲa受体拮抗剂。对于在其后24小时内计划做PCI的不稳定心绞痛病人，也可使用阿昔单抗治疗12～24小时。

（四）抗缺血治疗

1. 硝酸酯类药物　本类药物可扩张静脉血管、降低心脏前负荷和减少左心室舒张末容积，从而降低心肌氧耗。另外，硝酸酯类扩张正常的和硬化的冠状动脉血管，且抑制血小板的聚集。对于UAP病人，在无禁忌证的情况下均应给予静脉途径的硝酸酯类药物。根据反应逐步调整剂量。应使用避光的装置以$10\mu g／min$的速率开始持续静脉点滴，每3～5分钟递增$10\mu g／min$，出现头痛症状或低血压反应时应减量或停药。

硝酸酯类血流动力学效应的耐受性呈剂量和时间依赖性，无论何种制剂在持续24小时治疗后都会出现耐药性。对于需要持续使用静脉硝酸甘油24小时以上者，可能需要定期增加滴注速率以维持疗效。或使用不产生耐受的硝酸酯类给药方法（较小剂量和间歇给药）。当症状已经控制后，可改用口服剂型治疗。静滴硝酸甘油的耐药问题与使用剂量和时间有关，使用小剂量间歇给药的方案可最大限度地减少耐药的发生。对需要24小时静滴硝酸甘油的病人应周期性的增加滴速维持最大的疗效。一旦病人症状缓解且在12～24小时内无胸痛以及其他缺血的表现，应减少静滴的速度而转向口服硝酸酯类药物或使用皮肤贴剂。在症状完全控制达数小时的病人，应试图给予病人一个无硝酸甘油期避免耐药的产生，对于症状稳定的病人，不宜持续24小时静滴硝酸甘油，可换用口服或经皮吸收型硝酸酯类制剂。另一种减少耐药发生的方法是联用一种巯基提供剂如卡托普利或N-乙酰半胱氨酸。

2. β受体阻滞剂　β受体阻滞剂的作用可因交感神经张力、左室壁应力、心脏的变力性和变时性的不同而不同。β受体阻滞剂通过抑制交感神经张力、减少斑块张力达到减少斑块破裂的目的。因此β受体阻滞剂不仅可在AMI后减少梗死范围，而且可有效地降低UAP演变成为AMI的危险性。

3. 钙通道阻断剂　钙通道阻断剂并不是UAP治疗中的一线药物，随机临床试验显示，钙通道阻断剂在UAP治疗中的主要作用是控制症状，钙通道阻断剂对复发的心肌缺血和远期死亡率的影响，目前认为短效的二氢吡啶类药物如硝苯地平，单独用于急性心肌缺血反而会增加死亡率。

4. 血管紧张素转换酶抑制剂（angiotensin converting enzyme inhibitors，ACEI）ACEI可以减少急性冠状动脉综合征病人、近期心肌梗死者或左心室收缩功能失调病人、有左心室功能障碍的糖尿病病人，以及高危慢性冠心病病人的死亡率。因此ACS病人以及用β受体阻滞剂与硝酸酯类不能控制的高血压病人如无低血压均应联合使用ACEI。

（五）介入性治疗

UAP／NSTEMI中的高危病人早期（24小时以内）干预与保守治疗基础上加必要时紧急干预比较，前者明显减少心肌梗死和死亡的发生，但早期干预一般应该建立在使用血小板糖蛋白Ⅱb／Ⅲa受体拮抗剂和（或）口服氯吡格雷的基础之上。

PCI的适应证：

1. 顽固性心绞痛，尽管充分的药物治疗，仍反复发作胸痛。

2. 尽管充分的药物治疗，心电图仍有反复的缺血发作。

3. 休息时心电图ST段压低，心脏标志物（肌钙蛋白）升高。

4. 临床已趋稳定的病人出院前负荷试验有严重缺血征象，如最大运动耐量降低，不能以其他原因解释者；低做功负荷下几个导联出现较大幅度的ST段压低；运动中血压下降；运动中出现严重心律失常或运动负荷同位素心肌显像示广泛或者多个可逆的灌注缺损。

5. 超声心动图示左心室功能低下。

6. 既往患过心肌梗死，现有较长时间的心绞痛发作者。

五、护理措施

病人到达急诊科，护士是第一个接待者，护士必须在获得检查数据和医生做出诊断之前，选择必要的紧急处置措施。急诊护士尤其应在ACS综合征病人给予适时、有效的治疗方面发挥作用。护士需要在医疗资源有限的环境下，在病人床边判定紧急情况，减少延误。作为急诊护士还要具备心脏病护理技术，能处置AMI，用电子微量注射泵进行输液，识别心律失常和准确处理严重心脏危象。

（一）病情观察

1. ACS病人病情危重、变化迅速、随时都可能出现严重的并发症。

2. 要认真细致地观察病人的精神状况、面色、意识、呼吸、注意有无出冷汗、四肢末梢发凉等。

3. 经常询问病人有无胸痛、胸闷，并注意伴随的症状和程度，尤其是夜间。

4. 常规持续心电、血压监护，严密观察心率（律）、心电图示波形态变化，对各种心律失常及时识别，并报告医生及时处理。

5. 有低血压者给予血压监护直到血压波动在正常范围。

6. 有心力衰竭者给予血氧饱和度监测，以保证血氧饱和度在95%～99%。

7. 急性心肌梗死病人还要定时进行心电图检查和心肌酶的检测，了解急性心肌梗死的演变情况。

8. 在监护期间，应注意病人有无出血倾向。观察病人的皮肤、黏膜、牙龈有无出血。观察尿的颜色。询问有无腹痛、腰痛、头痛现象。对行尿激酶溶栓治疗的急性心肌梗死病人，更应严密观察。

（二）病情评估

ACS的病人常需急诊入院，将病人送入监护室后，急诊科护士迅速地评估病人是否有高度危险性或低度危险性非常重要。根据评估情况严格按照急诊护理路径，迅速采取相应措施。

1. 危险评估　迅速地评估病人是否有高度或低度危险的ACS，这是当今对护士的最大挑战。

（1）有研究表明约33％的AMI的病人在发病初期无胸痛的表现，然而这些被延迟送入医院的病人有更高的危险性，因为无典型胸痛的病人很少能及时得到溶栓、血管成形术或阿司匹林、β阻滞剂、肝素等药物治疗。

（2）每年大约460万具有急性冠脉局部缺血症状的病人来到急诊科，其中只有大约25％的病人确诊后被允许入院。

（3）在急诊科疑为ACS的病人中，只有约1／3有"真的病变"。

急诊护理决定性的作用在于快速完成对病人的评估，并且在早期对ACS高危人群提供及时的紧急看护照顾，使病情缓解。据统计，每年有100万人发生AMI，约25％的病人在到达急诊科前死亡。那些到达医院的病人仍有死亡可能。

2. 安特曼危险评分量表　早期危险评估的7分危险评分量表：

（1）年龄>65岁。

（2）存在3个以上冠心病危险因素。

（3）既往血管造影证实有冠状动脉阻塞。

（4）胸痛发作时心电图有ST段改变。

（5）24小时内有2次以上心绞痛发作。

（6）7天内应用了阿司匹林。

（7）心肌坏死标记物升高。

具有上述危险因素的病人出现死亡、心肌梗死或需血管重建的负性心脏事件的可能性增高。评分越高危险性越大，且这些病人从低分子肝素、血小板GPⅡb／Ⅲa受体拮抗剂和心脏介入等治疗中获益也越大。这一评分系统简单易行，使早期对病人进行客观的危险分层成为可能，有利于指导临床对病人进行及时正确的治疗。

（三）急救护理

1. 早期干预原则　在急诊情况下，一旦胸痛病人明确了ACS的诊断，快速和有效的干预即迅速开始。美国心脏病学会（american college of cardiology，ACC）和美国心脏联合会（american heart association，AHA）制定的ACS治疗指南中曾推荐：病人应在发病10分钟内到达急诊科，对所有不稳定心绞痛病人给予吸氧、静脉输液、连续的ECG监护。并依据临床表现将病人分为高度危险、中度危险和低度危险。高度危险病人严格管理，低度危险病人必须按监护程序治疗，并定 期随访，急诊护士和医师必须精确地估定病人的危险层次。

2. 干预时间分期 早期干预分为4个节段，称为4Ds。时间（症状，Symptom），症状开始时间点，它代表着冠状动脉闭塞的时间，虽然它是个比较好的指标，但不是完美的时间点。

时间1（门口，Door）：病人入急诊科的时间点。

时间2（资料，Data）：病人进行初步检查及心电图等材料的时间点。

时间3（决定，Decision）：决定是否进行溶栓治疗或进一步检查。

时间4（药物，Drug）：开始用药物或治疗的时间点。

其中时间1~2：约6~11分钟；2~3：约20~22分钟；3~4：约20~37分钟。

GISSI-2研究中，不足30％的病人在症状发生后3小时才得到治疗。平均耽搁时间在3~5小时，其主要原因是：

（1）病人本身的耽搁：病人在就医问题上耽搁时间是延误时间的一个主要因素，其原因多在病人发病之初期症状较轻、未意识到病情的严重性，或地处偏僻，交通不便。

（2）运送病人的过程：病人发病后运送至医院途中，也要耽搁一些时间，据估计一般约为30分钟到数小时。

（3）医院内耽搁：病人到达医院以后耽搁时间是相当普遍的。在多数研究中，从病人到达医院至实施溶栓治疗，平均耽搁45~90分钟。

在症状发作不到1小时内接受治疗的病人6周病死率为3.2％；在症状发作4小时接受治疗的病人6周病死率为6.2％。事实上非常早期的综合治疗（包括市区及郊区）可减少50％心肌梗死的发病率。"4Ds"在减少从发病到处理的时间延误方面发挥了积极作用。

3. 急诊过程耽搁 ACS病人急诊就诊耽搁主要在：

（1）病人到医院接受医师检查时。

（2）对病人胸痛评估时，因为这需要仔细观察。

（3）做ECG时。

（4）在当诊断技师不能及时识别ST变化，ECG报告延迟传递到内科医师时。

为避免这些急诊耽搁，有些医院尝试由急诊科护士做ECG，并直接由医师快速阅读ECG。还可自行设计护理观察记录文书，既节省了护士书写的时间，又提高了护理质量标准。

4. 一般急救措施

（1）立即让病人采取舒适体位，合并心力衰竭者给半卧位。

（2）常规给予吸氧，3~5L/min。

（3）连接好心电监护电极和测血压的袖带（注意电极位置应避开除颤区域和心电图胸前导联位置）。开启心电监护和无创血压监护。必要时给予血氧饱和度监护。

（4）协助给病人做全导联心电图作为基础心电图，以便对照。

（5）在左上肢和左下肢建立静脉通路，均留置Y形静脉套管针（以备抢救和急诊介入手术中方便用药）。

（6）备好急救药品和除颤器。

（7）抗凝疗法：给予嚼服肠溶阿司匹林100～300毫克，或加用氯吡格雷片75毫克，1次／天，皮下注射低分子肝素等。

（8）介入疗法：对于ACS病人的治疗尤其是急性心肌梗死，尽快重建血运极为重要，对行急诊PCI的病人应迅速做好术前各项准备。

5. 急诊PCI的术前准备

（1）首先向病人及家属介绍介入诊断和治疗的目的、方法、优点。

（2）急查血常规，血凝全套，心肌酶谱，甲、乙、丙肝抗体，抗人类免疫缺陷病毒（human immunodeficiency virus，HIV）等，术区备皮，做碘过敏皮试。

（3）让病人排空膀胱，必要时留置导尿管。

（4）嚼服肠溶阿司匹林0.3克，口服氯吡格雷片300毫克，备好沙袋，氧气袋，全程监护，护送病人到导管室。

6. 急诊PCI术后监护

（1）病人返回病房后，护士立即进行心电、血压的监护，注意心率（律）变化。

（2）急诊PCI病人术后常规留置动脉鞘管6～12小时。嘱病人术侧肢体伸直制动，防止鞘管脱出、折断和术侧肢体的血栓形成。观察术区有无渗血，触摸双侧足背动脉搏动情况，皮肤颜色和肢体温度的变化。协助按摩术侧肢体。

（3）动脉鞘管拔管前向病人说明拔管的简要过程，消除紧张心理。医生拔管时，护士应准备好急救药品，如阿托品、多巴胺等，观察病人心电监护和血压。拔管后，穿刺部位进行加压包扎，观察有无渗血，保持局部清洁无菌，严格交接班并做好记录。

（四）心肌耗氧量与护理

在ACS发病的极早期病人心肌脆弱，电活动极不稳定，心脏供血和耗氧量之间的矛盾非常突出，因此在发病早期，尤其是24小时以内，限制病人活动，降低心肌耗氧量，缓解心肌供血和需求之间的矛盾，对保证病人平稳度过危险期，促进心肌恢复，具有非常重要的意义。

1. 心肌耗氧量　影响心肌耗氧量的主要因素有心脏收缩功、室壁张力、心肌体积。Katz提出以二项乘积（D-P）作为心肌耗氧量的指标，其公式为最大血压乘以心率。由于该指标计算方法简单，可重复性好，临床研究证实其与心肌耗氧量的真实情况相关性好，已被广泛应用于临床。

2. 排便动作　各种干预因素都可以引起D-P的增加，排便时病人需要屏住呼吸，使膈肌下沉，收缩腹肌，增加腹压，这一使力的动作，加上卧位排便造成的紧张、不习惯等因素，会导致血压升高和心率加快，从而加重心脏负担，使心脏的氧供和氧耗之间失衡，增加心律失常的发生危险。因此在护理中：

（1）必须确实保证ACS病人大便通畅，如给予缓泻剂、开塞露等。

（2）另有研究表明坐位排便的运动强度低于卧位排便，故对无法适应卧位排便的病人在监护的情况下试行坐位排便，以缓解其焦虑情绪。

（3）在病人排便期间必须加强监护，要有护士在场，以应付可能出现的意外情况。

3. 接受探视　病人接受探视时D-P增加明显。亲友的来访使病人情绪激动，交感神经兴奋，心脏兴奋性增强，心肌耗氧量增加，尤其是来访者表现的过度紧张和不安时更是如此。因此在护理中：①应尽可能地减少探视的次数。②对来访者应事先进行教育，说明避免病人情绪波动对病人康复的意义。③对经济有困难的病人，应劝其家属暂不谈及经费问题。

4. 音乐疗法　曾有研究表明对心肌梗死及不稳定心绞痛病人进行音乐疗法，可使其情绪稳定，交感神经活动减少，副交感神经活动增强，从而使心肌耗氧量减少。但有些研究没有得出类似的结果，其原因可能是对象和乐曲的选择有问题，很难想象一个乐盲和一个音乐家对同一首曲子会有同样的反应，也很难想象一个人在听到音乐和听到哀乐时会有一样的心情。因此在进行音乐疗法时应加强针对性。

第三节　心律失常

正常心律起源于窦房结，频率60～100次／分（成人），比较规则。窦房结冲动经正常房室传导系统顺序激动心房和心室，传导时间恒定（成人0.12～1.21秒）；冲动经束支及其分支以及浦肯野纤维到达心室肌的传导时间也恒定（≤0.10秒）。心律失常指心律起源部位、心搏频率与节律以及冲动传导等任一项异常。"心律失常"或"心律不齐"等词的含义偏重于表示节律的失常，心律失常既包括节律又包括频率的异常。常见的有窦性心律不齐、心动过速、心动过缓、期前收缩、心房颤动、心脏传导阻滞等。

一、分类

心律失常分类方法繁多，较简明的有以下两类。

（一）按病理生理分类

1. 激动起源失常

（1）窦性心律失常：①窦性心动过速；②窦性心动过缓；③窦性心律不齐；④窦

性停搏；⑤窦房传导阻滞。

（2）异位心律失常：

1）被动性：①逸搏：房性、结性、室性；②异位心律：房性、结性、室性。

2）主动性：①期前收缩：房性、结性、室性；②异位心律：阵发性心动过速：房性、结性、室性；扑动与颤动：房性、室性；"非阵发性"心动过速：结性、室性；③并行心律：房性、结性、室性。

2. 激动传导失常

（1）生理性传导阻滞–干扰与脱节：房性、结性、室性。

（2）病理性传导阻滞：①窦房传导阻滞；②房内传导阻滞；③房室传导阻滞：第一度房室传导阻滞、第二度房室传导阻滞、第三度（完全性）房室传导阻滞；④室内传导阻滞：分为完全性室内传导阻滞和不完全性束支传导阻滞，前者又分为完全性左束支和完全性右束支传导阻滞。

3. 传导途径异常　预激综合征。

（二）临床分类

心律失常可按其发作时心率的快慢分为快速性和缓慢性两大类。

1. 快速性心律失常

（1）期前收缩：房性、房室交界性、室性。

（2）心动过速：①窦性心动过速；②室上性：阵发性室上性心动过速、非折返性房性心动过速、非阵发性交界性心动过速；③室性：室性心动过速（阵发性、持续性）、尖端扭转型、加速性心室自主心律。

（3）扑动和颤动：心房扑动、心房颤动、心室扑动、心室颤动。

（4）可引起快速性心律失常的预激综合征。

2. 缓慢性心律失常

（1）窦性心动过缓、窦性停搏、窦房传导阻滞、病态窦房结综合征。

（2）房室交界性心律。

（3）心室自主心律。

（4）引起缓慢性心律失常的传导阻滞：①房室传导阻滞：一度、二度（Ⅰ型、Ⅱ型）、三度；②心室内传导阻滞：完全性右束支传导阻滞、完全性左束支传导阻滞、左前分支阻滞、左后分支阻滞、双侧束支阻滞、右束支传导阻滞合并分支传导阻滞、三分支传导阻滞。

二、发病机制

（一）快速性心律失常

1. 冲动传导异常—折返　折返是发生快速心律失常的最常见的机制。形成折返激动的条件是：

（1）心脏的两个或多个部位的电生理的不均一性（即传导性或不应性的差异），这些部位互相连接，形成一个潜在的闭合环。

（2）在环形通路的基础上一条通道内发生单向阻滞。

（3）可传导通道的传导减慢，使最初阻滞的通道有时间恢复其兴奋性。

（4）最初阻滞的通道再兴奋，从而可完成一次折返的激动。

冲动经过这个环反复循环，引起持续性加速心律失常。折返心律失常能由期前收缩发动和终止，也能由快速刺激终止（称为超速抑制）。这些特点有助于区别折返性心律失常和触发活动引起的心律失常。

2. 自律性增高　窦房结和异位起搏点的自律性增强。窦房结或其某些传导纤维的自发性除极明显升高，该处所形成的激动更可控制整个心脏导致心动过速，或提前发出冲动形成期前收缩。多发生于以下病理生理状态：①内源性或外源性儿茶酚胺增多；②电解质紊乱（如高血钙、低血钾）；③缺血缺氧；④机械性效应（如心脏扩大）；⑤药物：如洋地黄等。

3. 触发活动　在某些情况下，如局部儿茶酚胺浓度增高、低血钾、高血钙、洋地黄中毒等，在心房、心室或希氏-浦肯野组织能看到触发活动。这些因素导致细胞内钙的积累，引起动作电位后的除极化，称为后除极化。当后除极化的振幅继续增高时，能达到阈水平和引起重复的激动。连续触发激动即可形成阵发性心动过速。

（二）缓慢性心律失常

1. 窦房结自律性受损　如因炎症、缺血、坏死或纤维化可致窦房结功能衰竭，起搏功能障碍，引起窦性心动过缓，窦性停搏。

2. 传导阻滞

（1）窦房结及心房病变，可引起窦房传导阻滞，房内传导阻滞。

（2）房室传导阻滞是由于房室结或房室束的传导功能降低，窦房结的兴奋激动不能如期向下传导而引起。可分为生理性和病理性两种，病理性常见于风湿性心肌炎、白喉及其他感染、冠心病、洋地黄中毒等，生理性多系迷走神经兴奋性过高。

三、临床表现与诊断

（一）临床表现

心律失常常见于各种原因的心脏病病人，少数类型也可见于无器质性心脏病的正常人。其临床表现是一种突然发生的规律或不规律的心悸、胸痛、眩晕、心前区不适感、憋闷、气急和手足发凉等。严重时可产生晕厥、心源性休克，甚至心搏骤停而危及生命。有少部分心律失常病人可无症状，仅有心电图改变。

各种类型的心律失常对脑部血液循环的影响并不相同。在房性及室性期前收缩时，脑血流量降低约8%～12%，其中室性期前收缩使脑血流量降低的程度较房性期前收缩更大；偶发的期前收缩对脑循环血量影响较小，而频发的期前收缩对脑血液循环影响更大。室上性阵发性心动过速使脑血流量下降约14%；快速心房颤动时，脑血流量降低约 23%；室性阵发性心动过速时影响还要加大，脑血流量下降约40%～75%。如果病人平时健康，心律失常所引起的脑血流量减少可使病人出现一过性脑缺血，有的不发生症状。

但在老年病人，如果原有脑动脉硬化，本来脑血流量已经减少，当心律失常发生后，脑血流量进一步减少，更加重了脑缺血的症状，病人往往出现晕厥、抽搐、昏迷，甚至出现一过性或永久性脑损害征象，如失语、失明、瘫痪等。

当心律失常发生时，肾血流量发生不同程度的减少。多发性房性或室性期前收缩，肾血流量减少约8%～10%；房性阵发性心动过速时肾血流量减少约18%；室性阵发性心动过速时肾血流量减少约60%；快速房颤时，肾血流量减少约20%；如果发生严重的心律失常，肾血流量进一步减少，可能有利于保护其他重要器官。由于肾血流量的减少，病人可出现少尿、蛋白尿、氮质血症，甚至导致肾衰竭。

各种心律失常均可引起心脏冠状动脉血流量的减少。经测定房性期前收缩使冠状动脉血流量减少约5%；室性期前收缩使冠状动脉血流量减少约12%；频发室性期前收缩使冠状动脉血流量减少约25%；房性阵发性心动过速使冠状动脉血流量减少约35%；室性阵发性心动过速使冠状动脉血流量减少达60%；冠状动脉正常的人，可以耐受快速的心律失常所引起的冠状动脉血流量的降低，而不发生心肌缺血。如果冠状动脉原来有硬化、狭窄时，即使轻度的心律失常也会发生心肌缺血，甚至心力衰竭。因此，这类病人常出现心绞痛、气短、肺水肿、心力衰竭的症状。

（二）诊断

1. 病史　详细的病史可对诊断提供有用的线索，尤其对病因诊断意义更大。

2. 体检　听心音、测心率，对心脏的体征做细致检查，有助于诊断。

3. 心电图　是最重要的诊查技术。判断心电图的要点：

（1）节律是否规则，速率正常、过快或过慢。

（2）P波的形态和时限是否正常。

（3）QRS波的形态和时限。

（4）R间期的速率和节律性。

（5）ST段正常、下降或抬高。

（6）T波向上或向下。

4. 其他辅助检查　动态心电图、运动试验、食管心电图描记、临床电生理检查等。

四、治疗

心律失常的治疗应包括发作时治疗与预防发作。除病因治疗外，尚可分为药物治疗和非药物治疗两方面。

（一）病因治疗

病因治疗包括纠正心脏病理改变、调整异常病理生理功能（如冠脉动态狭窄、泵功能不全、自主神经张力改变等），以及去除导致心律失常发作的其他诱因（如电解质失调、药物不良反应等）。

（二）药物治疗

药物治疗缓慢心律失常一般选用增强心肌自律性和（或）加速传导的药物，如拟交感神经药（异丙-肾上腺素等）、迷走神经抑制药物（阿托品）或碱化剂（乳酸钠或碳酸氢钠）。治疗快速心律失常则选用减慢传导和延长不应期的药物，如迷走神经兴奋剂（新的明、洋地黄制剂）、拟交感神经药间接兴奋迷走神经（甲氧明、去氧肾上腺素）或抗心律失常药物。

目前临床应用的抗心律失常药物已有数十种，常按药物对心肌细胞动作电位的作用来分类。Ⅰ类药抑制0相除极，曾被称为膜抑制剂，按抑制程度强弱及对不应期和传导速度的不同影响，再分为Ⅰa、Ⅰb和Ⅰc亚类，分别以奎尼丁、利多卡因和恩卡尼作为代表性药物。Ⅱ类为肾上腺素能β受体阻滞剂；Ⅲ类延长动作电位时限和不应期，以胺碘酮为代表性药物；Ⅳ类为钙内流阻滞剂，以维拉帕米为代表性药物。

抗心律失常药物治疗不破坏致心律失常的病理组织，仅使病变区内心肌细胞电生理性能如传导速度和（或）不应期长短有所改变，长期服用均有不同程度的不良反应，严重的可引起室性心律失常或心脏传导阻滞而致命。因而临床应用时宜严格掌握适应证，并熟悉几种常用抗心律失常药物的作用，包括半衰期、吸收、分解、排泄、活性代谢产物、剂量和不良反应。

（三）非药物治疗

非药物治疗包括机械方法兴奋迷走神经、心脏起搏器、电复律、电除颤、体内自动电除颤器、射频消融和冷冻或激光消融以及手术治疗等。反射性兴奋迷走神经的方法有压迫眼球、按摩颈动脉窦、捏鼻用力呼气和屏住气等。心脏起搏器多用于治疗缓慢心律失常，以低能量电流按预定频率有规律地刺激心房或心室，维持心脏活动；亦用于治疗折返性快速心律失常和心室颤动，通过程序控制的单个或连续快速电刺激中止折返形成。直流电复律和电除颤分别用于终止异位性快速心律失常发作和心室颤动，用高压直流电短暂经胸壁作用或直接作用于心脏，使正常和异常起搏点同时除极，恢复窦房结的最高起搏点。为了保证安全，利用病人心电图上的R波触发放电，避开易损期除极发生心室颤动的可能，称为同步直流电复律，适用于心房扑动、心房颤动、室性和室上性心动过速的转复。治疗心室扑动和心室颤动时则用非同步直流电除颤。电除颤和电复律疗效迅速、可靠而安全，是快速终止上述快速心律失常的主要治疗方法，但并无预防发作的作用。

五、护理措施

（一）病情观察

1. 心律　当心电图或心电示波监护中发现以下任何一种心律失常，应及时与医师联系，并准备急救处理。

（1）频发室性期前收缩（每分钟5次以上）或室性期前收缩呈二联律。

（2）连续出现两个以上多源性室性期前收缩或反复发作的短阵室上性心动过速。

（3）室性期前收缩落在前一搏动的T波之上（RonT现象）。

（4）心室颤动或不同程度房室传导阻滞。

2. 心率　当听心率、测脉搏1分钟以上发现心音、脉搏消失，心率低于40次／分或心率大于160次／分的情况时应及时报告医师并做出及时处理。

3. 血压　如病人血压低于80mmHg（10.64kPa），脉压差小于20mmHg（2.66kPa），面色苍白，脉搏细速，出冷汗，神志不清，四肢厥冷，尿量减少，应立即进行抗休克处理。

4. 阿-斯综合征　病人意识丧失，昏迷或抽搐，此时大动脉搏动消失，心音消失，血压测不到，呼吸停止或发绀，瞳孔放大。

5. 心脏骤停　突然意识丧失、昏迷或抽搐，此时大动脉搏动消失，心音消失，血压为0，呼吸停止或发绀，瞳孔放大。

6. 听诊的应用　利用听诊器可以对下列心律失常做出诊断。

（1）窦性心律不齐、窦性心动过速、窦性心动过缓。

（2）期前收缩：根据病人期前收缩的心音强弱及其后的间歇时间的长短，来判定期前收缩是房性或是室性。

（3）心房颤动和心房扑动：根据心音强弱不一，节律不齐可以诊断房颤。

但是，利用听诊器判断心律失常仍有它的局限性，在临床上有些心律失常是无法用听诊器发现的，如预激综合征、Ⅰ度房室传导阻滞、室内传导阻滞等。对于期前收缩，用听诊器也很难诊断其起源和性质。

（二）对症处理

1. 阿-斯综合征抢救配合

（1）可叩击心前区或进行胸外心脏按压，通知医师，并备齐各种抢救药物及用品。

（2）静脉推注肾上腺素或阿托品等药物。

（3）心室颤动时积极配合医师作电击除颤，或安装人工心脏起搏器。

2. 心脏骤停抢救配合

（三）一般护理

1. 休息　对于偶发、无器质性心脏病的心律失常，不需卧床休息，注意劳逸结合，对有血流动力学改变的轻度心律失常病人应适当休息，避免劳累。严重心律失常者应卧床休息，直至病情好转后再逐渐起床活动。

2. 生活方式　压力过大常可引起病人心率增快，并触发某种心律失常。放松疗法有助于预防或控制压力引起的心律失常。运动、沉思及瑜伽功等有助于调节自主神经张力。由于香烟中的尼古丁也可以导致心律失常，故应积极戒烟。限制摄入咖啡等其他刺激性饮料，它们可使心率加快。

3. 营养及饮食　无机钙、镁和钾在调节心脏活动中起了关键性作用。当机体缺乏这些物质时，就会出现心律失常（但是过量也会引发一些问题，特别是钙）。静脉内使用镁剂可以纠正心动过速及其他一些心律失常。可以从坚果、蚕豆、大豆、麸糠、深绿叶蔬菜和鱼中获得镁。许多水果和蔬菜中含有钾。注意摄取太多的盐类和饱和脂肪会耗尽肌体的镁、钾储备；同样使用大量的利尿剂或泻药，也可造成低钾、低镁。

4. 药疗护理　根据不同抗心律失常药物的作用及副作用，给予相应的护理，如利多卡因可致头晕、嗜睡、视力模糊、抽搐和呼吸抑制，因此静脉注射累积不宜超过300 mg／2h；普罗帕酮易致恶心、口干、头痛等，故宜饭后服用；奎尼丁可出现神经系统方面改变，同时可致血压下降、QRS波增宽，QT间期延长，故给药时须定期测心电图、血压、心率，若血压下降、心率慢或不规则应暂时停药。

（四）简便疗法

1. 面部寒冷刺激　海狮潜入冰冷的水下是通过自主神经反射使心率快速减慢，保护自己。人类也有自主神经反射，它对终止偶发的心动过速十分重要。发生心律失常时，将面部浸入冷水中，有可能使心动过速停止。

2. 深呼吸后屏气，可使迷走神经兴奋，也可终止心动过速。

3. 轻压颈部右侧突出的颈动脉（颈动脉窦），有助于中止心动过速。但老年人慎用，颈动脉窦过敏者禁用，有时可致心脏停搏。

4. 对于室上性心律失常，可试用"迷走神经兴奋法"治疗。坐下向前弯腰，然后屏住呼吸做吹气动作，像吹气球一样。

总之，作为护士应该知道病人所患的是什么病，容易发生的是哪一种心律失常，有什么预防和治疗方法。这样才能在病人出现病情变化时，做出准确的抢救护理，从而提高抢救的成功率。

第四节 高血压危象

在急诊工作中，常常会遇到一些血压突然和显著升高的病人，伴有症状或有心、脑、肾等靶器官的急性损害，如不立即进行降压治疗，将产生严重并发症或危及病人生命，称为高血压危象。其发病率约占高血压病人的1%～5%左右。

一、概 述

以往的文献和教科书中有关高血压病人血压急速升高的术语有：高血压急症、高血压危象、高血压脑病、恶性高血压、急进型高血压等。不同的作者所给的定义以及包含的内容有所不同，有些甚至比较混乱。美国高血压预防、检测、评价和治疗的全国联合委员会第七次报告对高血压急症和次急症给出了明确的定义。高血压急症指血压急性快速和显著持续升高同时伴有急性靶器官损害。如果仅有血压显著升高，但不伴靶器官新近或急性功能损害，则定义为高血压次急症。广义的高血压危象包括高血压急症和次急症；狭义的高血压危象等同于高血压急症。

值得注意的是，高血压急症与高血压次急症均可合并慢性器官损害，但区别两者的唯一标准是有无新近发生的或急性进行性的严重靶器官损害。高血压水平的绝对值不构成区别两者的标准，因为血压水平的高低与是否伴有急性靶器官损害或损害的程度并非成正比。例如，孕妇的血压在210／120mmHg（27.93／15.96kPa）可能会并发子痫，而慢性高血压病人血压高达220／140mmHg（29.26／18.62kPa）可能无明显症状，前者隶属于高血压急症，而后者则被视为高血压次急症。临床上，有些高血压急症病人可能过去已经有高血压（原发性或继发性），而有些病人可能首次就诊才发现高血压。

二、病因与发病机制

（一）病因

高血压急症的病因临床上主要包括：①急性脑血管病：脑出血、脑动脉血栓形成、脑栓塞、蛛网膜下腔出血等；②主动脉夹层动脉瘤；③急性左心衰竭伴肺水肿；④急性冠状动脉综合征（不稳定心绞痛、急性心肌梗死）；⑤先兆子痫、子痫；⑥急性肾衰竭；⑦微血管病性溶血性贫血。

高血压次急症的病因临床上主要包括：①高血压病3级（极高危）；②嗜铬细胞瘤；③降压药物骤停综合征；④严重烧伤性高血压；⑤神经源性高血压；⑥药物性高血压；⑦围术期高血压。

（二）促发因素

高血压危象的促发因素很多，最常见的是在长期原发性高血压病人中血压突然升高，约占40%～70%。另外，25%～55%的高血压危象病人有可查明原因的继发性高血压，肾实质病变占其中的80%。高血压危象的继发性原因主要包括：

1. 肾实质病变　原发性肾小球肾炎、慢性肾盂肾炎、间质性肾炎。
2. 涉及肾脏的全身系统疾病　系统性红斑狼疮、系统性硬皮病、血管炎。
3. 肾血管病　结节性多动脉炎、肾动脉粥样硬化。
4. 内分泌疾病　嗜铬细胞瘤、库兴综合征、原发性醛固酮增多症。
5. 药品　可卡因、苯异丙胺、环孢素、可乐定、苯环利定。
6. 主动脉狭窄。
7. 子痫和先兆子痫。

（三）发病机制

各种高血压危象的发病机制不尽相同，某些机制尚未完全阐明，但与下列因素有关：

1. 交感神经张力亢进和缩血管活性物质增加　在各种应激因素（如严重精神创伤、情绪过于激动等）作用下，交感神经张力、血液中血管收缩活性物质（如肾素、血管紧张素Ⅱ等）大量增加，诱发短期内血压急剧升高。

2. 局部或全身小动脉痉挛

（1）脑及脑细小动脉持久性或强烈痉挛导致脑血管继之发生"强迫性"扩张，结果脑血管过度灌注，毛细血管通透性增加，引起脑水肿和颅内高压，诱发高血压脑病。

（2）冠状动脉持久性或强烈痉挛导致心肌明显缺血、损伤甚至坏死等，诱发急性冠脉综合征。

（3）肾动脉持久性或强烈收缩导致肾脏缺血性改变、肾小球内高压力等，诱发肾衰竭。

（4）视网膜动脉持久性或强烈痉挛导致视网膜内层组织变性坏死和血-视网膜屏障破裂，诱发视网膜出血、渗出和视神经盘水肿。

（5）全身小动脉痉挛导致压力性多尿和循环血容量减少，反射性引起缩血管活性物质进一步增加，形成病理性恶性循环，加剧血管内膜损伤和血小板聚集，最终诱发心、脑、肾等重要脏器缺血和高血压危象。

3. 脑动脉粥样硬化　高血压促成脑动脉粥样硬化后，斑块或血栓破碎脱落易形成栓子，微血管瘤形成后易于破裂，斑块和（或）表面血栓形成增大，最终致动脉闭塞。在血压增高、血流改变、颈椎压迫、心律不齐等因素作用下易发生急性脑血管病。

4. 其他引起高血压危象的相关因素　尚有神经反射异常（如神经源性高血压危象等）、内分泌激素水平异常（如嗜铬细胞瘤高血压危象等）、心血管受体功能异常（如降压药物骤停综合征等）、细胞膜离子转移功能异常（如烧伤后高血压危象等）、肾素–血管紧张素–醛固酮系统的过度激活（如高血压伴急性肺水肿等）。此外，内源性生物活性肽、血浆敏感因子（如甲状旁腺高血压因子、红细胞高血压因子等）、胰岛素抵抗、一氧化氮合成和释放不足、原癌基因表达增加以及遗传性升压因子等均在引起高血压急症中起一定作用。

三、诊　断

接诊严重的高血压病人后，病史询问和体格检查应简单而有重点，目的是尽快鉴别高血压急症和次急症。应询问高血压病史、用药情况、有无其他心脑血管疾病或肾脏疾病史等。除测量血压外，应仔细检查心血管系统、眼底和神经系统，了解靶器官损害程度，评估有无继发性高血压。如果怀疑继发性高血压，应在治疗开始前留取血液和尿液标本。实验室检查至少应包括心电图和尿常规。

高血压急症病人通常血压很高，收缩压>210mmHg（27.93kPa）或舒张压>140mmHg（18.62kPa）。但是，鉴别诊断的关键因素通常是靶器官损害，而不是血压水平。妊娠妇女或既往血压正常者血压突然增高、伴有急性靶器官损害时，即使血压测量值没有达到上述水平，仍应视为高血压急症。

单纯血压很高，没有症状和靶器官急性或进行性损害证据的慢性高血压病人（其中可能有一部分为假性高血压病人），以及因为疼痛、紧张、焦虑等因素导致血压进一步增高的慢性高血压病人，通常不需要按高血压急症处理。

四、治　疗

治疗的选择应根据对病人的综合评价诊断而定，靶器官的损害程度决定血压下降到何种安全水平以限制靶器官的损害。

（一）一般处理

高血压急症应住院治疗，重症应收入冠心病监护病房（coronary heart disease，CCU）或加强监护病房（intensive care unit，ICU）病房。酌情使用有效的镇静药以消除病人恐惧心理。在严密监测血压、尿量和生命体征的情况下，视临床情况的不同，应用短效静脉降压药物。定期采血监测内环境情况，注意水、电解质、酸碱平衡情况，肝、肾功能，有无糖尿病，心肌酶是否增高等，计算单位时间的出入量。降压过程中应严密观察靶器官功能状况，如神经系统的症状和体征，胸痛是否加重等。勤测血压（每隔15～30分钟），如仍然高于180／120mmHg（23.94／15.96kPa），应同时口服降压药物。

（二）降压目标

近年来，随着对自动调节阈的理解，临床上得以能够正确的把握高血压急症的降压幅度。尽管血压有显著的可变性，但血压的自动调节功能可维持流向生命器官（脑、心、肾）的血流在很小的范围内波动。例如，当平均动脉压低到60mmHg

（7.98kPa）或高达120mmHg（15.96kPa），脑血流量可被调节在正常压力范围内。然而，在慢性高血压病人，其自动调节的下限可以上升到平均动脉压的100~120mmHg（13.30~15.96kPa），高限可达150~160mmHg（19.95~21.28kPa），这个范围称为自动调节阈。达到自动调节阈低限时发生低灌注，达到高限则发生高灌注。与慢性高血压类似，老年病人和伴有脑血管疾病的病人自动调节功能也受到损害，其自动调节阈的平均低限大约比休息时平均动脉血压低20%~25%。对高血压急症病人最初的治疗可以将平均动脉血压谨慎地下降20%的建议就是由此而来。

降压目标不是使血压正常，而是渐进地将血压调控至不太高的水平，最大限度地防止或减轻心、脑、肾等靶器官损害。在正常情况下，尽管血压经常波动［平均动脉压60~150mmHg（7.98~19.95kPa）］，但心、脑、肾的动脉血流能够保持相对恒定。慢性血压升高时，这种自动调节作用仍然存在。但调节范围上移，血压对血流的曲线右移，以便耐受较高水平的血压，维持各脏器的血流。当血压上升超过自动调节阈值之上时，便发生器官损伤。阈值的调节对治疗非常有用。突然的血压下降，会导致器官灌注不足。在高血压危象中，这种突然的血压下降，在病理上会导致脑水肿以及中小动脉的急慢性炎症甚至坏死。病人会出现急性肾衰、心肌缺血及脑血管事件，对病人有害无益。对正常血压者和无并发症的高血压病人的脑血流的研究显示，脑血流自动调节的下限大约比休息时平均动脉压低20%~25%。因此，初始阶段（几分钟到2小时内）平均动脉压的降低幅度不应超过治疗前水平的20%~25%。平均动脉压在最初30~60分钟内下降到110~115mmHg（14.63~15.30kPa），假如病人能很好耐受，且病情稳定，超过24小时后再把血压降至正常。无明显靶器官损害病人应在24~48小时内将血压降至目标值。

上述原则不适用于急性缺血性脑卒中的病人。因为这些病人的颅内压增高、小动脉收缩、脑血流量减少，此时机体需要依靠平均动脉压的增高来维持脑的血液灌注。此时若进行降压治疗，特别是降压过度时，可导致脑灌注不足，甚至引起脑梗死。因此一般不主张对急性脑卒中病人采用积极的降压治疗。关于急性出血性脑卒中合并严重高血压的治疗方案目前仍有争论，但一般认为平均动脉压>130mmHg（17.29kPa）时应该使用经静脉降压药物。

（三）处理原则

高血压次急症不伴有严重的靶器官损害，不需要特别的处理，可以口服抗高血压药物而不需要住院治疗。

高血压急症在临床上表现形式不同，治疗的药物和处理方法也有差异。高血压急症伴有心肌缺血、心肌梗死、肺水肿时，如果血压持续升高，可导致左室壁张力增加，左室舒张末容积增加，射血分数降低，同时心肌耗氧量增加。此时宜选用硝普钠或硝酸甘油以迅速降低血压，心力衰竭亦常在血压被控制的同时得到控制。此时若加用利尿剂或阿片类药物，可增强其降压效果，也可以两种药物联合应用。此外，开通病变血管也是非常重要的。此类病人，血压的目标值是使其收缩压下降10%~15%。

高血压急症伴有神经系统急症是最难处理的。高血压脑病是排除性诊断。需排除出血性和缺血性脑卒中及蛛网膜下腔出血。以上各种情况的处理是不同的。

1. 脑出血　在脑出血急性期，如果收缩压大于210mmHg（27.93kPa），舒张压大于110mmHg（14.63kPa）时方可考虑应用降压药物，可选拉贝洛尔、尼卡地平，但要避免血压下降幅度过大，一般降低幅度为用药前血压20%~30%为宜，同时应脱水治疗降低颅内压。

2. 缺血性脑卒中　一般当舒张压大于130mmHg（17.29kPa）时，方可小心将血压降至110mmHg（14.63kPa），一般选用硝普钠、尼卡地平、酚妥拉明。

3. 蛛网膜下腔出血　首选降压药物以不影响病人意识和脑血流灌注为原则，可选尼卡地平，因为尼卡地平具有抗缺血的作用。蛛网膜下腔出血首期降压目标值在25%以内，对于平时血压正常的病人维持收缩压在130~160mmHg（17.29~21.28kPa）之间。

4. 高血压脑病　目前主张选用尼卡地平、酚妥拉明、卡托普利或拉贝洛尔。高血压脑病的血压值要比急性缺血性脑卒中要低。高血压脑病平均压在2~3小时内降低20%~30%。

高血压急症伴肾脏损害是非常常见的。有的病人尽管血压很低，但伴随着血压的升高，肾脏的损害也存在。尿中出现蛋白、红细胞、血尿素氮和肌酐升高，都具有诊断意义。非诺多泮是首选。它没有毒性代谢产物并可改善肾脏功能。高血压急症伴肾脏损害要在1~12小时内使平均动脉压下降20%~25%，平均动脉压在第1小时下降10%，紧接2小时下降10%~15%。

高血压急症伴主动脉夹层需特殊处理。高血压是急性主动脉夹层形成的重要易患因素，此症死亡率极高（90%），因而降压治疗必须迅速实施，以防止主动脉夹层的进一步扩展。治疗时，在保证脏器足够灌注的前提下，应使血压维持在尽可能低的水平。首先静脉给药的β阻滞剂如艾司洛尔或美托洛尔，它可以减少夹层的发展，同时给予尼卡地平或硝普钠，其目标血压比其他急症低许多。高血压伴主动脉夹层首期降压目标值将血压降至理想水平，在30分钟内使收缩压低于120mmHg（15.96kPa）。药物治疗只是暂时的，最终需要外科手术。但也有部分主动脉夹层的病人需长期用药物维持。

儿茶酚胺诱发的高血压危象，此症的特点是β肾上腺素张力突然升高。这类病人通常由于突然撤掉抗高血压药物造成。如撤除可乐定后反弹性血压升高；摄入拟交感类药物并发的高血压及嗜铬细胞瘤等。由于儿茶酚胺升高导致的高血压急症，最好用α受体阻滞剂，如酚妥拉明，其次要加用β受体阻滞剂。

怀孕期间的高血压急症，处理起来要非常谨慎和小心。硫酸镁、尼卡地平及肼屈嗪是比较好的选择。在美国，口服硝苯地平和β受体阻滞剂是次要的选择。妊娠高血压综合征伴先兆子痫使收缩压低于90mmHg（11.97kPa）。

围术期高血压处理的关键是要判断产生血压高的原因并去除诱因，去除诱因后血压仍高者，要降压处理。围术期的高血压的原因，是由于原发性高血压、焦虑和紧张、手术刺激、气管导管拔管、创口的疼痛等造成。手术前，降压药物应维持到手术前1日或手术日晨，长效制剂降压药宜改成短效制剂，以便麻醉管理。对于术前血压高的病人，麻醉前含服硝酸甘油、硝苯地平，也可用艾司洛尔300～500μg／kg静注，随后25～100μg／（kg·min）静点，或者用乌拉地尔首剂12.5～25毫克，3～5分钟，随后5～40mg／h静点。拔管前可用尼卡地平或艾司洛尔，剂量同前。

侧颈动脉高度狭窄的病人可能不宜降压治疗。近来的研究表明，对双侧颈动脉至少狭窄70%的病人，脑卒中危险随血压下降而增加。阻塞到这种程度的病人通常已损害了脑灌注，此时血液要通过狭窄的颈动脉口可能依赖相对较高的血压。国外有学者通过对8000多名近期脑卒中或短暂性脑缺血发作（transient ischemic attack，TIA）病人的研究，证实颈动脉狭窄的脑卒中或TIA病人，脑卒中危险与血压直接相关；对颈动脉疾病发病率低的脑卒中或TIA病人，这一线性关系更加明显。单侧颈动脉狭窄没有改变血压和脑卒中危险之间的直接关系，而双侧颈动脉高度狭窄却逆转了这一关系。在颈动脉内膜切除术后这种反向关系消失。这些结果表明对双侧颈动脉高度狭窄的病人，降血压治疗可能不太合适。

因此，尽管逐渐降低血压是脑卒中二级预防的关键，但更应通盘考虑这个问题，如还有脑循环的异常和其他危险因素，而不只是血压。

五、护理措施

（一）病情观察

1. 如发现病人血压急剧升高，同时出现头痛、呕吐等症状时，应考虑发生高血压危象的可能，立即通知医师并让病人卧床、吸氧，同时准备快速降压药物、脱水剂等，如病人抽搐、躁动，则应注意安全。

2. 对有心、脑、肾并发症病人应严密观察血压波动情况，详细记录出入液量，对高血压危象病人监测其心率、呼吸、血压、神志等。

（二）急救护理

1. 此类病人往往有精神紧张，烦躁不安，应将病人安置在安静的病室中，减少探视，耐心做好病人的解释工作，消除紧张及恐惧心理，必要时给予镇静止痛药物。

2. 给予低钠饮食，适当补充钾盐，不宜过饱，积极消除诱发危象发生的各种诱因，防止危象反复发作。

3. 迅速降低血压，选用药物为作用快、维持时间短，将血压降至160／100mmHg（21.28／13.30kPa）为宜，降压过快过多会影响脑及肾脏的血供。

4. 同时要控制抽搐，降低颅内压、减轻脑水肿，预防肾功能不全。

5. 根据不同类型高血压急症，予以相应的护理。

第五节 心脏骤停与心肺脑复苏

心跳、呼吸骤停的原因大致可分三类：意外伤害、致命疾病和不明原因。如果心跳停止在先称为心脏骤停；因为心脏骤停发生的即刻心电表现绝大多数为心室纤颤，故称为室颤性心脏停搏；继发于呼吸停止的心脏停搏称为窒息性心脏停搏。

心脏停搏即刻有四种心电表现：心室颤动（ventricular fibrillation，VF），无脉搏室速（ventricular tachycardi，VT），无脉搏电活动（pulseless electrical activity，PEA）和心电静止。及时、有效的基础生命支持（basic life support，BLS）和高级心血管生命支持（advanced cardiac life support advanced，ACLS）使得心脏停搏的病人有希望再度存活。ACLS的基础是高质量的BLS，从现场目击者高质量的心肺复苏术（cardiopulmonary resuscitation，CPR）开始，对于心室颤动和无脉搏室速，应在几分钟内给予电除颤。对于有目击的心室颤动，目击者CPR和早期除颤能明显增加患者的出院生存率。

心肺脑复苏（cardio pulmonary cerebral resuscication，CPCR）是对心脏停搏所致的全身血循环中断、呼吸停止、意识丧失等所采取的旨在恢复生命活动的一系列及时、规范、有效急救措施的总称。早年所谓的复苏主要指CPR，即以人工呼吸、心脏按压等针对呼吸、心搏停止所采取的抢救措施。20世纪70年代始强调CPR时要考虑到脑，现代观点认为脑是复苏的关键器官，因为即使CPR成功，但如果脑发生不可逆损伤亦不能称之为完全复苏。现代心肺复苏技术起始于1958年。

萨法发明了口对口人工呼吸法，经实验证实此法简便易行，可产生较大的潮气量，被确定为呼吸复苏的首选方法。1960年考恩等发表了第一篇有关心外按压的文章，被称为心肺复苏的里程碑。二者与1956年佐尔提出的体外电除颤法构成了现代复苏的三大要素。熟练掌握这些复苏基本技术是急诊医护人员的必备技能。

近十几年来，人们先后制定了许多心肺复苏方面的文件，在这方面，了解其内涵，对指导临床非常重要。其中心肺复苏指南强调的是方向，给临床应用有很大的灵活性，与"标准"的内涵明显不同。其次，心肺复苏指南突出的特征是以循证医学为准则，强调引用文献来源的合法权威性。心肺复苏指南的更改和确定原则，也兼顾了对将来可能的影响作用，如安全性、价格、有效性和可操作性等。

一、现场识别与救治

心脏停搏后，体循环几乎立即停止，数秒钟内意识丧失，意识丧失前后多有抽搐、青紫、口吐白沫等表现，称为心源性脑缺血综合征；十余秒钟后出现叹息样呼吸，30~60秒内呼吸停止。如果呼吸突然停止，一般在数分钟后意识丧失，心跳停止。无意识、无脉搏、无自主呼吸是心跳呼吸骤停的主要识别标志。

现场心肺复苏中的主要救治手段被浓缩为ABCD四个步骤，即开通气道（airway）、人工呼吸（breathing）、人工循环（circulation）、除颤（defibralation），其中穿插着生命体征的评估，主要包括：神志是否清楚？气道是否通畅？有无自主呼吸？有无自主循环？

1. 评估意识　现场目击者发现有人倒地，首先确认现场是否安全（应设法将其转移到安全环境中），接着检查患者有无反应，拍其双侧肩膀并大声问："你怎么样?你听得见吗"，最好呼其姓名。如果患者无反应或者受伤需医疗救助，立即呼救，拨打急救电话，如120，可以叫附近的人帮助，然后尽快返回继续查看患者的病情。

2. 呼叫并启动急诊医疗服务体系（emergency medical service system，EMSS）　目击者参与援助患者就成为现场救援者。如果一名救援者发现一个无反应的成人，首先通知EMSS，如果现场附近有自动体外除颤器（automated external defibrillator，AED）应立即取来，开始心肺复苏（CPR）或除颤；有2名或更多救援者在场，其中一人开始CPR，另一人通知EMSS，并取AED。

应根据可能的原因选择最合适的救助行动。如果判断原因可能为心源性，立即拨打急救电话，然后开始CPR和除颤。如果判断为溺水者或其他原因的窒息（原发性呼吸系统疾病），应当在打电话通知EMSS系统前先给予5个周期（约2分钟）的CPR。

3. 开通气道，检查呼吸　专业指南推荐目击者用仰头举颏法开通气道，不推荐抬颈或推举下颌的方法，因可能引起脊柱移位。对于医务人员也推荐仰头举颏法开通气道。

医务人员怀疑患者有颈椎损伤时，可使用推举下颌的方法开通气道。为了保证CPR过程中气道的开放，如果推举下颌不能有效开通气道，则仍然使用仰头举颏法。

在检查通气环节中，当气道开通后，可以通过看、听、感觉呼吸，如果为业余救援者不能确定是否有正常呼吸或虽为专业人员但10秒内不能确定是否有呼吸，则立即给2次人工呼吸。如果为业余救援者不愿也不会人工呼吸，可以立即开始胸部按压。实际操作过程中经常无法判断患者是否存在正常呼吸。

对逐渐减慢的叹息样呼吸应判断为无效呼吸，立即给予人工呼吸。CPR的培训应强调如何识别叹息样呼吸，指导救援者立即实施人工呼吸和CPR。

4. 进行人工呼吸　现场的CPR操作中，口对口人工呼吸是主要的人工通气方式。推荐每次吹气1秒以上，为的是均匀、缓和通气。施救者应采用正常吸气后吹气而非深吸气后吹气；如有条件，可以用口对屏障过滤器呼吸、口对鼻和口对造瘘口通气。更好的方法是使用气囊面罩通气，每次通气历时1秒以上，提供足够的潮气量使胸廓起伏。没有气管插管的患者，每当给予30次胸部按压后给2次呼吸，每次吸气持续1秒。

气道开放（气管插管）后的通气方法：建议在2名急救者实施CPR的过程中，对已开放气道的患者，不再进行周期性CPR（即中断胸部按压进行通气）。相反，按压者不间断地行胸部按压100次／分，通气者每分钟8~10次呼吸。特别强调限制潮气量及呼吸频率，防止过度通气。建议2名急救者大约每2分钟交换1次以防按压者过度疲劳，影响按压质量。

目前认为胸部按压的重要性超过了人工呼吸，为此，新指南给出了以下建议：

（1）在心室颤动性心脏猝死的最初几分钟内，人工呼吸可能不如胸部按压重要，因为此时血液中的氧浓度还是很高。在心脏性猝死的早期，心肌及脑的氧供减少主要是由于血流减少（心排血量）而不是血液中氧下降。在CPR过程中，胸部按压提供血流，急救者应保证提供有效的胸部按压，尽量减少中断。

（2）当CPR开始几分钟后血氧不断被利用时，通气和胸部按压对延长心室颤动猝死患者的生命同样很重要。对窒息性死亡的患者，如儿童或溺水者，人工呼吸更为重要，因为其心脏骤停时血氧已经很低。

（3）在CPR过程中，肺血流量锐减，所以在较低潮气量和呼吸频率的情况下，仍能维持足够的通气血流比值。急救者不应给予过度通气（呼吸次数太多或呼吸量太大），过度通气既无必要甚至有害，因为它增加胸腔内压，减少静脉血回流入心脏，减少心排血量和生存率。

（4）应尽量避免幅度过大和过于用力地人工呼吸，因其可引起胃部膨胀，产生并发症。以下要点用于指导人工呼吸：每次呼吸持续1秒以上；保证足够潮气量使胸廓产生起伏；避免快速、用力吹气；建立人工气道后，2人CPR，每分钟8～10次通气，不要尝试通气和胸部按压同步，不要为了通气而中断胸部按压。

（5）在成人CPR过程中，推荐潮气量约500～600毫升（6～7mL／kg）。

5. 检查脉搏（仅对医务人员） 救援者如果是医务人员，应该检查脉搏（目前的专业指南不推荐非医务人员目击者检查脉搏）。如果在10秒内未触到脉搏，立即给予胸外按压。可以根据其他循环体征如叹息样呼吸、无咳嗽反应、无活动反应判断循环停止。为了简化心肺复苏训练，应指导救援者掌握一旦患者无呼吸、无反应就表明心脏骤停。

如果无呼吸但有脉搏，应给予单纯人工呼吸（仅对医务人员）。专业指南建议人工呼吸10～12次／分，或每5～6秒一次呼吸。给予人工呼吸时，约每2分钟重新评价脉搏，但每次花费的时间不要超过10秒。

6. 胸部按压 胸部按压技术是现代心肺复苏技术的核心。胸部按压通过改变胸腔压力和直接按压心脏产生一定的动脉血压，从而产生一定量的脑和冠状动脉血流。

胸部按压的操作要点如下：

（1）患者平卧于硬的平面上。

（2）操作者以垂直向下的力量按压。

（3）按压部位：胸骨下半段。

（4）按压频率：100次／分。

（5）按压深度：4～5厘米。

（6）按压-通气比例：成人CPR 30：2，婴儿和儿童在2名熟练急救者操作时可采用15∶2的比例。

（7）完成气管插管后的按压与通气：如有2名急救者，不再进行周期性CPR（即中断胸部按压进行通气），按压者持续100次／分的胸按压，不需停顿进行通气，通气者提供8～10次／分的呼吸。

（8）按压者的替换：如果有2名或以上急救者，每2分钟替换一次，并努力在5秒内完成替换。

（9）尽可能不间断按压：每5个30∶2CPR后确认生命体征和心律的时间一次不应超过10秒；特殊情况如气管插管或除颤等操作，一次中断时间亦不应超过10秒。

指南强烈推荐在CPR过程中不要搬动患者，除非患者在危险的环境或受伤患者需要手术干预。在患者被发现的地方复苏并尽量减少中断，这种CPR更好。

二、口对口人工呼吸

口对口人工呼吸是一种快速有效的向肺部供氧措施。但需明确口对口人工呼吸只是一个临时措施，因为吸入氧的浓度只有17％，对于长时间的心肺复苏，这远达不到足够动脉血氧合的标准。因此，当初始处理未能获得自主呼吸时，应给予面罩给氧或气管插管以获足够的氧气供应。另外气管内插管还可提供一条给药途径，尤其是在静脉通路未建立时更有价值。

（一）注意事项

1. 如果吹气过多或过快，吹入的压力高于食管，且由于气流在气管内的文氏效应，故产生一种使气管壁向内的作用力，这种力促使毗邻的食管张开，二者综合作用，使气流冲开食管，引起腹部胀气。

2. 通气良好的指标是有胸部的扩张和听到呼气的声音。

3. 若感到吹气不畅，应重新调整头部及下颌的位置，若仍不畅通，应考虑有无其他原因的气道阻塞。

4. 规定有效吹气2次即可，还应注意逐渐增强吹气压力，防止发生腹胀。

5. 吹气后，施术者头应转向病人胸部方向，观察病人的呼吸情况，并防止施术者吸入病人呼出的含高二氧化碳的气体。

6. 口对口呼吸时不能太用力，以免造成牙龈出血。

（二）通气生理

在没有气管插管的情况下，口对口呼吸或面罩通气使气流在胃和肺内的分布，取决于食管开放压和肺胸顺应性。由于肺胸顺应性下降，为避免胃膨胀，必须保持低的吸气气道压，气道压增加主要是由于舌和会厌组织所致的部分气道梗阻。较长的吸气时间可保证较大潮气量和低的吸气气道压。为保证成人潮气量达0.8～1.2升，吸气常需持续1.5～2.0秒。为此，目前强调在基础生命支持时，须在胸外按压的间隙进行缓慢的吹气。压迫环状软骨（Sellick手法）防止胃胀气极为有用。

人工呼吸的效果监测主要是根据动脉血气分析，对于心搏停止的病人过度通气在某种程度上说是必需的，这主要是心搏停止后代谢酸中毒的一种代偿反应。一般来说动脉血pH应当维持在7.30～7.45，由于肺动脉内分流低氧血症是不可避免的，因此复苏病人应吸入100%氧气，短期用高浓度的氧气对人体无明显害处。

动脉血气分析并不能完全反映复苏时组织酸碱平衡和氧供应情况，但对于了解通气情况和肺内气体交换仍是必需的，而混合静脉血气分析和潮气末二氧化碳水平更能反映组织灌注情况，造成这种差别的原因主要是由于复苏时心排出量很低。由于心排出量低，肺的灌注也低，二氧化碳运输至肺也就少，最终导致组织及静脉血中二氧化碳蓄积和酸中毒。此时，动脉血氧分析不能完全反映组织灌注情况，甚至提供错误的信息，并常常掩盖组织缺血的严重程度。

（三）争议

自20世纪60年代以来，主要依据萨法的实用经验，口对口人工呼吸取代了体位复苏、翻转躯体、提放上肢和马背颠簸等古老的通气技术，被推崇为心肺脑标准复苏术的ABC步骤之一。但近来发现其不仅对普及心肺复苏术有负面影响，而且实际作用也受到怀疑。

1. 即使经过良好的复苏训练，也很难达到AHA标准。一项研究表明：青年医学生129人按AHA标准进行心脏按压，只有15人达到80次／分的频率，达到100次／分的则更少，平均为56次／分。如果要兼顾口对口人工呼吸，更会影响有效按压的时间。

2. 口对口人工呼吸对血气的优良作用，均来自麻醉时不中断循环的研究结果，而在心脏骤停循环中断或低循环状态的实际情况可能两样。研究发现急救者吹出的气体含氧量为16.6%～17.8%稍低于空气氧含量（21%），但CO_2含量为3.5%～4.1%，大大高于空气CO_2含量（0.03%）。吸入高浓度CO_2（5%），即使同时吸入高浓度氧气（95%），也明显抑制心脏功能。其次心脏骤停早期的自发性叹气样呼吸对血氧和CO_2的影响远优于口对口人工呼吸。单纯胸外按压无需用任何辅助呼吸，亦可引导通气，产生5～7L／min的通气量，在心脏骤停4分钟内仍可维持有效血氧浓度。另外，伯格等对心脏骤停6分钟以上的动物进行比较了单纯胸外按压、胸外按压加辅助呼吸与未做心肺复苏的效果。发现前两者的24小时生存率明显高于后者，但前两者的24小时生存率无显著差异，还有学者对3053例院前心脏骤停者，比较旁观者进行单纯胸外按压、胸外按压加辅助呼吸与未做心肺复苏的效果。发现前两者入院后的复苏成功率分别为15%和16%，无显著统计学差异，但明显优于未做心肺复苏者（6%）。

3. 心脏骤停后消化道括约肌张力下降，气道分泌使阻力迅速增高，加之平卧位肺顺应性降低，口对口人工呼吸很容易使气体进入消化道。有报道人工呼吸时反胃、吸入性肺炎的发生率高达10%～35%。

因此，目前认为除抢救儿童、有过气道病变和气道梗阻的心脏骤停、溺水和呼吸停止等特殊情况外，口对口人工呼吸至少不是早期抢救心脏骤停的关键措施，在单人实施心肺复苏时应不再强求。

三、胸外按压

在心肺复苏过程中，有效的人工通气必须与有效的人工循环同时进行，二者缺一不可。胸外心脏按压所产生的心排血量一般只有正常情况下的25％或更少，且这部分搏出的血液大多流向头部，常常能满足脑的需要，至少是在短期内能满足。心肌的灌注则相当差，复苏时的冠状动脉血流低于正常情况下的10％，且心肌灌注不良常常是心律失常的主要原因。心肌灌注不足主要是由于复苏时舒张压过低所致。

胸部按压技术即对胸骨下部分连续的、有节奏的按压。这种按压使胸内压力广泛增大和（或）心脏直接受压，导致血液循环。当胸外按压同时进行适当的人工呼吸时，通过按压循环到肺的血液将可能接受足够的氧气来维持生命。

胸部按压时病人必须置于水平仰卧位。这是因为即便按压恰当，到达的脑血流也是减少的。当头抬高于心脏时，脑血流将进一步减少或受限。如病人躺在床上，应最好放在与床同宽的木板于病人身下以避免胸外按压效果的减少。

通过确定胸骨下半部决定手放的位置。可以采用以下方法，抢救者也可以选择确认下部胸骨的其他替换办法。

1. 抢救者的手置于靠近自己一侧的病人肋骨下缘。

2. 手指沿肋下缘向上移动至下胸部中央肋骨与下胸骨相接的切迹处。

3. 一只手的手掌根部置于胸骨的下半部，另一只手叠放于其上以使双手平行。抢救者手掌根部的长轴应放在胸骨的长轴上，这样可维持按压的主要力量作用于胸骨并减少肋骨骨折的概率。

4. 手指可以伸展或者交叉放置，但应保持不挤压胸部。

（一）正确的按压技术

遵照以下指南完成有效的按压。

1. 肘固定，臂伸直，两肩的位置正对手以使每次胸部按压正直向下作用于胸骨。如果按压不是垂直向下，躯干有旋转的倾向，部分力量可能无效，胸部按压的效果就会减小。

2. 在正常体形的成人，胸骨应该下压近4～5厘米。偶遇非常单薄者，较小程度的按压足以产生可摸到的颈动脉或股动脉搏动。对有些人下压胸骨4～5厘米可能不够，需稍增加胸骨下压才能产生颈动脉或股动脉的搏动。能产生颈动脉或股动脉可触到的搏动的按压力量能判别最佳胸骨按压。但这只能由2名抢救者完成。单个抢救者应该遵循4～5厘米的胸骨按压方法。

3. 胸部按压压力消除后使血液流入胸部和心脏。在每次按压后必须使压力完全消除，使胸恢复到正常位置。当按压时间为压-放周期的50%时动脉压最大。因此，应鼓励抢救者保持长的按压时间。这在快速率胸部按压（每分钟100次）时比每分钟60次的按压时更容易实现。

4. 双手不应离开胸壁，也不应以任何方式改变位置，否则会失去正确的手位。当然，为了对心肺停止病人的有效复苏，人工呼吸和胸部按压必须联合应用。

（二）胸外按压的影响因素

1. 按压位置　胸外按压是获得最大心排血量的决定因素。有人提出正确的方法是术者跪或站在病人的一侧，双手上下交叉，放在病人胸骨的下半部分。压迫的位置不必太精确，只要把双手放在剑突上方即可。如果压在剑突上有可能造成肝撕裂，并且胸腔挤压的效果不明显。对于不准许将手放在胸骨上的一些病人，放在胸壁的其他部位效果也不错，如左右半胸各放一只手。每次挤压一般应使胸骨下降4~6厘米，如方法正确，做起来并不困难。正确的挤压方法是将肘关节伸直，上身向前倾，将身体的重量直接传递到手掌，30~50千克的力量已足够。另外将病人置于比较硬的支持物上（如木板）进行胸外按压比较容易和有效，当然最好还是把病人放在床上进行复苏。

2. 按压频率和压力及速率　胸外按压最合适的速率、压力和频率目前还存在争议。早期的研究结果表明按压频率每分钟在40~120次之间，血流量无显著变化，但近来的研究却表明在此范围内随着胸外按压频率的增加输出量也增加，但如超过120次／分，冠脉血流量下降，因此目前推荐频率多为80~120次／分。其次，压迫持续的时间也很重要，在较慢的压迫频率时，向下压持续的时间占总时间的50%~60%，较短时间的压迫更能提高心排出量，但是当压迫频率比较快时，这种差别则不明显。

快速冲击性的心外按压，即提高起始阶段的压迫速率，可获得较高的收缩压和舒张压，心脑灌注也增加。另外胸外按压的压力也是很重要的，压力越大心排血量越高。

根据能量守恒定律，胸外按压作用于胸部的能量等于推动血液循环的总能量。前者等于作用力与按压距离的乘积；而作用力又等于加速度和质量的乘积。所以胸外按压时推动血液循环的总能量与按压的加速度、胸部的质量和按压的距离成正比。据此产生了一些新的复苏方法，如主动提拉胸部和背部的吸盘式按压法，加大按压的幅度和距离，强有力的冲击式按压法（提高加速度）等。这些都是依据上述原理发明的复苏手段。

3. 按压／通气比率　胸部按压中断可影响复苏效果，因此，胸部不间断地按压被认为可增加生存率，这在动物实验和临床CPR回顾性研究中均得到证实。在CPR最初几分钟仅胸外按压有效，胸外按压中断常与通气（吹气）有关。有研究证实，15：2即胸部按压15次、吹气2次可导致过度通气，而过度通气会引起神经系统损伤，胸部也不能完全松弛，对复苏不利。为减少过度通气，也不至于中断胸外按压。故目前在实施CPR时，将胸外按压与通气比由过去15：2改为30：2，而对婴幼儿则可为15：2。

（三）胸外心脏按压的并发症

1. 骨折　以胸、肋骨骨折最多见，高龄病人几乎不可免。肋骨骨折可发生在任何部位，多见于近侧端，以肋骨与肋软骨交界处最多。一旦一处发生骨折，很快出现第二处、第三处……，最多达15处以上，见于长时间复苏操作或动作粗暴。肋骨骨折本身可能对复苏效果影响不大，可按规定继续做胸外心脏按压。但其骨折端因不断按压刺激胸膜、肺脏甚至心脏，导致气胸、血气胸、心包积液、心包填塞、心房或心室穿破等。肋骨骨折的部位，一般多在第三、四、五肋，以第三肋最多。常见于着力点太高、用力不均匀、老年人。胸骨骨折较少，有人做复苏后尸检19例，胸骨骨折有5例，占24%。

2. 心、肺、大血管损伤　除上述因肋骨骨折外，尸检还见到心包广泛瘀血、心内膜下出血、心肌血肿、食管破裂、气管撕裂、纵隔气肿以及升主动脉或胸腔内大静脉破裂等。复苏后肺水肿也比较多见，与CPR持续时间及心脏复跳时间长短无关。

3. 腹腔脏器损伤　虽然腹腔脏器损伤较少，也不容忽视。肝脏损伤占3%，脾脏占1%，胃肠损伤更少，但引起的大出血却常是很严重的，多因按压位置过低所致。

4. 栓塞　形成栓塞的栓子往往是骨髓栓子或脂肪栓子；在肺的发生率分别为7%和13%；还可能发生在其他部位。然而，发生栓塞者不一定有明显的骨折，却常由肋、胸骨裂缝骨折后，骨髓内容物进入血管引起。

5. 其他损伤　如胸壁创伤、皮下气肿、肾上腺出血、后腹膜出血等。

（四）胸部按压指南

1. 有效胸部按压是CPR产生血流的基础。

2. 有效胸外按压的频率为100次／分，按压深度4～5厘米，允许按压后胸骨完全回缩，按压和放松时间一致。

3. 尽可能减少胸外按压的停止时间和停止次数。

4. 推荐按压通气比例为30：2，这是专家们的一致意见，而没有明确的证据。需进一步研究决定最佳按压通气比例，以获得最理想的生存率和神经功能恢复。每分钟实际按压次数决定于按压的频率、次数、开放气道的时间、吹气的时间以及允许AED分析的时间。

5. 单纯胸外按压CPR，在CPR过程中，维持正常的通气血流比值必须有一定的分钟通气量。虽然最好的CPR方式是按压和通气协同进行，但是对于非专业急救人员，如果他们不能或不愿意进行紧急吹气，还是应该鼓励他们只进行单纯按压的CPR。

四、电除颤及起搏

直流电除颤是目前复苏成功的重要手段，如果应用适当，终止心律失常的成功率是很高的。除颤器可在短短的10毫秒内进行数千伏的单相除极，放出的能量一般都能达到360焦耳。除颤的操作方法是比较简单的，将除颤器能量设置到需要水平，然后充电到电极板。电极板所放的位置并不是重要因素，而保证有足够的导电糊（或盐水纱垫）和施加一定的压力则是非常重要的，因为这些简单的措施可增加传递到病人体内的能量。一般是将一个电极板置在右锁骨下，另一个是在心尖外侧（如果用扁平的电极板则置左肩胛骨下方）。

在心脏停搏即刻四种心电表现中，VF和VT可通过电击转化为正常窦性节律，称为电击心律；而PEA和心电静止电击治疗无效，称为非电击心律。经皮起搏对心动过缓者有效，对无收缩状态的心脏无效。因此，在心脏骤停时不推荐使用经皮起搏治疗。

（一）早期电除颤

早期电除颤对于挽救心搏骤停患者生命至关重要，因为：①心搏骤停最初发生的心律失常绝大部分是VF；②除颤是终止VF最有效的方法；③如果没有及时的救治，除颤成功的概率迅速下降，几分钟内VF即转化成心电静止（直线）。

在美国实施的公众除颤计划使心脏停搏患者生存率增加，但也有一些社区装备AED后，心搏骤停患者生存率反而下降，研究者认为这是由于忽视了及时CPR的重要性。室颤发生后每过1分钟，VF致心搏骤停患者的生存机会下降7%～10%。如果及时实施CPR，则每分钟只下降3%～4%，使患者生存率增加2～3倍。CPR可以为脑和心脏输送一定的血液和氧分，延长可以进行除颤的时间窗。因此，目前认为心脏骤停4～5分钟以上开始抢救者应先做CPR 2分钟（5个30：2 CPR）；心脏骤停即刻开始抢救者应该优先除颤，如果除颤仪器未到现场或未准备好应先做CPR，一旦准备完毕立即除颤。

仅有基本CPR不可能终止VF和恢复有效灌注心律。因此，急救人员必须能够迅速地联合运用CPR和AED。心脏骤停一旦发生，急救人员必须采取以下步骤为病人争取最大的生存机会：①呼叫EMSS；②立即进行CPR；③尽早使用AED。缺少其中任何一项都会减少心搏骤停患者的生存机会。

（二）除颤的操作步骤

1. 确认除颤时机　除颤时机的掌握至关重要。专业指南对除颤时机的说明是：VF或VT，心脏停搏即刻或3～4分钟以内，应立即或尽早除颤；VF或VT，心脏停搏4～5分钟以上或时间不能确定，应先做2分钟CPR（5个30：2CPR），然后除颤；非电击心律（PEA和心电静止）除颤无效，因此仅做胸部按压和人工通气。

2. 确定除颤能量　除颤器按波形不同分为单相波和双相波两种类型。单相波除颤器较早应用于临床，现已逐步被双相波除颤器所替代。两种波形除颤器除颤能量水平不同，能量相当或更低的双相波除颤器较单相波除颤器能更安全有效地终止VF，但没有证据表明哪种波形除颤器具有更高的自主循环恢复率和存活出院率。单相波除颤仪首次除颤能量为360焦耳，如果需要继续除颤，能量仍然为360焦耳。双相切角指数波除颤仪首次除颤能量为150～200焦耳，双相方波除颤仪首次除颤能量为120焦耳，如果不熟悉双相波除颤仪的具体种类，可以一律使用200焦耳除颤。

3. 充电和放电　明确了除颤时机和除颤能量后，充电和放电只是按照仪器说明进行的操作。有关的注意事项是操作者应熟悉所用的设备，熟练掌握充电和放电的动作及按钮的部位；除颤电极置放的部位为心尖和心底两处（详细阅读除颤器或AED说明），单相波除颤两个电极位置不可更换，而双相波则是可以更换的；应保证电极板与皮肤的充分接触，以免放电时产生火花和灼伤，主要方法是在电极板上涂抹导电糊，要涂抹均匀，厚度适中。以往也有人用生理盐水纱布垫在皮肤与电极之间除颤，但如果盐水过多容易造成两个电极间的短路。放电前操作者身体不要接触患者身体，并向在场人员明示"现在除颤，大家请闪开!"，确认没有人身体接触患者身体或病床后双手同时按下两侧的放电钮，听到放电的声音后本次除颤便完成。

（三）自动体外除颤器（automated external defibrillator，AED）

AED是计算机控制的智能化除颤器，它能够通过声音和图像提示来指导非专业急救人员和医务人员对VF、VT进行安全的除颤。非专业急救人员需要经过有效的培训来掌握其正确的使用方法。AED的具体使用：

1. 自动节律分析　AED的有效性和安全性已经被证实，在许多领域的临床试验中被广泛检验。其节律分析功能是极其精准的。当接通电源并将电极与人体接通时，AED会自动检测心电节律并分辨可电击心律，语音提示将会告知急救者是否需要实施电击除颤。

2. 电极放置　正规除颤AED右侧电极板放在病人右锁骨下方，左电极板放在与左乳头齐平的左胸下外侧部。其他可以放置电极的位置还有胸壁的左右外侧旁线处的下胸壁，或者左电极放在标准位置，其他电极放在左右背部上方。

3. 除颤波形的分析　VF的分析在预测治疗效果和进一步改良治疗方案方面是否有用仍存在争议。有人认为高幅度的VF除颤复律成功概率较高，而低幅度的VF除颤成功概率可能较低，应先做高质量的CPR或辅以复苏药物应用。

五、心肺复苏药理学

（一）给药途径的选择

1. 静脉通路　在复苏时建立静脉通道非常重要，虽然许多静脉都可用做输液通道，但还是应当选择膈肌以上的静脉，如肘上静脉、贵要静脉、颈内静脉及锁骨下静脉。因为在胸外按压时，血流优先向头部流动，所以采用大隐静脉或股静脉进行输液可使药物进入中央循环的时间延迟（约为4秒）。如能摸得到上肢静脉，还是应尽可能选择上肢静脉，以便缩短药物进入中央循环的时间。

但是在复苏时往往伴有显著的静脉痉挛，所以常常看不到上肢静脉，此时还可进行颈内和颈外静脉插管，锁骨下静脉也可选用，但这条途径并发症的发生率很高，且在胸外按压时很难进行锁骨下静脉插管。

另外在静脉给药时，对于较小容积的药物，应在推注后，再给予约20毫升的液体，以保证药物能达到中央循环，防止药物滞留于外周血管中。

2. 气管内给药　如果由于技术上的原因不能迅速建立静脉通道，一些药物可经气管内给药，如肾上腺素、阿托品、利多卡因等，经气管内给药吸收比较快且安全，药物剂量与静脉相同。但碳酸氢钠不能经气管给药。给药方法为将药物稀释成10毫升左右，气管内滴入，然后进行两次较深的通气，以促进药物在肺内的均匀分布。

近来也有研究表明气管内给药起作用的时间迟于静脉给药，所以提示在临床上静脉给药仍为首选。

3. 心内注射　关于心内注射问题，目前认为只适用于开胸进行心脏按压和胸外按压不能经气管和静脉给药的病人。其主要的并发症是冠状动脉撕裂、心肌内注射和心包填塞。有学者研究表明采用胸骨旁途径进行心内注射，有11％注入心室肌内，有25％伤及大血管。

心内直接注射肾上腺素的效果与静脉途径给药效果一样，疗效无明显增加。当心内注射时，应首选剑突下途径，其次为胸骨旁途径。

4. 其他途径　骨髓腔内给药，也是一种途径，一般选择胫骨和髂骨。还有采用鼻腔内给药，如在用肾上腺素前，先用酚妥拉明，以扩张鼻黏膜血管。

（二）肾上腺素

1. 机制　由于复苏剂量的肾上腺素能同时激动 α 和 β 肾上腺素能受体，从而使外周血管收缩（α 受体作用）和心率加快及心肌收缩力增强（β 受体作用）。周围血管收缩不但有助于提高复苏的成功率，而且舒张压升高还可增加心肌灌注。近来的研究还显示，肾上腺素可使脑和心脏以外的血管床收缩，在不改变右房压和脑压的同时，使主动脉收缩压和舒张压增加，从而使脑和心脏的灌注压增加。

2. 用法　心肺复苏时应尽快给予肾上腺素静脉注射，首次应用标准剂量为1毫克。由于肾上腺素代谢很快，可每3～5分钟重复注射，或者是持续静滴。如果未建立静脉通道，可经气管内给药，即将适当剂量的肾上腺素溶于10毫升的液体中滴入气管内。

对于心脏骤停后自主循环恢复的病人，要注意肾上腺素的高敏性，应及时减少剂量，以免诱发心室颤动。因为自主循环存在与否，机体对肾上腺素的反应明显不同。心跳停止时，较大剂量的肾上腺素也可能无反应；心跳恢复后，很小剂量的肾上腺素也可能导致心室颤动。这也许与心跳恢复前后心肌的肾上腺素能受体的调整有关。

（三）碳酸氢钠

复苏中经常使用碳酸氢钠，但它在复苏中的作用还存在着很大的争议。近来主张复苏早期不用碳酸氢钠，而应以首先建立有效的人工通气，消除体内CO_2蓄积为主要手段。

1. 在复苏中的作用　尽管予以碳酸氢钠可暂时纠正代谢性酸中毒，但过早或过量应用可导致高钠血症、高渗状态、重度的动脉系统碱血症，还可能出现中心型或周围型的CO_2产生增加，从而有可能加重细胞内和脑内酸中毒，这些情况是很危险的，可降低复苏的成功率。

2. 应用原则 由于循环不良使动静脉血气分离，动脉血CO_2分压正常或不高而静脉血常为高CO_2分压和酸中毒，所以动脉血气分析不能反映组织酸碱失衡的真实情况。因此心脏骤停后使用碳酸氢钠的原则是宜晚不宜早，在正确剂量的范围内宜小不宜大，速度宜慢不宜快。碳酸氢钠还可使肾上腺素失活，并与氯化钙沉淀，所以不能与这些药在同一静脉通道中应用。

（四）抗心律失常药

抗心律失常药物在室速或心室颤动电复律后心律的维持方面有重要价值，这些药物的作用不是直接作用于窦房结，使之保持窦性心律，而是提高室颤的阈值，同时也可增加转复后心脏停搏的发生率。因此。在室颤病人复苏的初期一般不主张给予抗心律失常药。

（五）液体的应用

心肺复苏时液体的选择应用生理盐水，一般不用葡萄糖，后者可在缺氧条件下代谢成乳酸，加重组织的酸中毒。晶体液还有助于使浓缩的血液稀释而有利于循环。对于血容量不足的病人，在复苏过程中给予1~2升生理盐水或其他扩容剂可有助于升高血压，但在血容量正常的病人，补液无益。

（六）推荐方法

1. 肾上腺素 1毫克静脉推注、每3分钟一次仍是首选。

2. 血管升压素 对于难治性室颤，与肾上腺素相比，血管升压素作为CPR一线药物效果可能不错。2个剂量的血管升压素+1毫克肾上腺素优于1毫克肾上腺素，2种药物合用效果可能会更好。对于无脉电活动，肾上腺素、血管升压素均未被证明有效。

3. 碱性药物 在CPR时，没有足够的证据支持可使用碱性药缓冲剂。在高级生命支持时，使用碳酸氢钠是安全的。对高钾血症所致的心脏停搏或威胁生命的高血钾，应用碳酸氢钠是有效的。对三环类抗抑郁药导致的心脏毒性（低血压、心律失常），使用碳酸氢钠可预防心脏停搏。

4. 镁 心脏停搏时的镁治疗未能改善自主循环重建或出院生存率。镁可能对缺镁导致的室性心律失常或扭转性室速有效。

5. 阿托品 对恢复自主循环方面没有显示出有益。在将要停搏的心脏缓慢心率时，每隔3~5分钟静注1毫克可能有效。

6. 氨茶碱 目前研究表明，使用氨茶碱没有显示对重建自主循环有效，也未被证明能提高出院生存率。但在心脏停搏时使用氨茶碱是安全的，可以考虑在心率非常慢的心脏停搏时用氨茶碱，或在肾上腺素无效的心脏停搏患者使用大剂量氨茶碱，有时会有效。

六、心肺复苏其他问题

（一）其他一些复苏方法

1. 胸前捶击　胸前捶击可用于治疗室速。在19项研究中，有14项显示胸前捶击使室速转为窦性占49％，5项显示无效者占41％，引起室速恶化者占10％。对于室速，如除颤器快速到位，可选择除颤；如无除颤器，可选择胸前捶击。

以往主张测定脉搏后应拳击病人胸骨中段一次，认为此法适用于心脏骤停1分钟以内的病人，有重建循环的作用。一次叩击约可产生5焦耳的能量，可使停搏的心脏重新起搏。但是在动物实验中发现，拳击可使快速室性心动过速转为室颤或心脏停搏。急性心肌梗死ST段抬高明显时，若拳击正好落在ST段末期亦可使室速转为室颤。在尚有微弱心搏时，拳击也有引起心室停搏或室颤的危险，且对缺氧性停搏拳击无效。其次，胸前部叩击的成功率很低。其用法主要为：

（1）对猝死原因不明的病人，不推荐应用。即使应用，在无心电监护的条件下，也只能用一次。因为拳击并不是同步的，如拳击刺激落在心脏易损期，则第2拳有可能将转复的心律再度变为室颤。

（2）对于已被证实为室性心动过速的病人，单次叩击有可能转为窦性心律。

（3）对于严重心动过缓的病人，重复叩击有可能引起自主性心脏收缩。

（4）如有心电监护，可根据心电情况反复进行，同时迅速准备电除颤。

正确方法为在病人胸部20～30厘米上方，用握紧拳头的鱼际平面快速叩击胸骨中部。对于清醒病人，一般不用这种方法。

2. 咳嗽复苏　1976年莱利等就提出了咳嗽复苏的概念，发现剧烈咳嗽能够产生接近正常的主动脉搏动压。以后研究又证实咳嗽可维持意识清楚达93秒之久。咳嗽时主动脉压增加，而在咳嗽间期下降，增加了冠状动脉的灌注梯度。咳嗽时所产生的生理效应导致了胸泵学说的产生。胸泵学说的建立，又为咳嗽在临床上的应用奠定了理论基础。咳嗽复苏法就是在病人发生严重心律失常（室速、极度心动过缓、三度房室传导阻滞），只要意识尚清楚，嘱咐病人剧烈咳嗽，能为抢救赢得时间。

3. 腹部按压法　采用绷带束缚腹部或连续腹部按压或在同步胸外按压及通气复苏术的同时增加腹部压均可增加主动脉压和颈动脉压以及颈动脉血流。可能有以下几种机制：

（1）压迫腹部可减少心外按压时右心房血液向下腔静脉反流。

（2）因腹部受压限制了膈肌下移，防止胸内压力分散，可增高胸内主动脉和胸外主动脉的压力阶差，增加主动脉的血流量。

（3）压迫腹部可压迫腹主动脉，减少下半部的供血，增加上半部的供血。但是压迫腹部可增加右房压，且可导致心肌灌注压下降。此外，压迫腹部也有一些并发症，如肝撕裂伤及内出血等。临床实验还没有证实腹部加压可增加病人的生存率。

（二）无脉搏的电活动与心脏停止

1. 无脉搏的电活动　无脉搏的电活动是指电机械分离和其他异源性心率，包括假性心肌电机械分离、室性自发心率、室性逸搏、除颤后室性自发心率、过缓或停搏心律。与这些心律失常相关的临床状态，如果早期识别常可纠正。而这些心律失常则定义为无可触的脉搏但又有心电活动存在，同时这些心电活动不是心室颤动或室速。当有一定规律的电活动存在无脉时，临床传统上称为电机械分离。此时有一定规律的心肌动作电位除极化，但同时无肌纤维收缩出现，无机械收缩存在。最近超声心动图及内置导管的研究发现，使人们对心电机械分离有了重新认识，并提出了假性心肌电分离的概念。这证明电活动与机械分离收缩相伴随，但这些收缩太弱以致不能产生血流压力，所以常规检查脉搏和测血压难以察觉。

其他无脉搏有电活动情况，在心跳停止后观察到的是一些超过了狭义的心电机械分离的心律失常。这种心律失常出现后，大多数临床研究都发现存活率极低，特别是一旦发生，就像大面积心肌梗死时发生的那样，这些节律代表了趋于坏死的心肌最后电活动或可预示着特别严重的心律失常。例如严重高钾血症、低温、缺氧、先前存在酸中毒及多种药物过量，也可表现为一个多样、复杂的有电活动而无脉搏的临床现象。过量应用三环类抗抑郁药、肾上腺素能受体阻滞剂、钙拮抗剂、洋地黄及其他药物，都可导致无脉电活动。这些药物过量需行特殊的治疗。

在无脉电活动时必须采取的主要措施是探寻可能的原因。这种电活动可能由于几个原因造成，特别是当出现心搏骤停时，有一些原因必须考虑到。低血容量是引起无血压电活动的最常见原因，通过快速诊断和适当治疗，引起低血容量的原因常能正确被认识，这包括出血和其他原因液体丢失引起的低容量。其他引起无脉心电活动的原因有心包填塞、张力性气胸及大面积肺梗死。

无脉电活动的非特殊治疗包括肾上腺素和阿托品等。其他的治疗还包括正确的气道管理和进一步增加通气，这是由于低通气量和低氧常常也是引起无脉电活动的原因，由于无脉电活动常由低血容量造成，医师可给予补液试验治疗。并立即用多普勒超声进行检查，是否存在有血流。这些检出有血流的病人应更积极治疗，可按严重低血压进行处理。这些病人需要扩容时，应用去甲肾上腺素、多巴胺或联合上三项治疗。早期体外起搏可能是有益的。尽管大多数无脉电活动的预后很差，在此时复苏仍不应放弃。

2. 心脏停止　在出现心脏停止时，复苏组长必须快速并积极思考各种诊断和治疗方案。心脏停止时要持续CPR、气管插管、肾上腺素和阿托品治疗。临床医师对全部心脏停止跳动病人都常规用阿托品，偶尔因此引起的过高水平副交感作用导致通气和体外起搏难以起效。电击可以导致副交感能释放，所以心脏静止时常规电击，"反正也不会再造成更坏的心律了"的说法是非常不可取的。因此，电击将减少病人恢复为自主心律的仅有机会。有研究还显示对停跳心脏电击对提高存活率无效。另外当心电监护为一条直线时，复苏者就应调整导联，选择其他导联或转动除颤电极90°，以确定节律是否确实是电静止。由操作者失误导致的"假性心脏停搏"，远多于类似停止的室颤造成的"假性心脏停搏"。

自1986年有研究证实在院前心脏停搏病例中，很少对起搏有反应。为获得有效的机会，有学者认为体外起搏还应尽早实施。然而院前急救者很少能及时达到这一目的，心脏停搏时只在一个很短的时间内对起搏有反应，因此要求起搏要快，这些病人包括突发心动过速-心脏停搏的病人及除颤动后迷走神经释放引起的心脏停搏等。

没有证据显示对心脏停止病人常规体外起搏或在院前ACLS工具箱中放置便携式除颤器具是正确的。而非心源性心脏停止的病人，体外起搏结合除颤监护可能是有价值的。在这种特殊情况下医师对心脏停止的病人起搏要早做，并同时给予药物治疗。

心脏停止常表示死亡的到来，不仅仅是需治疗心律失常。当持久的心脏停止病人，经气管插管，静脉通道建立，合适CPR和抗心律失常相关药物应用后仍未恢复，进一步的抢救似无必要。

（三）复苏的终止

临床上进行心肺复苏时，通常是患者心搏骤停后立即行CPR 20～30分钟，未见自主循环恢复，评估脑功能有不可回逆的丧失，即宣告终止CPR。也有的学者将开始心肺复苏前循环及呼吸已停止15～20分钟来界定终止心肺复苏的时间。

1. 死亡的概念　目前死亡有很多相关概念，如：①社会学死亡（植物人）；②法律死亡；③临床死亡；④生物学死亡；⑤大脑皮质死亡，为大脑半球新皮质的不可逆性损害，有自主呼吸和脑电图活动；⑥脑死亡，无自主呼吸，脑干反射消失，意识丧失，瞳孔散大固定大于30分钟，脑电图直线；⑦心脏死亡，无脉搏和心跳，连续复苏1小时，ECG无电活动。

猝死和心脏停搏有何区别？一般来讲，猝死是回顾性诊断，强调的是结果；心脏停搏是时限性诊断，强调的是原因。如一个短期出现心脏停搏的患者，进行心肺复苏，如果患者抢救成功，该患者的诊断应为心脏停搏；如果抢救没有成功，则可诊断猝死。

2. 假死　假死是指机体仍保存有生命力但是其细胞活动速度极其缓慢，甚至细胞内所有显微镜下可见的活动完全停止的一种状态，这种状态是可逆的，在适当的条件下，机体仍可以恢复其生命活力。我们所熟悉的静止状态、迟钝、冬眠都是假死的表现形式。生物机体在假死状态下能量的产生和能量的消耗都会发生戏剧性的减少，甚至会具有一些特殊的抵抗环境压力的能力，例如极端的温度、缺氧以及一些物理损伤。

假死时由于呼吸、心跳等生命指征十分衰微，从表面看几乎完全和死人一样，如果不仔细检查，很容易误认为已经死亡，甚至将"尸体"处理或埋葬。只是其呼吸、心跳、脉搏、血压十分微弱，用一般方法查不出，这种状态称作假死。假死常见于各种机械损伤，如缢死、扼死、溺死等；各种中毒，如煤气（CO）中毒、安眠药、麻醉剂、鸦片、吗啡中毒等；触电、脑震荡、过度寒冷、糖尿病等。在上述情况所作死亡的判断，要小心谨慎。

如果人体也能被诱导进入这样的假死状态，对于医学而言有十分巨大的意义，如急救医疗人员可以用这种技术让严重创伤甚至失血性心脏停搏的患者进入假死状态，从而争取时间进行外科手术而避免病人组织恶化；外科医生进行复杂的心脏和大脑手术可以用这种技术保护重要脏器功能，减少损伤。如果可将人类生命保存在一个可逆的假死状态，并且在唤醒后不会受到已经逝去时间的影响，在航空航天医学中也是一件非常有意义的研究。

3. 超长CPR　有学者认为超长CPR的时间需>30分钟，它包括开始复苏前心搏骤停的时间和复苏抢救的时间。如果临床复苏中有一度或反复出现自主循环，此时超长CPR应从自主循环恢复时最后一次算起>30分钟为宜。至于上限超长到多少，从严格意义上讲没有确切的时限，要依患者的具体情况而定，如曾报道CPR长达5～6小时，乃至有的学者主张24小时者亦有之。

从目前的资料分析，超长CPR的应用主要在下列4个方面：

（1）特殊病因导致的心搏骤停：如溺水、低温（冻伤）、强光损伤、药物中毒等，实施超长CPR成功率较高；及一些尚未深入研究的特殊疾病，如肺栓塞、哮喘、过敏反应、脓毒症、内分泌代谢疾病等。

（2）特殊群体的心搏骤停：尤其是5岁以下儿童终止心肺复苏时需特别谨慎。因小儿对损伤的耐受力较成人强，即使神经系统检查已经出现无反应状态，某些重要的脑功能仍可恢复。

（3）特殊医疗环境下的心搏骤停：主要是指在手术麻醉的状态下实施CPR。可能是有麻醉低代谢的前提，加之监护与治疗设施齐备，及训练有素的复苏人员参与，国外学者谓之为超长CPR理想场所。

（4）特殊器械介入抢救的心搏骤停：其中无创的方法有背心式CPR，主动加压-减压CPR，分阶段胸腹加压-减压CPR，阻抗阀门。有创方法有主动脉内球囊反搏、体外循环、开胸心脏按压等。

总之，在复苏过程中，各种基本征象都必须持续一定时间，对判断才有意义，已成为人们的共识。美国心脏协会曾提出，只有基础生命支持及进一步心脏生命支持失败，才是医学干预无效而终止复苏的标准。

七、脑复苏

（一）脑损伤发生的分期

心脏骤停导致脑血流停止，产生全脑缺血和损伤。在临床上可分为四期。

1. 心脏骤停前缺氧　实际上大部分病人在心脏骤停前就存在严重的缺氧，已经存在脑损伤。

2. 心脏骤停　即临床死亡至复苏前的损伤这与来诊时间有关。

3. 心肺复苏期的损伤　指有效心肺复苏至心跳恢复之间的损伤，这与医护人员的素质有关。

4. 复苏后综合征　是指复苏后所出现的代谢紊乱和血流动力学改变所造成的进一步损伤，这是目前研究的热点之一。

（二）脑血流灌注和"无血流恢复"现象

有时虽然心肺复苏成功，但是病人已存在严重的不可逆转的缺血性脑病，这主要是由于长期的脑缺血，或者自主循环建立后脑循环未能及时恢复。

临床经验表明，有时颈动脉虽有良好搏动，脑组织仍因缺氧而死亡，关键在于脑血流的灌注是否满意，这取决于动脉平均压与颅内血流平均压之差。从理论上应认为增加颈动脉血流量时必定也相应增加脑流量，但事实证明效果恰好相反。在临床研究中发现尽管一期复苏满意，并证实颈动脉有良好的搏动，但脑组织却未获得满意的血流灌注。颈动脉的主干在其远端分为颈外动脉及颈内动脉，前者对颅外组织如舌及面颊部供血，脑组织的血液灌注依靠颈内动脉。所以增加颈内动脉的血流才能改善脑组织的血液灌注。

近来有学者提出，心脏骤停后脑血管可瞬间出现扩张，但随即在很短时间内出现收缩，这种后期血管收缩现象称为"无血流恢复"现象。

（三）"窃血"现象

全脑缺血时由于不同部位对缺血的耐受性不同，或恢复再灌注后得到氧供较好的缘故，一部分脑细胞功能保持良好，一部分脑细胞死亡，而在这两极中间的部分，存在一些细胞功能丧失，但并未死亡的脑细胞，形成脑缺血性半月影区。

当发生再灌注时，缺血性半月影区得不到血流的充分供给，而血液灌注较好的区域由于缺血半月影区内血管痉挛而得到了更多的血液供应，即"窃血"现象。

（四）过度通气

呼吸支持多由人工机械通气完成。临床上早已发现二氧化碳分压从正常降至20mmHg（2.66kPa），脑血流量将减少40%～50%，颅内压同时降低。有资料认为它可改善氧供应，减轻组织酸中毒，恢复脑血管主动调节功能，减轻脑水肿。尤其在心肺复苏前4小时，过度通气在纠正呼吸性酸中毒和降低颅内压方面可能效果显著。但可引起脑血管收缩，所以现在多数学者仍认为应保持二氧化碳在25～35mmHg（3.325～4.655kPa）内的范围内较合适。

（五）短暂高血压和血液稀释

临床上促进再灌注来解决复苏后综合征的方法有诱发短暂高血压和血液稀释。注意诱发高血压只是短暂的，通常时间只有5～15分钟，以血管活性药物控制，时间过长可加重脑水肿。通常合并血液稀释，利用低分子右旋糖酐调节红细胞比积。肝素化或链激酶也有应用临床的报道，一些实验研究表明可以减轻复苏后脑损伤。

（六）低温疗法

轻度低温疗法改善心脏停搏病人转归。对发生于医院外心脏停搏的成年病人，如诱因为室颤，其意识丧失，有自主循环，应进行低温治疗，体核温度应降至32～34℃，持续时间应为12～24小时。这种低温治疗可能对于因其他心律失常而致的心脏停搏或发生于医院内的心脏停搏病人也有益处。

1. 作用机制　有几种可能的机制使轻度低温在心脏停搏再灌注后能改善神经系统转归。在正常脑组织中，脑温度>28℃时，每降低1℃，脑氧代谢率能减少6%，这在一定程度上是由于减少了正常的电活动。轻度低温被认为能抑制许多与再灌注损伤相关的化学反应。这些反应包括产生自由基，释放兴奋性的氨基酸，能导致线粒体损害和细胞凋亡（程序化的细胞死亡）的钙离子转移、脂质过氧化、DNA损坏和炎症等，这些反应可导致脑内敏感部位（例如海马回和小脑）一些神经元的死亡。尽管具有潜在的益处，但低温治疗也可能产生不良作用，例如心律失常、高血糖、感染和凝血障碍。

2. 常规低温疗法　在以往脑复苏的方法中最常提到的是降低脑部温度，以降低脑部代谢率，抑制脑水肿。低温脑复苏作用机制很可能是多个机制的复合。但这种方法可遗留一些问题，如心律失常，血液黏稠度增加，脑血流减慢等，这对促进脑再灌注不利。对此争论的实质是应用时机的问题，一般认为在稳定再灌注前提下的低温疗法是可取的。还有学者认为单纯进行头部降温，很难降低脑部的温度，因为全身的血液温度还较高，且血流速度很快，故提出应进行全身低温。

3. 亚低温疗法　新近发现亚低温（33～34.5℃）可达到与中度低温相同的效果，且全身副作用更少，更易实施和控制。用介入性血液变温器或体外环流换温器，可稳步和稳定降温，不至于体温过低或波动较大。

（七）其他脑复苏方法

1. 纳洛酮　纳洛酮是特异性阿片受体拮抗剂，在心肺脑复苏中应用受到重视。它通过血脑屏障和边缘体的阿片受体结合，抑制β内啡肽与阿片受体的结合，从而抑制内源性内啡肽所产生的生物学效应，有助于脑复苏。常用剂量为10μg／kg，必要时可重复给药。

2. 高压氧治疗　高压氧可提高血氧张力，增加血氧含氧的氧储备，提高血氧弥散，减轻脑水肿，降低颅内压，改善脑电活动。通常在3个大气压下吸纯氧。此时血中物理溶解氧比常压下呼吸空气时增加21倍，且颅内压可能降低40%～50%。并有资料表明高压氧疗法有可能加速复苏病人的苏醒。

3. 脑辅助循环灌注　近来有学者提出采用体外循环机或血液泵对脑进行辅助循环灌注，将有广阔的应用前景。

参考文献

［1］刘毛光. 简明神经外科学. 济南：山东科学技术出版社. 2013.

［2］薛胜祥. 现代神经外科疾病诊疗对策. 长春：吉林科学技术出版社，2013.

［3］赵世光. 神经外科危重症诊断与治疗精要. 北京：人民卫生出版社，2014.

［4］冯华，朱刚，林江凯. 颅脑创伤基础与临床. 北京：人民军医出版社，2014.

［5］刘仍利. 现代临床神经外科学. 北京：科学技术文献出版社，2015.

［6］米宽庆，高培君. 神经外科急危重症学. 武汉：湖北科学技术出版社，2015.

［7］姚志刚. 神经外科急危重症诊疗指南. 北京：科学技术文献出版社，2016.

［8］赵宗茂. 神经外科急症与重症诊疗学. 北京：科学技术文献出版社，2016.

［9］王立波，邹鸿泽. 实用外科诊疗新进展. 北京：金盾出版社，2016.

［10］郭剑峰，罗仁国，魏国明，等. 临床神经外科诊断治疗学. 北京：科技文献出版社，2017.

［11］赵继宗，周定标. 神经外科学. 北京：人民卫生出版社，2017.

［12］何永生，黄光富，章翔. 新编神经外科学. 北京：人民卫生出版社，2017.

［13］周良辅. 现代神经外科学. 上海：复旦大学出版社，2017.

［14］张永红. 神经外科常见疾病诊治指南及专家共识. 兰州：兰州大学出版社，2018.

［15］张建宁. 神经外科学高级教程. 北京：中华医学电子音像出版社，2018.

［16］张建宁，王任直，胡锦. 神经外科重症监护手册. 北京：人民卫生出版社，2018.

［17］郭世绂. 骨科临床解剖学. 济南：山东科技出版社，2018.

［18］赵定麟，等. 现代脊柱外科学. 北京：世界图书出版公司，2019.

［19］金大地. 现代脊柱外科学。北京：人民军医出版社，2019.

［20］许乙凯，陈建庭. 脊柱脊髓CT、MR诊断学. 北京：人民卫生出版社，2019.